Substantivische Mehrfachkomposita im Gegenwartsdeutschen am Beispiel der Medizinsprache

Schriften zur diachronen und synchronen Linguistik

Herausgegeben von Józef Grabarek, Hanna Biaduń-Grabarek, Sylwia Firyn und Anna Just

Band 27

PETER LANG

Maciej Choromański

Substantivische Mehrfachkomposita im Gegenwartsdeutschen am Beispiel der Medizinsprache

PETER LANG

Bibliografische Information der Deutschen Nationalbibliothek
Die Deutsche Nationalbibliothek verzeichnet diese Publikation in der Deutschen Nationalbibliografie; detaillierte bibliografische Daten sind im Internet über http://dnb.d-nb.de abrufbar.

ISSN 2191-8856
ISBN 978-3-631-86538-5 (Print)
E-ISBN 978-3-631-88347-1 (E-PDF)
E-ISBN 978-3-631-88348-8 (EPUB)
DOI 10.3726/b19910

Peter Lang – Berlin · Bern · Bruxelles · New York · Oxford · Warszawa · Wien

Diese Publikation wurde begutachtet.

www.peterlang.com

Inhaltsübersicht

Dankesworte

Vor meinen Ausführungen zu substantivischen Mehrfachkomposita im Gegenwartsdeutschen am Beispiel der Medizinsprache möchte ich all denjenigen ein herzliches Dankeschön sagen, die mich bei der Entstehung dieser für mich so bedeutsamen Abhandlung unaufhörlich begleiteten.

Als Erstes spreche ich meinen besonderen Dank einer ausgezeichneten Frau und einer gewissenhaften Sprachforscherin aus: meiner Doktormutter Univ.-Prof. Dr. habil. Anna Dargiewicz von der Ermland-Masuren Universität Olsztyn (Polen), bei der „das alles" anfing und die mir half, meinen linguistischen Traum zu erfüllen und die Tür zur germanistischen Welt zu öffnen. Dass sie mich „entdeckte", sie mir Jahre hindurch den Vertrauensvorschuss gab und sie buchstäblich unentwegt an mich glaubte, werde ich nie vergessen. Unsere Zusammenarbeit war für mich „ein wahrer wissenschaftlicher Genuss" mit einer riesigen Dosis an Menschlichkeit im eigentlichen Sinne und Verständnis dieses Wortes, die heutzutage Gold wert ist.

Mein herzlicher Dank gilt dem Ehepaar Frau Dr. Ewa Makarczyk-Schuster und Herrn Dr. Karlheinz Schuster von der Johannes Gutenberg-Universität Mainz, das ich dort während meines Aufenthaltes 2019/2020 kennenlernen durfte. Frau Dr. Ewa Makarczyk-Schuster, bei der ich sehr viel erlernte und die mir ständig beistand, danke ich dafür, dass sie mir unschätzbaren „Raum" für mein sprachwissenschaftliches Unterfangen schuf, von dem wirklich jede*r Doktorand*in träumen könnte. Bei Herrn Dr. Karlheinz Schuster bedanke ich mich für seine wertvollen Hinweise, die entscheidend dazu beitrugen, dass meine Dissertation sprachlich glatter wurde.

An dieser Stelle möchte ich meinen Dank der wichtigsten Person meines Lebens – meiner weltbesten Mutter Urszula – von ganzem Herzen äußern, dank der ich hier bin, wo ich bin und die mich stets in der Überzeugung bestärkte, dass mein Tun einen Sinn hat. Sie „bestand" mit mir jede Prüfung und hörte sich alle meine Bedenken an. Ich bedanke mich bei ihr vor allem für die Entscheidungsfreiheit, die sie mir gab. Ich danke nicht nur dafür, dass ich derjenige sein kann, der ich sein möchte, sondern auch dafür, dass ich derjenige sein kann, der ich tatsächlich bin.

Des Weiteren danke ich meiner Oma Celina, die mir immer die Daumen drückte und stolz auf mich war, meinen Tanten – Dorota und Ewa – für die Unterstützung in meinem gesamten Ausbildungsprozess sowie meiner ganzen Restfamilie und allen Freunden, ohne die ich mir das Leben nicht vorstellen kann.

Dr. Maciej Choromański

Uli, mojej kochanej mamie
(Für Ula, meine liebe Mutter)

Einleitendes

> „Die Sprachwissenschaft ist als eigenständige wissenschaftliche Disziplin eine relativ junge Wissenschaft, denn erst seit dem Beginn des 19. Jahrhunderts kann man von Sprachwissenschaft […] sprechen. Die wissenschaftliche Beschäftigung mit der Sprache und Sprachen ist dagegen wesentlich älter, denn schon seit Jahrtausenden fasziniert die Wissenschaftler das Phänomen ‚Sprache'. Der Linguist steht nicht völlig paralysiert vor dem Phänomen Sprache und vor ihren Veränderungen, sondern nimmt sich ihrer an und versucht das Wesen der Sprache zu ergründen. Dank der sprachwissenschaftlichen Forschung wissen wir zwar sehr viel über die menschliche Sprache, aber immer noch nicht alles. Sogar bereits bestehende Sprachtheorien bedürfen einer ständigen Verifikation durch empirische Forschungen, um als Erkenntnisse anerkannt zu werden. Aus dem Grunde ist die Aufgabe der Linguisten immer wieder aufs Neue zu zeigen, wie faszinierend, komplex und vor allem unentbehrlich unsere Sprache ist."
>
> Dargiewicz 2016c: 10

Obschon im Folgenden eine konkrete Sprache – das Deutsche – einer Erforschung unterzogen wird, ist verallgemeinernd feststellbar, dass die Sprache als Kommunikationsmittel an sich ein lebendiges Gebilde ist, das sich verändert und an die bestehende Wirklichkeit anpasst, wodurch sie von Anbeginn an zu einem inspirierenden Untersuchungsfeld wurde. Die zeitgenössische Welt fordert nicht nur dazu auf, etwas aus dem Nichts zu erschaffen, sondern auch dazu, aus dem Alten das Neue zu generieren. Die Widerspiegelung dessen sollte man zweifelsohne in der Sprache suchen.

Einen Sprachbereich, in den beständig neue Elemente infiltrieren und in dem alte in anderer Weise benutzt werden, macht u.a. die sowohl für Linguisten als auch für andere Sprachnutzer die Aufmerksamkeit fesselnde Wortbildung aus. Die Wortbildungsspirale wird mittels neu gebildeter Wörter und der Transformationen des in der Sprache bereits tief verwurzelten Wortmaterials aktuell ohne Unterlass aufgezogen. Die Wortbildung nimmt eine wichtige Stellung insbesondere in Fachsprachen ein, in denen Benennungslücken schnell vervollständigt werden sollen bzw. – a fortiori – müssen. Eine der sich derzeit mit großer Geschwindigkeit entfaltenden Fachsprachen ist die Medizinsprache, deren Wortschatz permanent angereichert, erweitert, modifiziert, erneuert und neu kreiert wird.

Als bekannt darf man voraussetzen, dass die deutsche Sprache „im Vergleich zu romanischen Sprachen und zum Englischen eine besondere Neigung und Fähigkeit […], Komposita zu bilden" (Malmqvist 2006: 219) besitzt. Der

Wortbildungsprozess der Komposition ist auch in der medizinischen Fachsprache omnipräsent, dank dessen durch seine Komplexität, seine explizite Möglichkeitsverzweigung und Aufgeschlossenheit die große Furore machenden und eine Zuwendung verdienenden speziellen Wortprodukte – Mehrfachkomposita – gebildet werden. Da im Deutschen die Substantive an erster Stelle unter den Wortklassen rangieren, wird solchen mehrfach – zumindest aus drei Gliedern – zusammengesetzten Komposita Aufmerksamkeit geschenkt, derer Grundwort eben ein Substantiv, unabhängig von seiner Art, ist.

Die Dissertation besteht aus dem theoretischen (Kapitel 1–4) sowie dem empirischen Teil (Kapitel 5), dem Fazit, dem Literaturverzeichnis, den Korpusquellen, den Onlinezugriffen und aus dem Abbildungs- und Tabellenverzeichnis. Kapitel 1 bezieht sich auf die Wortbildung des Deutschen, Kapitel 2 annonciert die Schlüsselinformationen bezüglich der Komposition als Wortbildungsart, Kapitel 3 betrifft das Fachsprachenphänomen und Kapitel 4 handelt von der Medizinsprache. Im letzten Kapitel wird der Fokus insbesondere auf die Auswertung der medizinischen substantivischen Mehrfachkomposita gerichtet.

Das Ziel der vorliegenden Dissertation ist es, die Rolle der Wortbildung in der heutigen deutschen medizinischen Fachsprache zu beleuchten und letztlich das Phänomen „substantivische Mehrfachkomposita“ unter Berücksichtigung ihrer Funktionen darzustellen.

1 Zur Wortbildung des Deutschen

In allen Sprachen ist zu jeder Zeit die Entstehung von Wörtern zu beobachten (vgl. Braun 1979: 96). Weil die gegenwärtige Sprache zu einem abundanten Wandel in unterschiedlichen Bereichen unaufhörlich und äußerst intensiv tendiert, ist es durchaus beachtenswert, sich mit der Frage nach den im Deutschen immer öfter auftretenden Neuwörtern zu befassen.

Die sprachliche Bewältigung der sich konstant verändernden Umwelt des Menschen verlangt einen unentwegten Ausbau des Wortschatzes, da neue Gegenstände und Erscheinungen des täglichen Lebens benannt werden und neue Gedanken ihre sprachliche Fassung erhalten müssen (vgl. Fleischer 1971: 9). Der Wortschatz wird als unstabiles und offenes System bezeichnet (vgl. Braun 1979: 78). Das offene Gefüge der Sprache besteht vor allem darin, dass sich der Sprachschatz des Deutschen andauernd vermehrt hat, sich auch gegenwärtig vermehrt und wahrscheinlich auch weiterhin vermehren wird.

Ein von Linguisten recht häufig untersuchtes Verfahren, infolge dessen der deutsche Wortbestand erweitert wird, heißt „Wortbildung", bei der, wie Donalies (vgl. 2007: 3) feststellt, neue Wörter gebildet werden. Ob es erforderlich ist, diese Wörter zu gewinnen, und die Wortbildung so eine wichtige Rolle spielt, beschreibt Erben (1993: 19) wie folgt:

> „Offensichtlich ja. Auch und gerade in einer Sprachgemeinschaft, die Träger einer entwickelten Sprache ist, besteht ein ungeheurer Bedarf an Neuwörtern, da die geistig-sprachliche Auseinandersetzung mit der vielseitigen und veränderlichen Wirklichkeit weitergeht, und nach wie vor die kommunikative Notwendigkeit besteht, alles, was man kennen lernt oder lehrt, auch nennen zu müssen – nicht nur das, was man vorfindet oder im Laufe der Forschung herausfindet, sondern auch das, was man empfindet, erfindet oder entwirft, was man ahnt und was man – auf neuen Tätigkeitsfeldern oder in neuen Organisationsformen – plant."
>
> Erben 1993: 19

1.1 Explikation des Begriffes „Wortbildung"

„Die lexikalischen Erscheinungen einer Sprache bieten sich dem Betrachter in einer schier unerschöpflichen Fülle und Mannigfaltigkeit dar" (Wilss 2001: 172). Primär war die ältere wissenschaftliche Beschäftigung mit der Wortbildung diachron orientiert, befasste sich also mit der sprachhistorischen Entfaltung des zur Bildung der Komplexwörter benötigten Formeninventars (vgl. Peschel 2002: 1). In den letzten Jahrzehnten hat sich hingegen das Forschungsinteresse weithin auf synchrone Aspekte verlagert (vgl. ebd.). An dieser Stelle ist es von Bedeutung zu erklären, was sich hinter dem Begriff „Synchronie" verbirgt. Glinz (1969: 78) zufolge bedeutet „Synchronie" die „wissenschaftliche Betrachtung eines gegebenen Sprachzustandes". „Wissenschaftlich" besagt dabei: „den gegebenen Sprachzustand als System oder besser als Komplex ineinander verzahnter Teilsysteme [zu] begreifen [...]" (ebd.). Konträr dazu steht „Diachronie". Sie bedeutet die „wissenschaftliche Betrachtung der Entwicklung ganzer Sprachen oder einzelner in ihnen zureichend isolierbarer Teilsysteme und Einzelzüge" (ebd.).

Ehe auf den Terminus der Wortbildung eingegangen wird, ist es erforderlich, die Wortbildungslehre, die die Aufgabe hat, „die verschiedenen Bahnen zu verfolgen, in denen sich die Ausbildung unseres Wortschatzes vollzieht" (Henzen 1965: 1), näher zu bestimmen:

> „Wortbildungslehre ist derjenige Teil der Grammatik, der die Wortbildung, die Bildung neuer Wörter unter wissenschaftlichen oder praktischen Gesichtspunkten darstellt und dadurch sowohl angemessene Urteile über Wortbildungsprozesse und ihre Bedingungen ermöglicht, als auch über Wortbildungsergebnisse, die Struktur und Funktion vorhandener und möglicher Wörter."
>
> Erben 2006: 18

Die sprachwissenschaftliche Position der Wortbildungslehre ist jedoch umstritten, denn die Linguisten können sich nicht darüber einigen, ob die Wortbildung eine Domäne der Grammatik, der Syntax, der Lexikologie, der Semantik oder der Morphologie darstellt (vgl. Wowro 2010b: 575). Es ist keine neue Erkenntnis, dass die Grenzen zwischen Wortbildung und Syntax in der deutschen Sprache alles andere als leicht zu ziehen sind (vgl. Hentschel 2017: 63). Eine der Fragen der Wortbildungslehre ist in der modernen Sprachwissenschaft die Frage nach dem Verhältnis zwischen Wortbildung und Syntax (vgl. Jeziorski 1984: 27), daher wird die Wortbildung auch als „Wortsyntax" (vgl. Römer/Matzke 2005: 5) bezeichnet. Kaum ein Teilgebiet in der germanistischen Linguistik „war und ist bei wissenschaftlichen Autoren so beliebt wie die Wortbildung" (Munske 2002: 162). Sie ist seit den 60er Jahren in den Brennpunkt linguistischer Diskussion gerückt und zum Zankapfel zwischen den unterschiedlichen sprachwissenschaftlichen Richtungen geworden (vgl. Luukkainen 1984: 476). Wennzwar in der linguistischen Literatur viele Definitionsangaben der Wortbildung zu finden sind, die ihren Kern vergleichbar wiedergeben, wird bei Definitionen ein Augenmerk auf divergente Besonderheiten dieses Terminus gerichtet, was sich anhand des folgenden Überblicks illustrieren lässt.

Naumann (2000: 1) definiert die Wortbildung wie folgt:

> „Wortbildung ist die regelhafte Synthese verschiedener Ausdrucksmittel, in den allermeisten Fällen Kombination aus einfachen Wörtern […] bzw. aus einfachen Wörtern und Wortbildungsmorphemen […]. Durch Wortbildung entstehen neue Wörter, bzw. sind neue Wörter entstanden, die wie alle Einzelwörter Wortbedeutungen haben, die in Satz- und Äußerungsbedeutungen eingehen. Wortbildung umspannt also alle Fragestellungen der Semantik, Fragestellungen, die sich unter synchronisch-systematischen und unter diachronisch-historischen Gesichtspunkten mit den Beziehungen zwischen differenzierten Ausdrucksmitteln und deren Strukturbedeutung und Gebrauchsbedeutung befassen.“
>
> Naumann 2000: 1

An anderer Stelle wird eine Begriffsbestimmung der Wortbildung von Pavlov (2009: 9) angegeben, wobei zwei divergierende Bedeutungen unterstrichen wurden:

> „Der Teil ‚-bildung‘ wird bald als Bezeichnung des Vorgangs (bzw. des Aktes) der Schaffung, des Erzeugens eines – im Moment dieses Aktes – neuen Wortes verwendet, bald bezeichnet man damit das Produkt des betreffenden Vorgangs, also das bereits (neu) gebildete Wort (und das Kompositum ‚Wortbildung‘ wird in der zweiten Bedeutung auch im Plural gebraucht: ‚Wortbildungen‘).“
>
> Pavlov 2009: 9

Nach den oben zitierten Definitionen ist die Wortbildung vornehmlich ein Vorgang zur Gewinnung neuer Ausdrucksmittel. Die Diskussion um die Stellung der Wortbildung innerhalb der übrigen sprachwissenschaftlichen Disziplinen ist recht lebhaft (vgl. Fleischer 1971: 24). Zu welchen Disziplinen die Wortbildung in enger Beziehung steht, erörtert Cieszkowski (1994: 15) folgendermaßen:

> „Die Spezifik der Wortbildung und ihr Status […] sind mehrmals Gegenstand der linguistischen Forschung gewesen, wenngleich die Frage nach deren Selbständigkeit bis heute nicht eindeutig entschieden ist. Die Wortbildung als eine mehr oder weniger selbständige Teildisziplin der Linguistik mit eigenen Methoden und spezifischen Fragestellungen steht in enger Beziehung zur Grammatik und Lexikologie. Diese Tatsache hat seinerzeit im Linguistenkreis eine heftige Diskussion ausgelöst, indem man versucht hatte, die Eigenständigkeit der Wortbildung in Frage zu stellen.“
>
> Cieszkowski 1994: 15

Die Wichtigkeit der Wortbildung und ihre dreifache Rolle stellt Targońska (2012: 64) folgendermaßen dar:

> „Die Wichtigkeit der Wortbildung (WB) resultiert […] aus deren dreifachen Rolle. Man spricht von grammatischer, semantischer und textueller Dimension der WB. Zum einen ermöglicht sie durch Wort/Silben/Wortstämme -Kombinatorik die formale Veränderung eines Wortes. Zum anderen hilft sie beim Ausdrücken neuer bzw. benötigter Bedeutungen. Die textuelle Rolle der WB äußert sich in der Möglichkeit,

die Texte zu strukturieren, wobei vermittelte Informationen komprimiert bzw. das Vorhergesagte zusammengefasst wird."

Targońska 2012: 64

Von Hentschel/Weydt (2013: 20) wird die Wortbildung als „die Gesamtheit der Verfahren, mittels derer in einer Sprache neue Wörter auf der Basis schon vorhandener Wörter gebildet werden" definiert. Gemäß Wellmann/Valdrová (vgl. 2011: 17 f.) hingegen, die der Wortbildung drei Bedeutungen zuschreiben, wird sie als linguistische Disziplin, als Produktion der Zeichenkombinationen sowie als Wort, das als Endprodukt des Wortbildungsprozesses im Wörterbuch und im Text auftritt, wahrgenommen. Lohde (vgl. 2006: 13) zufolge können die Wörter auf der Grundlage bereits vorhandenen Wortmaterials auf verschiedene Weise entstehen, und ihre Bildung erfolgt dabei in Abhängigkeit von der Struktur, vom Aufbau des jeweiligen Wortes. Wie Schäfer (vgl. 2018: 201) richtig bemerkt, werden bei der Wortbildung statische Merkmale eines existierenden Wortes in ihrem Wert verändert, hinzugefügt oder gelöscht, wodurch ein neues lexikalisches Wort gebildet wird. Die unablässig vor neuen Aufgaben und Herausforderungen stehende Wortbildung, in der „die Dynamizität der Sprachen und ihre Fähigkeit, neue Wörter [...] zu bilden am besten ihre Kraft ausdrückt" (Crestani 2010: 63), verweist auf eine Wortschatzerneuerung und stellt ein besonderes Beziehungsgeflecht (vgl. Klosa 2005: 141) zwischen Wörtern her.

Die Wortbildung ist eine „regelgebundene Kreativität", deswegen stellt sich die Frage: „welche Regeln steuern Wortbildungsprozesse und welche normbestimmenden Baumuster werden im heutigen Deutsch [...] realisiert [...]?" (Erben 1976: 301). Neuwörtern begegnet man beinahe jeden Tag. Die Beobachtungen der Wortbildungsprozesse des Gegenwartsdeutschen erbringen den Nachweis dafür, dass die Wortbildung ständig versucht, „produktive Typen aufzufinden" (Lipka 1971: 180). Die Wortbildung ist also als „kreative Möglichkeit der Sprache, die Veränderung oder Erweiterung des sprachlichen Materials ermöglicht, die Neubildung von Wörtern nach Verfahren, die sich ebenso in Inhalt und Produktivität wandeln können" (Würstle 1992: 6) zu begreifen.

1.2 Zentralbegriffe der Wortbildung

Die Wortbildung gehört ohne Zweifel zu den gut erforschten Bereichen der Sprachwissenschaft, vor allem in der Germanistik (vgl. Crestani 2010: 13), und die moderne Wortbildungsbeschreibung trägt den gegenwärtig präsenten Spracherscheinungen Rechnung (vgl. Stopyra 2017: 217). Im Hinblick auf die Regelhaftigkeit der Wortbildung unterscheidet man drei Haupttermini, zu denen nach Römer (vgl. 2019: 42) „Wortbildungstypen", „Wortbildungsmuster" und „Wortbildungsregeln" gehören. „Wortbildungstypen" umfassen die grundlegenden Verfahren, die je nach der Art der verwendeten Bestandteile differenziert werden, wie z. B. Komposition, Derivation u.a. (vgl. ebd.: 43). „Wortbildungsmuster" knüpfen an die Typen an und charakterisieren und subklassifizieren sie weiter in Anlehnung an den morpho-phonologischen, den morpho-syntaktischen und/oder den morpho-semantischen Status der Bestandteile (vgl. ebd.). „Wortbildungsregeln" sind rekursiv, dynamisch und werden als implizite, kreative Elemente des menschlichen Sprachvermögens aufgefasst (vgl. ebd.).

Durch Analyse der Wortbildung können manche Komponenten offengelegt werden (vgl. Mittelberg 1967: 97). Weil eine Sprachbeschreibung auf morphologischer Ebene der Wortbildung gerecht werden soll, wird die Wortbildung auch als Ausprägung der Morphologie[1] angesehen (vgl. Hoeppner 1980: 19). Die Morphologie dagegen ist eine der drei Ebenen, „die der grammatischen Beschreibung der Formseite des sprachlichen Zeichens dienen" (Altmann/Kemmerling 2005: 17). Welche aus der Morphologie stammenden Grundbegriffe sich ausgesprochen stark in der deutschen Wortbildung angesiedelt haben, gibt Altmann (vgl. 2011: 18 ff.) wie folgt an:

- Morphem: es wird als kleinste bedeutungstragende Einheit auf der Langue-Ebene bestimmt. Es beruht auf der (bedeutungsorientierten) Klassifizierung von Morphen, z. B. Partizip Perfekt Aktiv mit drei Allomorphen: {*ge-t/ge-en/-n*}: *gesagt*, *geritten*, *verblieben*[2];
- Morph: die kleinste, nicht klassifizierte bedeutungstragende Lautsequenz auf der Parole-Ebene, z. B. Plural-Morphem *Kind-er*;
- Allomorph: Variante eines Morphems, z. B. des Plural-Morphems *Katze-n*;
- freies Morphem: eine bedeutungstragende Einheit, welche nicht mit sonstigen Morphemen in der Äußerung vorkommen muss, in der deutschen

1 Die Frage der Zugehörigkeit der Wortbildung zur Morphologie bleibt in der Fachliteratur noch umstritten. Laut Herbert (vgl. 1997: 79) wird die Wortbildung immer mehr als selbstständige, von der Morphologie unabhängige sprachwissenschaftliche Disziplin verstanden.

2 „Morpheme tragen eine syntaktische/semantische Information […]. Morpheme sind aber nicht nur als Zeichenfolgen, sondern auch durch die Position in einer Folge von Morphemen definiert (siehe etwa VERBINDUNG – UNGEBUNDEN, PERFORATING – INGENIOUS)." (Wingert 1977: 248)

Sprache also Partikeln (unflektierte Wörter) wie *kaum*, *dort*, *nur* oder Wortstämme, wie z. B. *schön-*, *bring-*, *Fisch-/fisch-*;

- gebundenes Morphem: es kann nur mit anderen Morphemen in der Äußerung auftauchen, also alle reinen Wortbildungsaffixe und Flexionsendungen wie *-lich*, *ge-*, *zer-*, *ier(-en)*, *[Fisch-]-es/-e/-en*; *[bring-]-en/-e/-st/-t*;
- unikales Morphem: Sonderfall eines gebundenen Morphems, das weder frei noch in anderen Kombinationen in der deutschen Sprache auftritt. Seine Bedeutung ist rein auf die Bedeutungsunterscheidung begrenzt und synchronisch nicht mehr analysierbar: *(Bräuti-)-gam*, *Heidel(beere)*;
- Wort/Lexem: ein Stamm mit allen seinen möglichen Flexionsendungen, also das Paradigma und nicht nur eine Wortform (die Nennform);
- Nennform: eine konventionell festgelegte Form eines Wortes, d.h. der Name eines Wortes (bei Substantiven: Nom. Sing., z. B. *Herz*, bei Verben: Infinitiv I, z. B. *fisch-en*, bei Adjektiven: die Form ohne Endung, z. B. *gut*);
- Simplex: ein einfaches Wort, das kein Wortbildungsprodukt ist;
- Frege-Prinzip: Prinzip der Kompositionalität der Bedeutung von komplexen Ausdrücken. Die Bedeutung von komplexem Ausdruck ergibt sich aus der Bedeutung der Verknüpfungsart und der Bedeutung der Bestandteile;
- morphosemantische Motiviertheit: Grad der Erschließbarkeit der Bedeutung einer Wortbildungskonstruktion in Bezug auf das Frege-Prinzip. Man spezifiziert: vollmotiviert, d.h. die Bedeutung eines komplexen Lexems ist gemäß dem Frege-Prinzip ermittelbar (*Ledertasche*, also Tasche, die aus Leder besteht), teilmotiviert, d.h. nur noch einzelne Teile des Wortbildungsprodukts verändern sich nicht und nehmen an der Gesamtbedeutung teil (*Anweisung/anweisen*), demotiviert/idiomatisiert, d.h. die Gesamtbedeutung von Lexemen lässt sich nicht aus der Bedeutung der Bestandteile und ihrer Verbindungsweisen ableiten. Demotivierte/idiomatisierte Bildungen sind als Simplizia zu behandeln (*Zeitung*, *Einbildung*);
- Lexikalisierung: hierunter wird die Aufnahme eines Wortes mit einem spezifischen Wortinhalt in das mentale Lexikon einer Sprache verstanden (z. B. *Holzkiste* kann sowohl als *Kiste für Holz* als auch als *Kiste aus Holz* begriffen werden);
- Produktivität: es wird damit die Möglichkeit bzw. die Wahrscheinlichkeit der Bildung von komplexen Lexemen nach bestehenden Mustern bezeichnet, z. B. die Bildung deverbaler Substantive auf *-ung/-er*;
- Analogie: eine irreguläre Ausweitung einer Wortbildungsregel, z. B. bei der Bildung der Adjektive mit der Nachsilbe *-bar* (*unkaputtbar*);
- Fehlsegmentierung: es wird hierbei das Erklärungsmuster der analogischen Bildung angewendet, z. B. *Kugel – kug-eln – läch-eln*.

1.3 Wortbildungseinheiten

Was die Erscheinung der Wortbildung im Besonderen charakterisiert, ist ihr großes Potenzial, neue Ausdrücke mittels verschiedener Einheiten zu bauen. Auf die Schwierigkeiten bezüglich exakter Festsetzung der Wortbildungseinheiten bezieht sich zutreffend Donalies (2015: 41), die sich hierzu folgendermaßen äußert: „Ach, wie war es doch vordem in alten Zeiten so bequem. Damals, als die Welt der Wortbildung noch in Ordnung war und wir Linguisten die zentralen Wortbildungseinheiten klar definieren konnten". In der deutschen Sprache gibt es viele Prinzipien für die Bildung von neuen Ausdrücken. Wenngleich die wortbildenden Einheiten nicht selten schwierig zu spezifizieren sind, was von Donalies (vgl. ebd.) angedeutet wurde, versucht man die Wortbildungseinheiten konkret zu bezeichnen. Zu den Bausteinen, den Wortbildungseinheiten, aus denen in der deutschen Sprache Wörter aufgebaut werden, gehören die sog. wortbildungsunspezifischen Einheiten, die zugleich außerhalb der Wortbildung fungieren, wie: Wörter, Phrasen, Buchstaben und die sog. wortbildungsspezifischen Einheiten Konfixe, die lediglich in der Wortbildung vorkommen, wie: Wortbildungsaffixe, unikale Einheiten (vgl. Donalies 2007: 9).

Wörter sind Einheiten, die als frei existierende Wortformen realisiert werden (*Apfel*, *Apfels*, *Äpfel*). Auch in der Wortbildung werden Wörter immer als Wortformen benutzt. Mitunter kommen Pluralformen vor wie *Kinder* in *Kindergarten*, Infinitivformen wie *laufen* in *das Laufen*, Komparativformen wie *breiter* in *verbreitern* oder Genitivformen wie *Sohnes* in *Sohnespflicht*. Zu differenzieren sind einfache Wörter, sog. Simplizia, und komplexe Wörter. Komplexe Wörter entstehen durch Wortbildung: So entsteht aus dem einfachen Wort *kalt* das komplexe Wort *erkälten* und aus dem einfachen Wort *Torte* das komplexe Wort *Apfeltorte*. Auch Komplexwörter können kombiniert werden und andere Komplexwörter bilden. Insbesondere bei der Bildung der Substantivkomposita sind Sprecherschreiber in der deutschen Sprache unbegrenzt; deutsche substantivische Komposita können extrem komplex sein: *Apfeltortenrezeptbuchverlagsdirektor* (vgl. ebd.: 9 ff.).

Bisweilen werden Wörter mit Phrasen gebildet, hauptsächlich mit Substantivphrasen (*Grüne-Bohnen-Eintopf*) und ganzen Sätzen: *Vergissmeinnicht*, *Ich-kann-sie-nicht-vergessen-Brief*. Es werden auch Adjektive gebildet: *langbeinig*, *viertürig* (vgl. ebd.: 11).

Des Öfteren werden Wörter auch mit Buchstaben gebildet. Buchstaben haben namentlich zwei Funktionen. Sie stehen erstens für eine Rangfolge: Die Klasse A ist ganz weit vorn, das B-Movie ist zweitklassig (*In Hamburg gibt Jimi Tenor Interviews zum Mittagessen bei einem B-Chinesen auf St. Pauli*). Buchstaben haben zweitens eine anschaulich ikonische Funktion inne (*X-Beine* haben die Gestalt eines *X*, *T-Träger* hat die Gestalt eines *T*, *S-Kurve* hat die Gestalt eines *S*) (vgl. ebd.: 11 f.).

Konfixe sind eurolateinische, teilweise aus der englischen Sprache entlehnte Einheiten der Wortbildung wie: *bio-*, *-therm*, *-stat* (vgl. Fleischer/Barz 2012: 63). Sie können mit anderen Konfixen kombiniert werden, z. B. *Thermostat* (vgl. Donalies 2007: 12).

Wortbildungsaffixe wie *-heit*, *-lich*, *ver-*, *un-* treten anders als Wörter nicht frei in Texten auf. Sie können nicht mit sich selbst Wörter bilden, z. B. **Unheit*, **unlich* (vgl. ebd.: 15).

Als totes Material geltende unikale Einheiten (auch: blockierte, unikale Morpheme, Pseudo- und Quasimorpheme bzw. -plereme) sind überkommene Relikte aus früheren Sprachperioden (vgl. ebd.: 29). Mit Pseudomorphemen wie etwa: *veil-* in *Veilchen*, *-gall* in *Nachtigall* können eigentlich keine weiteren Wörter gebildet werden (vgl. ebd.).

Fugenelemente sind im Gegensatz zu anderen Einheiten der Wortbildung bedeutungsmäßig leer. Zwischen den beiden Grundeinheiten gibt es in kombinierten Wortbildungsprodukten eine Fuge: *sommer*^{Fuge}*lich*, *Apfel*^{Fuge}*torte*; mitunter wird in diese Fuge ein Fugenelement eingefügt: *Hochzeitstorte* (vgl. ebd.: 30). Zumeist stößt man auf solche Fugenelemente wie: *-s-* (*Übersichtsplan*), *-i-* (*Plastinaut*), *-o-* (*anglophil*), *-e-* (*Hundebesitzer*) (vgl. ebd.: 30 ff.).

Neue Benennungen werden laut Hallsteinsdóttir (vgl. 2015: 351) nach Konventionen und Regeln aus bestehendem Sprachmaterial gebildet (Morpheme, Wörter, Phraseme), wodurch traditionell Simplex, d.h. einfache Wörter (*Hai*), komplexe Wörter, d.h. Ableitung (*haiförmig*) oder Zusammensetzung (*Haifisch*), und Phraseologismen (*etwas ist wie ein Haifischbecken*) konstruiert werden.

1.4 Wortschatzerweiterungsmittel

> „Die Geschichte der deutschen Sprache weist eine ständige Wortschatzerneuerung auf. Dies ist nicht nur Folge ständiger Veränderungen in verschiedenen Lebensbereichen […]. Der Allgemeinwortschatz wird ständig durch neue Lexikoneinheiten bereichert. Wesentlichste Ursache hierfür ist, neue oder veränderte Designate benennen zu müssen."
>
> Dargiewicz 2012a: 61

Zahlreiche Mittel beleben die deutsche Sprache. „In der neueren Sprachwissenschaft gibt es die Auffassung, die Produktivität der Sprache bestünde darin, von endlichen Mitteln unendlichen Gebrauch zu machen […]. Das Arsenal der

Mittel ist jeweils eine endliche Größe, aber wegen der Produktivität der Sprache niemals statisch“ (Matussek 1994: 9). Weil es verschiedene Auffassungen vom Wesen und Funktionieren der Sprache gibt, so Naumann (vgl. 1972: 3), bietet sich eine Reihe unterschiedlicher Möglichkeiten an, den Wortschatz des Deutschen zu bereichern. Mithilfe des Wortbildungsverfahrens, das als eines der kreativsten Gebiete der Sprachinnovation erachtet wird (vgl. Siebold 2000: 19), wird das Wortgut erweitert. Obwohl die Wortbildung wesentlich Anteil an der Sprache hat (vgl. Donalies 2005a: 15) und ein sprecherfreundliches und ökonomisches Verfahren der Lexikonerweiterung darstellt (vgl. Kellermeier-Rehbein 2005: 32), sind noch drei Möglichkeiten der Wortschatzbereicherungsmittel abzugrenzen: „Entlehnung“, „Bedeutungsveränderung“ und „Urschöpfung“ (auch: „Wortschöpfung“). Dies wird von Klosa (2006: 21) folgendermaßen konstatiert:

> „Nicht nur einzelne Wortbildungstypen sind unterschiedlich produktiv, sondern der Ausbau der deutschen Gegenwartssprache erfolgt grundsätzlich neben dem Ausbau durch Wortbildung in unterschiedlich starkem Maße noch durch Entlehnung, Bedeutungsveränderung und Urschöpfung.“
>
> Klosa 2006: 21

Bei der Entlehnung wird Sprachmaterial aus einer Herkunfts- in eine Zielsprache übernommen, d.h. ins Deutsche werden z. B. Wörter (*Camouflage*, *Crash*) oder Wortbildungsaffixe (*post-*, *-abel*, *prä-*), aber auch Konfixe (*-nom*, *öko-*, *ident-*) entlehnt (vgl. Donalies 2005a: 16). Das Ergebnis der Entlehnung sind Fremdwörter und Lehnwörter. Fremdwörter werden ohne morphologische, orthografische und phonologische Veränderungen in die Zielsprache integriert (*Airbag*, *Computer*), wobei Lehnwörter aus einer Fremdsprache übernommene Einheiten sind, die in Flexion, Orthografie und Lautung an die Zielsprache assimiliert werden (*Mauer* < lat. *murus*) (vgl. Kellermeier-Rehbein 2005: 31).

Bei der Bedeutungsveränderung wird die Bedeutung eines Wortes verändert, d.h. die Bedeutung wird erweitert, z. B. *packen* im Sinne *etwas bündeln* ➔ *packen* im Sinne *ergreifen*, *anfassen*, verschoben, z. B. mhd. *zwec* im Sinne *Nagel*, heute noch in *Heftzwecke* ➔ *Zweck* im Sinne *Ziel*, *Sinn*, übertragen, z. B. *Fuchs* im Sinne *schlauer Mensch* und verengt, z. B. mhd. *varn* im Sinne *sich fortbewegen*, *gehen* ➔ *fahren* im Sinne sich *mit einem Fortbewegungsmittel*, *meist einem mit Rädern*, *fortbewegen* (vgl. Donalies 2005a: 16 f.). Mitunter wird die Bedeutung auch abgewertet, z. B. *Dirne* im Sinne *Mädchen* ➔ *Dirne* verächtlich für *Prostituierte* oder aufgewertet, z. B. *toll* im Sinne *verrückt*, *psychisch gestört* ➔ *toll* im Sinne *wunderbar*, *großartig* (vgl. ebd.: 17).

Bei der Urschöpfung hingegen werden Wörter aus Lauten kreiert, d.h. es entstehen Interjektionen wie etwa *Igitt!*, *Oh!*, *Iiiiih!* und Onomatopoetika, d.h. Schallnachahmungen, Klangmalereien, z. B. *platsch*, *kikeriki*, *plopp*, *miau*, *pardauz* (vgl. ebd.). Phoneme werden auch dabei zu neuen Kombinationen zusammengestellt, denen durch Konventionen eine Bedeutung zugewiesen wird (*Mirinda*, Name eines Erfrischungsgetränkes) (vgl. Kellermeier-Rehbein 2005: 31 f.). Die Wortschöpfung ist nämlich als die erstmalige Zuordnung eines Lautkomplexes zu einer Bedeutung zu betrachten, welche sich ohne Verwendung von vorhandenen Elementen vollzieht (vgl. Schippan 1992: 107).

Um den Wortschatz einer Sprache zu bereichern, stehen den Sprechern prinzipiell folgende Möglichkeiten zur Verfügung: „die Bildung neuer Wurzeln aus dem vorhandenen Lautmaterial (Wortschöpfung/Kunstwortbildung), die Übernahme aus anderen Sprachen (Fremdwortübernahme) und die Bildung neuer Wörter (nicht Wortformen) aus bereits existierenden Wurzeln (Wortbildung)" (Elsen 2011b: 23). Obgleich in dieser Klassifikation die Bedeutungsveränderung, also die Veränderung der Bedeutung von schon existierenden Wörtern (vgl. Lis 2013: 67) fehlt, ist sie, wie vorher schon angedeutet, auch einer der wichtigsten Bereicherungswege des Sprachschatzes.

1.5 Wortbildungsarten

> „Jede natürliche Sprache, solange sie gebraucht wird, entwickelt sich ständig. Aber die Entwicklung hindert nicht daran, dass manches als Versteinerung fortdauert. Die sprachlichen Innovationen treten auf allen Sprachebenen auf, aber sie sind am offensichtlichsten im Bereich des Wortschatzes, da der Wortschatz mit dem Leben der Menschen, die sich seiner bedienen, aufs engste verbunden ist."
>
> Duda 2014: 13

Die Mannigfaltigkeit von Arten der Wortbildung zeugt definitiv von der Produktivität der Wortbildungsmechanismen. „Produktivität ist also eine Eigenschaft, die man Wortbildungstypen zuschreibt, wenn man mit ihrer Hilfe zu einem betrachteten Zeitpunkt neue Wörter bilden kann" (Hahnfeld 2015: 59). Die Wortbildung operiert größtenteils in den Grundwortarten – Substantiv, Adjektiv, Verb –, deren Elemente lexikalische Bedeutung tragen (vgl. Eichinger 2000: 67). Im Gegenwartsdeutschen sind bestimmte Wortbildungskonstruktionen erkennbar, die durch Verwendung spezifischer Bildungsmittel bzw. deren Kombination gekennzeichnet sind (vgl. Lohde 2006: 35). In Hinsicht auf die Abgrenzung und Klassifikation einzelner Wortbildungsarten gibt es in der linguistischen Literatur recht unterschiedliche Auffassungen. Auf formaler Ebene distinguiert man mehrere Wortbildungsarten. Dies sind einerseits

Reduktionsprozesse, die i.a. keine bedeutungsmäßige Modifizierung aufzeigen (*Ober*, *BRD*), und andererseits Expansionen, semantisch und formal komplexe Entitäten (vgl. Vogel 1995: 1). „Dazu gehören Komposita, Zusammensetzungen aus selbständigen Morphemkonstruktionen (*Strumpfhose*, *Briefmarke*), und Derivationen, Bildungen mit unselbständigen Elementen (z. B. *erblühen*, *Heiterkeit*)“ (ebd.). Wie Lohde (vgl. 2006: 35) feststellt, herrscht Einigkeit offensichtlich nur darüber, dass Zusammensetzung (Komposition) und Ableitung (Derivation) die beiden Wortbildungshauptarten repräsentieren, da alle anderen Typen von geringerer Bedeutung seien.

Nach Adamzik (vgl. 2010: 158) sind vier Wortbildungstypen basal: Komposition, Derivation, Kurzwortbildung und Konversion. Diese Gliederung wird von vielen Sprachwissenschaftlern erweitert, welche dazu auch andere Wortbildungsarten aufzählen. Donalies (vgl. 2007: 35 ff.) teilt die Typen der Wortbildung folgendermaßen ein: kombinierende Wortbildungsarten (Komposition, explizite Derivation), intern verändernde Wortbildungsarten (Konversion, implizite Derivation), reduzierende Wortbildungsarten (Rückbildung, Kurzwortbildung), assoziative Wortbildungsarten (Neumotivierung, Wortspiel).

„Die ureigenste Technik der Wortbildung scheint dabei zu sein, dass man zwei oder mehrere Elemente zusammenfügt, die ihrerseits eine nachvollziehbare lexikalische Bedeutung haben, um auf diese Art und Weise eine spezifischere Benennung zu aktualisieren“ (Eichinger 2006: 179). Das ist die Begriffsbestimmung der Komposition. Typische Zusammensetzungen (Komposita) sind komplexe Lexeme aus zwei wortfähigen unmittelbaren Konstituenten. Konfixkomposita sind aus zwei Konfixen oder aus einem Konfix und einer wortfähigen unmittelbaren Konstituente zusammengesetzt (vgl. Fleischer/Barz 2012: 84).

Es werden die beiden unmittelbaren Konstituenten einer Ableitung (eines Derivats) als Derivationsbasis und Derivationsaffix (Derivatem) unterschieden. Die Derivationsbasis ist ein Wortstamm, ein Syntagma oder ein Konfix. Die Derivationsaffixe können sein: Präfixe (*ur|alt*, *Un|glück*), Suffixe (*fröh|lich*, *Ordn|ung*), Zirkumfixe (*un|erschöpf|lich*, *Ge|sing|e*) (vgl. ebd.: 86). Die Zusammenfassung von Präfigierung, Suffigierung und Zirkumfigierung unter dem Oberbegriff der Derivation macht den Affixcharakter der Präfixe, Suffixe und Zirkumfixe zum maßgeblichen Kriterium (vgl. ebd.). Explizite Derivation erlaubt es, Wörter und Konfixe mit Wortbildungsaffixen zu kombinieren (vgl. Donalies 2007: 68 f.). Explizite Derivate werden an ihren Wortbildungsaffixen erkannt. Typische Derivate sind: *freundlich*, *befreunden*, *Freundschaft*. Die implizite Derivation dagegen gestattet es, implizite Derivate durch interne

Ablautung zu bilden (vgl. ebd.: 95). Beispielsweise als implizite Derivate dienen: *setzen*, *legen*, *tränken*, *senken*.

Hinter der Konversion verbirgt sich ein Wortbildungsverfahren, bei dem neue Wörter durch Wortartwechsel gebildet werden (vgl. Storrer 2009: 915). Ein charakteristisches Beispiel ist die Konversion von Verben zu Nomina, bei der verbale Infinitive substantiviert werden (*lachen* ➔ *das Lachen*) (vgl. ebd.). In der deutschen Sprache gibt es speziell die Möglichkeiten, Einheiten anderer Wortklassen durch Konversion in Nomina zu überführen, z. B. Konjunktionen (*ohne Wenn und Aber*), Pronomina (*das Es*), Adverbien (*das Hier und Jetzt*) (vgl. ebd.).

Zwischen Kurzwörtern und anderen Wortbildungsprodukten wie Zusammensetzungen, Ableitungen und Konvertaten bestehen fundamentale Unterschiede: Während bei den Wortbildungsverfahren Derivation und Komposition der Grad der Komplexität zunimmt und bei der Konversion zumindest erhalten bleibt, ist ein Kurzwort weniger komplex als seine Ausgangsform (sog. Vollform) (vgl. Lux 2016: 13). Bei der Kurzwortbildung entstehen Kurzwörter durch Reduzierung einer längeren Vollform wie etwa: *Demo* (*Demonstration*), *EZB* (*Europäische Zentralbank*), *Azubi* (*Auszubildender*) (vgl. Fleischer/Barz 2012: 91).

Unter Rückbildung (sog. retrograde Derivation) versteht man eine Weise der Bildung, bei der mithilfe des Austausches oder Wegfalls einer Nachsilbe neue Wörter einer anderen Wortklasse geschaffen werden, z. B. *notlanden* ← *Notlandung*, *staubsaugen* ← *Staubsauger*, *segelfliegen* ← *Segelflug* (vgl. Lohde 2006: 52). Die Rückbildung wird auch als Scheinkomposition, Pseudokomposition bezeichnet (vgl. Donalies 2007: 95).

Unter Neumotivierung wird üblicherweise ein Prozess begriffen, bei dem an die Ausdrucksseite eines etablierten Wortes angeknüpft und mit den bedeutungsmäßigen Möglichkeiten der Interpretation der Ausdrucksseite dieses Wortes gespielt wird (vgl. Donalies 2005a: 150). So wird z. B. die etablierte Zusammensetzung *Morgenland* „,Orient, d.h. Land, in dem es zuerst Morgen wird' umgedeutet zu *Morgenland* ,Land, wie es morgen sein wird'" (ebd.).

Spielerisch aufgegriffen und variiert werden etablierte Produkte der Wortbildung beim Wortspiel: *Klebewesen* zu etabliertem *Lebewesen*, *blitzdumm* zu *blitzgescheit*, *Obertan* zu *Untertan* (vgl. Donalies 2007: 105). Die frei assoziativ funktionierenden Wortspiele unterliegen keinen besonderen Regeln der Wortbildung. Sie gelten in der deutschen Sprache als amüsant (vgl. ebd.: 105 f.).

Es gibt noch andere Wortbildungsarten, die in den Unterteilungen von Adamzik (2010) und Donalies (2007) nicht berücksichtigt wurden. Eine spezifische Art macht beispielsweise die Partikelverbbildung aus. Als Basis für Partikelverben fungieren vorzugsweise komplexe und simplizische Verben, aber gelegentlich auch Adjektive und Substantive (vgl. Fleischer/Barz 2012: 91). Sie werden mit Verbpartikeln (genannt auch: Präfixe, Präverben, Halbpräfixe, Verbzusätze) zu komplexen Verben verbunden: *hinüber|gehen*, *frei|sprechen*, *an|kleben*, *hinunter|befördern* (vgl. ebd.).

Bei der Kontamination (auch: Wortkreuzung) werden zumindest zwei Lexeme verschränkt, z. B. *verschlimmbessern* aus *verschlimmern* + *bessern*, *Kurlaub* aus *Kur* + *Urlaub*, *angeheitert* aus *angetrunken* + *aufgeheitert* (vgl. Lohde 2006: 44). Solche Wortbildungen entstehen absichtslos und zufällig und sind meist einmalig (vgl. Elsen 2008: 114).

Bei der Reduplikation geht es um eine Wiederholung eines Wortes oder Wortteils (vgl. Henzen 1957: 258). Laut Fleischer/Barz (vgl. 2012: 94 f.) sind drei Arten zu differenzieren: einfache Doppelungen (*etwas aus dem Effeff können*, *im Klein-Klein des Alltags*), Reimdoppelungen (*Schorlemorle*, *Schickimicki*) und Ablautdoppelungen (*Tingeltangel*, *Krimskrams*).

1.6 Fremdwortbildung

> „Die Wortbildung ist als Voraussetzung für eine mögliche Bewertung von Fremdwörtern von besonderem Interesse, weil sie deutlich macht, wie eine Nehmersprache entlehnte Wörter produktiv verwendet. Damit ist gemeint, dass größere Gruppen von Entlehnungen in der Nehmersprache zu produktiven Wortbildungsprozessen führen und damit deren Wortbestand teilweise unabhängig von der Gebersprache vermehren können."
>
> Eisenberg 2011: 137

Es unterliegt keinem Zweifel, dass es heutzutage immer noch einen Wortbildungsboom (vgl. Holly 1985: 89) gibt. Das Deutsche wird häufig als „Wortbildungssprache" bezeichnet, die es ihren Sprachnutzern anhand unterschiedlicher kreativer Wortbildungsprozesse ermöglicht, Neuwörter zu bilden (vgl. Dargiewicz 2012c: 652). Zu diesen neuen Wörtern zählen auf alle Fälle die Wörter fremder Herkunft, zumal „[...] die Sprache ständig den fremdsprachlichen Einflüssen ausgesetzt ist" (Feret 2011: 73). Die fremden Wörter „sind [...] ein wichtiger, ja unverzichtbarer Bestandteil des deutschen Wortschatzes. Die deutsche Sprache ist – wie jede andere Sprache der Welt – zu keiner Zeit ohne Fremdwörter ausgekommen" (Bär 2001: 180). Der Fremdwortschatz der deutschen Sprache entsteht auf zweierlei Weise: durch Wortbildung mit exogenen Elementen innerhalb des Deutschen und durch Entlehnung fertiger Wörter (vgl. Fleischer/Barz 2012: 102).

„Nicht nur bei Wissenschaftlern, sondern auch bei linguistischen Laien ist die Diskussion um das Fremde nicht neu, sondern gewissermaßen immer schon da gewesen und immer modern geblieben" (Wich-Reif 2016: 151). Ende der 80er-Jahre des 20. Jahrhunderts hat eine intensive Auseinandersetzung mit der Fremdwortbildung angefangen (vgl. Seiffert 2008: 27). Die Wörter fremder Herkunft stellen einen beträchtlichen Anteil am Gesamtwortschatz dar. „Um abzuschätzen, wie hoch er tatsächlich ist, muss man sich nicht nur über einen Fremdwortbegriff verständigen, sondern auch vereinbaren, in welchen Verwendungen des Deutschen man nach Fremdwörtern sucht" (Eisenberg 2018: 1). Die Debatte um das Fremde und das Eigene bleibt unter den Linguisten erbittert. „Mit Fremdwortdiskussion wird im weiteren Sinne der Diskurs um die Nützlichkeit, Angemessenheit und linguistische wie sozio-politische Problematik von Fremdwörtern und Entlehnungen und ihrem Gebrauch im Deutschen bezeichnet [...]" (Glück 2005: 203).

In die heutige deutsche Sprache wird seit mehreren Jahrhunderten aus vielen Sprachen entlehnt, wie z. B. aus dem Englischen, Lateinischen, Griechischen, Französischen, Spanischen, Italienischen, Polnischen, Türkischen etc. Gräzismen, Latinismen, Gallizismen, Anglizismen u.a. werden weitgehend als Komponenten für Komposita weiterverwendet und bilden die Basen für Konversionen und Derivate (vgl. Dargiewicz 2014: 125). Welchen Stellenwert die entlehnten Wörter innehaben, kommentiert im übertragenen Sinne Stickel (1985: 7). Sie sind:

> „[...] für viele Menschen immer noch ein heißes Eisen. Nun gibt es bekanntlich für den Umgang mit heißen Eisen seit alters zwei gegenläufige Empfehlungen: Nach der einen soll man das Eisen schmieden, solange es heiß ist; nach einem anderen überlieferten Ratschlag, der wohl nicht für Schmiede gedacht ist, soll man sich von heißen Eisen möglichst fernhalten, um sich nicht die Finger zu verbrennen."
>
> Stickel 1985: 7

Da im empirischen Dissertationsteil die Mehrfachkomposita analysiert werden, ist zu betonen, dass sich bei der Komposition die aus unterschiedlichen Sprachen entlehnten Wörter sowohl miteinander als auch mit heimischen Einheiten verbinden: *Showmaster*, *super-krass*, *Business-Treffen*, *Ambiente-Ausstellung* (vgl. Dargiewicz 2014: 125). Mithilfe der Wortbildung entstehen also andere Ausdrücke, welche weitere Wörter fremden Ursprungs (exogener Teil + exogener Teil) oder die sog. hybriden Formen (indigener Teil + exogener Teil) schaffen.

Die Fremdwortbildung befasst sich mit der Bildung der Fremdwörter mit Fremdelementen auf der Grundlage heimischer Wortbildungsstrukturen (vgl.

Elsen 2011a: 37). Lexikalische Übernahmen aus anderen Sprachen werden herkömmlich in Fremd- und Lehnwörter eingeteilt (vgl. Tazi 1998: 10). Fremd- und Lehnwörter fügen sich in den Rahmen der Entlehnung ein. Um die beiden Termini im Kontext der Entlehnung unterzubringen, ist es lohnenswert, ihre Definition noch einmal auszuführen. Bußmann (2002: 193) begreift „Entlehnung" als „Vorgang und Ergebnis der Übernahme eines sprachlichen Ausdrucks aus einer Fremdsprache in die Muttersprache". Wie sie weiterschreibt, „meist in solchen Fällen, in denen es in der eigenen Sprache keine Bezeichnung für neu entstandene Sachen bzw. Sachverhalte gibt" (ebd.). „Fremdwort" definiert man als „lexikalische Entlehnung aus einer fremden Sprache, die nicht oder nur sehr gering in das phonologische, morphologische oder graphematische System der Nehmersprache integriert ist" (Glück 2005: 203), z. B. *live*, *Feature*, *Make-up* (vgl. Debus 1999: 21). Das „Lehnwort" dagegen ist „weitgehend in das [...] System der Nehmersprache integriert" (Glück 2005: 357), z. B. *rentabel*, *Raffinesse*, *parzellieren* (vgl. von Polenz 2000: 94). Somit gibt es in Bezug auf den Integrationsgrad der exogenen Wortbildungen eine Differenzierung zwischen der Fremdwortbildung und der sog. Lehnwortbildung, jedoch besteht „hinsichtlich der Benennung des Forschungsgegenstandes ‚nicht-native Wortbildungselemente des Deutschen', für die die konkurrierenden Termini ‚Fremdwortbildung' und ‚Lehnwortbildung' in Gebrauch sind" (Müller 2009: 4), nach wie vor keine Einigkeit.

Harras (vgl. 1997: 115) schenkt der Tatsache Aufmerksamkeit, dass die meisten erwachsenen Sprecher des Deutschen wohl in der Lage sein dürften, die Wörter in ihre einzelnen Bestandteile zu zerlegen. „Wortbildende Elemente werden von anderen Sprachsystemen (von Fremdsprachen) [...] entliehen" (Pietruszczak 2017: 97) mit dem Ziel, die Palette an Wortbildungsmitteln zu erweitern. In der Fremdwortbildung werden, wie in der indigenen Wortbildung, die Wortbildungsarten Komposition, Derivation, Konversion und Kurzwortbildung unterschieden (vgl. Fleischer/Barz 2012: 111). Weil zum Zwecke der folgenden Dissertation der Kompositionsprozess von Belang ist, ist es zunächst erwähnenswert, wie die Zusammensetzungen gebildet werden:

- Komposita aus zwei wortfähigen Konstituenten, von denen beide oder nur eine exogen sind, z. B. *Chemielaborant*, *Computeranlage*;
- Konfixkomposita aus zwei Konfixen oder aus einem Konfix und einer wortfähigen Konstituente, z. B. Stamm + Konfix: *Fotothek*, *Autodrom*, Konfix + Konfix: *biogen*, *Aquanaut* und Konfix + Stamm: *Biogas*, *Aeromedizin* (vgl. ebd.: 111 f.).

Da die Derivation, wie bereits erwähnt wurde, neben der Komposition eine der Hauptarten unter den Wortbildungsarten ausmacht (vgl. Pörings/Schmitz 2003: 56), ist es wichtig zu illustrieren, wie Derivate entstehen (vgl. Fleischer/ Barz 2012: 111 ff.):

- indigene Basis und exogenes Suffix, z. B. Nomina: *Schwulität*, *Luftikus*, *Harfenist*, Adjektive: *schildbürgeresk*, *schauderös* und Verben: *sich verdünnisieren*, *gastieren*;
- exogene Basis und indigenes Suffix, z. B. Nomina: *Verabsolutierung*, *Realisierung*, *Jogger*, Adjektive: *nomadisch*, *chronologisch*, *akribisch*, Adverbien: *quartalsweise*, *caféwärts* und Verben: *interviewen*, *chloren*;
- indigene Basis und exogenes Präfix, z. B. Nomina: *Antiheld*, *Exbürgermeister*, *Kovorsitzender*, Adjektive: *hypergenau*, *exdeutsch*;
- exogene Basis und indigenes Präfix, z. B. Nomina: *Unkultur*, *Urtext*, *Missmanagement*, Adjektive: *unkonventionell*, *urcool* und Verben: *enttabuisieren*, *verslumen*.

1.7 Hybridwortbildung

> „In der deutschen Gegenwartssprache [...] findet man mehr und mehr Wortbildungen, die entweder völlig aus exogenen Einheiten bestehen, wie *suboptimal* [...], *Populistenduo* [...], *Minijob*, *Islamophobie*, *Super-Uni*, oder die Hybridbildungen mit indigenen Einheiten darstellen, wie *Umfrageritis*, *Koma-Saufen*, *Multi-Kulti-Träume*, *Googleisierung*, *Fußballologe*. In der Wortbildungsforschung haben solche Fremdwortbildungen auf Grund ihrer Produktivität im Sprachgebrauch in den letzten Jahren mehr und mehr Aufmerksamkeit erfahren, und exogene Wortbildungseinheiten [...] rücken nun in den Mittelpunkt des Forschungsinteresses."
>
> Feine 2006: 27

Von der zweifachen Struktur der deutschen Sprache spricht nachvollziehbar Munske (1988: 50), in der „Fremdwortschatz und indigener Wortschatz aufgrund je spezifischer [...] ausdrucksseitiger Teilstrukturen partiell eigene Ausdruckssysteme des deutschen Gesamtsystems" bilden. „Treffen [...] verschiedene Sprachen aufeinander, werden diese gewissen Interferenzen ausgesetzt" (Hofer 2016: 29). Eine Überschneidungszone zwischen der indigenen Wortbildung und der Fremdwortbildung zeichnet die sog. „Hybridwortbildung"/„Mischwortbildung" nach. Unter Mischwortbildung bzw. Hybridwortbildung wird ein Entstehungsprozess der Misch- bzw. Hybridbildungen verstanden (vgl. Dargiewicz 2013: 93). Um dies exemplifikatorisch klarzustellen, „sind *erzblöd* und *erzfrech* deutsche Wortbildungen, *hyperkomfortabel* ist eine Fremdwortbildung, während *hyperblöd* und *unkomfortabel* zur Hybridbildung zählen

[…]“ (Elsen 2014: 36). Eine ganz simple Tatsache spricht für die Bezeichnung Mischbildungen: „es ist doch wirklich nicht zu bestreiten, dass sich im Prozess der Mischwortbildung die exogenen mit den indigenen Einheiten mischen und dadurch Wortkopplungen entstehen, die eine neue Bedeutung mit sich bringen“ (Dargiewicz 2013: 93). Bereits auf den ersten Blick erregen Hybridbildungen bzw. Mischbildungen die Neugierde der Sprecher des Deutschen. Prägnant konstatiert Dargiewicz (2012b: 239) die Nützlichkeit fremd-nativer Sprachkombinierungen:

> „Die Kombinationen nativer und fremder Einheiten sind sehr populär im heutigen Deutsch. Sie ziehen die Aufmerksamkeit auf sich, klingen modern, ihre Bestandteile sind Fremdwörter und es ist gegenwärtig doch cool und von Welt, sich mithilfe von Fremdwörtern auszudrücken.“
>
> Dargiewicz 2012b: 239

Hybridbildung – (gr. hybris) >Übermut, Frevel<, davon lat. hybrida >Mischling<, auch: Hybridisierung, hybride Bildung, hybride Form (vgl. Glück 2005: 263) – bedeutet in der Wortbildung „eine komplexe Konstruktion, die aus einem einheimischen, ererbten und einem entlehnten Element besteht: *anti-amerikanisch, Wellness-Spaß, Magenkarzinom, Allrounder.* Bisweilen werden auch Bildungen als Hybridbildung bezeichnet, deren Einzelbestandteile verschiedenen Fremdsprachen entstammen: *Diskothek* aus engl. *disk* >Platte< (aus griech. *diskos*) >Wurfscheibe< und griech. *thēke* >Behältnis<“ (ebd.). Ulrich (2002: 119) betont beim Definieren der Hybridbildung das Faktum, dass sie „ein zusammengesetztes, abgeleitetes oder präfigiertes Wort […], dessen Konstituenten aus verschiedenen Sprachen stammen, z. B. *Auto – mobil* (gr. + lat.), *Star – anwalt* (engl. + dt.)“ ist, wohingegen die Mischbildung von Bußmann (2002: 285) in ähnlicher Weise näher bestimmt wurde: „ein zusammengesetztes oder abgeleitetes Wort […], dessen Einzelelemente aus verschiedenen Sprachen stammen, z. B. *Büro + kratie* (frz./griech.), *Tele + vision* (griech./lat.), *ver + jazzen* (dt./engl.)“.

Im Verlauf des Hybridwortbildungsprozesses werden die hybriden Formen geschaffen. Dargiewicz (vgl. 2015: 19) betont, dass Komposition und Derivation als zwei grundlegende Wortbildungsverfahren am Prozess der Entstehung von Mischbildungen teilnehmen:

- Komposition (Determinativkomposition): exogenes Lexem + indigenes Lexem (*Beautyanlage, lifestylebewusst*), indigenes Lexem + exogenes Lexem (*sommerfit, herumshoppen*), Konfix + indigenes Lexem (*Bio-Bäcker*);
- Derivation: Präfix-Derivation (indigenes Präfix + exogenes Lexem: *uncool, Ur-Softshell*, exogenes Präfix + indigenes Lexem: *superleicht, Ex-Ehemann*),

Suffix-Derivation (indigenes Lexem + exogenes Suffix: *Posting*, exogenes Lexem + indigenes Suffix: *Outdoorer*, *trendig*), Präfix-Suffix-Derivation (Zirkumfigierung): *Verlinkung*, Konfix-Derivation (exogenes Lexem + indigenes Suffix: *biotisch*, *thermisch*).

Im Prozess der Hybridwortbildung werden, was hier im Speziellen hervorzuheben ist, Mischkomposita/Mischverbindungen geschaffen, die nach Yang (vgl. 1990: 15) sehr produktiv sind und einen wesentlichen Beitrag zur Bildung neuer Lexemverbindungen und daher zur Anreicherung des Wortschatzes der deutschen Sprache liefern. Zum gegenwärtigen Zeitpunkt sind im Deutschen besonders viele Mischbildungen zu beobachten, zumal die „fortschreitende Erkenntnis der realen Wirklichkeit, die Schaffung neuer Gegenstände und die Notwendigkeit ihrer Bezeichnung sowie die weitere Spezialisierung moderner Wissenschaftszweige [...] einen großen Bedarf an entsprechenden Benennungen zur Folge“ (Cieszkowski 1991: 71 f.) haben. Die hybriden Formen, so Neubert (vgl. 1987: 37), nehmen eine Art „Vermittlerfunktion“ zwischen dem Eigensprachlichen und dem Fremdsprachlichen ein. Die Hybridbildungen, innerhalb derer die aus unterschiedlichen Sprachen stammenden Komponenten bedenkenlos gemischt und irgendwie aneinandergehängt oder sogar miteinander verschmolzen werden (vgl. Seebold 1981: 190), klassifiziert man oft im Lichte der Begriffe Fremdwort und Lehnwort als Teillehnwörter (vgl. Jansen 2005: 258), aber nicht stets (vgl. ebd.: 36).

2 Zur Erscheinung der Komposition

> „Die Komposition war und ist auch weiterhin ein sehr populäres und beliebtes Wortbildungsverfahren im Deutschen. Bei der Besprechung der Wortbildungstendenzen des heutigen Deutsch verdient die Komposition deswegen besondere Beachtung. Die deutsche Sprache mit ihrer Neigung zur Zusammensetzung zeichnet sich dadurch von anderen Sprachen ab und schafft hervorragende Möglichkeiten, einen bestimmten Sachverhalt präzise zu benennen sowie auch unzählige Mengen von neuen Wörtern zu produzieren."
>
> Dargiewicz 2013: 19

Der durchschnittliche Sprachnutzer verwendet die im Prozess der Komposition entstandenen Wörter sehr oft, ohne sich Gedanken darüber zu machen, auf welche Art und Weise sie zustande kommen (vgl. Brzostek 2010: 39). Wie im vorigen Kapitel angeschnitten wurde, lässt sich das Deutsche oft als „Wortbildungssprache" bezeichnen, jedoch erweist sich im engeren Sinne, wenn man ein Augenmerk auf konkrete Wortbildungsverfahren richtet, dass die deutsche Sprache als „Kompositionssprache" (vgl. Salzmann 2014: 120) kategorisiert werden kann. Obwohl die Komposition in den germanischen Sprachen ein produktiver Wortbildungsprozess ist, nimmt die deutsche Sprache in verschiedener Hinsicht eine besondere Stellung ein, wie sich beispielsweise im Vergleich zu den eng verwandten westgermanischen Sprachen Niederländisch und Englisch zeigt (vgl. Schlücker 2012: 1). Die Kompositaforschung hat bereits in den vergangenen Jahren regen Zuspruch gefunden, denn es handelt sich bei der Komposition, so Klos (vgl. 2011: 18), um ein äußerst komplexes Forschungsfeld, das von vielen Linguisten, Sprachphilosophen und Logikern ausgiebig beackert wurde. Demnach wird der Komposition generell eine Vormachtstellung eingeräumt (vgl. ebd.).

2.1 „Komposition" – definitorischer Aufriss

> „Der Appetit kommt beim Essen. Am Anfang haben sich die Menschen mit einer einfachen Toilette, der Sauna und dem Hotel oder dem einfachen Sitz im Auto zufrieden gegeben. Mit der Zeit gewöhnte man sich an die Wirklichkeit, die herrschenden Bedingungen, das einst neue interessante Angebot wurde zu einer alltäglichen Erscheinung. Das, was früher für Luxus gehalten wurde, stellt keine Besonderheit mehr dar. Der Mensch braucht immer wieder neue Anreize, bessere Bedingungen, größere Räumlichkeiten, mehr Luxus und Komfort. Um ihn zufriedenzustellen wurde somit aus der Toilette der *Toilettenbereich*, die Sauna vergrößerte sich zur

Saunaanlage, *Saunalandschaft* bzw. zum *Saunabereich*, und statt in einem Hotel den Urlaub zu verbringen, will man alle Bequemlichkeiten und ein ganz besonderes Flair einer *Hotelanlage* bzw. *Hotellandschaft* genießen. Die heutigen Autos verfügen über *Sitzanlagen*, die sicher komfortabler sind."

Dargiewicz 2016a: 162

Die Entfaltung der Wortbildung ist weniger durch die Herausbildung neuer Wortbildungsmittel und -modelle gekennzeichnet, sondern vielmehr durch die Bevorzugung schon existierender Mittel und Modelle (vgl. Sommerfeldt 1988: 174). Das Schöne am Deutschen sind die Komposita (vgl. Eichinger 2011: 165). Zur angemessenen Durchdringung dieser sich im Deutschen mit rasantem Tempo entwickelnden Erscheinung der Komposition[3] wird im Folgenden eine Zusammenstellung ihrer Definitionen skizziert.

Schäfer (2016: 227) erläutert den Begriff der Komposition wie folgt:

„Die Komposition ist ein Wortbildungsmuster, bei dem lexikalische Wörter gebildet werden, deren Stamm aus zwei Stämmen anderer lexikalischer Wörter zusammengesetzt ist, die die *Glieder* des *Kompositums* genannt werden. Das Kompositum erhält seine grammatischen und semantischen Merkmale auf produktive oder zumindest meistens transparente Weise von den beiden Gliedern."

Schäfer 2016: 227

Folgendermaßen wird die Definition der Komposition von Kellermeier-Rehbein (2005: 40) formuliert:

„Bei der Komposition (Zusammensetzung) werden zwei lexikalische Einheiten (Stämme oder Stammgruppen) miteinander zu einem Kompositum verbunden. Dies kann mit oder ohne Verwendung von Fugenelementen geschehen: *Teekanne*, *Bischofsmütze*. Die Komposition ist das produktivste Wortbildungsverfahren des Deutschen und nur wenigen Restriktionsregeln unterworfen. Die Konstituenten eines Kompositums können einfach oder komplex sein (*Rechenheft*, *Rechnungsprüfer*) und verschiedenen Wortarten angehören (*Lesebuch*)."

Kellermeier-Rehbein 2005: 40

Die infolge des im Deutschen sehr ausgeprägten Verfahrens der Komposition gebildeten Wörter ermöglichen, so Dargiewicz (vgl. 2017a: 139), eine markante Informationsverdichtung, da die Komposita

„[…] ein gerade im Deutschen beliebtes formales Mittel [sind], das Leistungen von Einzellexemen und syntaktischen Konstruktionen in sich verbindet. Sie vermögen

3 Auch im vorigen Kapitel wurde der Begriff der Komposition als eine der Wortbildungsarten erwähnt.

> es, in knapper, komprimierter Form sogar sehr komplexe Inhalte zu vermitteln, und zwar oft auf eine auffällige, attraktive, kreative und gar überraschende Weise […]."
>
> Golonka 2011: 118

Dass das Kompositum kompakt ist, und dass es sich durch die Komprimiertheit der Form auszeichnet, beschreibt auch Filičeva (1992: 89) wie folgt:

> „In komprimierter Form erlaubt es, jene aktuelle lexikalische Information mühelos (ohne Anstrengungen für eine exakte Formulierung grammatischer Beziehungen) wiederzugeben, die dem lexikalisch-semantischen Gehalt einer Wortverbindung bzw. einer anderen syntaktischen Konstruktion äquivalent ist."
>
> Filičeva 1992: 89

Komposita (Zusammensetzungen) entstehen, wenn Elemente, die:

> „für sich als Wörter dienen können, zu neuer Worteinheit verbunden werden. Sprachgeschichtlich ist die Zusammensetzung aus syntaktischer Verbindung zweier oder mehrerer Wörter hervorgegangen. Die Verschmelzung zur Worteinheit erfolgte dann meist dadurch, dass die syntaktische Verbindung den in ihr verbundenen Wörtern gegenüber irgendwie verselbständigt wird."
>
> Henzen 1965: 36

Unter Zuhilfenahme des vorhandenen Sprachmaterials geht die Neubildung von Wörtern vor sich (vgl. Braun 1979: 86). „Aus dem deutschen Sprachraum kommend […] könnte man die Aufgabe, Komposita zu definieren, leicht unterschätzen: Komposita sind einfach aus anderen Wörtern zusammengesetzte Wörter, die selbst wieder Wörter sind" (Roth 2014: 30). Ferner macht die Komposition es möglich, „Inhaltsbereiche, die sonst nur durch Fügungen wiedergegeben werden können, zu einem Wort zu verdichten" (Ahrens 1977: 74).

Yang (vgl. 1990: 136) zufolge ist die Komposition ein wichtiges sprachökonomisches Mittel, das eine Bedeutung in einem Wort zusammendrängt. Im Allgemeinen wird Zweigliedrigkeit als Grund- und Haupttypus der Komposition bezeichnet (vgl. Wellmann 1991: 9), die sich in zahlreichen linguistischen Arbeiten und den oben angeführten Kompositionsdefinitionen beobachten lässt. Römer und Matzke (2003: 71) heben hervor, dass die Komposition eine Wortbildungsart ist, bei der durch die Verbindung von mehreren, „mindestens aber zwei Basismorphemen oder Stämmen ein neues Wort (Kompositum) entsteht". Desgleichen nimmt Shaw (1979: 124) dazu Stellung; er konstatiert, dass Komposita „als Bildungen von zwei Konstituenten zu verstehen sind". Auch laut Lohde (2006: 35) kommen Komposita als Verbindung von „zwei oder mehreren Worten bzw. unmittelbaren Konstituenten" vor. Dies bestätigt ebenfalls Engel (1988: 520), weil durch die Zusammensetzung komplexe Wörter,

„die aus mindestens zwei freien Morphemen bestehen", gebildet werden. Elsen (2008: 119 f.) erörtert die zu Komposita gehörenden Wörter solchermaßen:

> „Sind zwei Wurzeln vorhanden und ist der Ausdruck semantisch motiviert, liegt Komposition vor, beispielsweise bei *Aaptamin*, einem Amin mit einem Bestandteil des Schwammes *Aaptos aaptos*. Sind jedoch lediglich Wortfragmente erkennbar, so dass die morphologische Struktur der Geberwörter verletzt wird, und bleiben außerdem von den semantischen Komponenten nur noch einzelne übrig, weil lediglich bestimmte Assoziationen ausgelöst werden sollen, zählt ein Wort nicht mehr zu den Zusammensetzungen."
>
> Elsen 2008: 119 f.

Zusammengesetzte Wörter, d.h. Komposita resp. Zusammensetzungen, sind Wortbildungsprodukte des Kompositionsverfahrens. Von Ortner (vgl. 1997: 30) werden u.a. solche Beispiele der Komposita angeführt wie: *Menschenseele*, *Richterrobe*, *Lindenblatt*. Fleischer (1982: 53) betrachtet das Kompositum als „Morphemkonstruktion, deren unmittelbare Konstituenten auch als freie Morpheme oder Morphemkonstruktionen vorkommen können". Dass Komposita besondere Objekte sind, stellen Gaeta und Zeldes (2012: 197) fest:

> „Einerseits bilden sie morphologische Einheiten mit dem dazugehörigen Wortstatus, andererseits weisen sie, da sie aus mindestens zwei lexikalischen Basen bestehen, Strukturen auf, die i.d.R. innerhalb der Syntax ausgedrückt werden. Darüber hinaus stellt die semantische Interpretation von Komposita eine Besonderheit dar, da sie sich aus der Zusammensetzung von zwei lexikalischen Bedeutungen und einer dritten grammatischen, oft abstrakten, Relation ergibt."
>
> Gaeta/Zeldes 2012: 197

Donalies (vgl. 2004: 9 f.) gibt verschiedene Eigenschaften an, durch die die typischen Zusammensetzungen sich charakterisieren:

- typische Zusammensetzungen werden komplex strukturiert: So besteht z. B. *Hochzeitstortenbäcker* aus *Hochzeitstorte* und *Bäcker*;
- typische Zusammensetzungen setzen sich aus Konstituenten unterschiedlicher Art, z. B. aus Wörtern verschiedener Wortklassen wie *Hochzeit*, zusammen;
- typische Zusammensetzungen setzen sich nicht nur aus Wortstämmen, sondern auch aus Stammvarianten zusammen, z. B. *Hochzeits* in *Hochzeitstorte* oder *Hochzeitstorten* in *Hochzeitstortenbäcker*;
- typische Zusammensetzungen werden mit einem syntaktosemantischen Kopf versehen. Beispielsweise in *Hochzeitstorte* ist der syntaktosemantische Kopf raumzeitlich rechts;

- die Konstituenten typischer Zusammensetzungen werden mit einer determinativen Bedeutungsbeziehung zueinander konstruiert. So reduziert in *Hochzeitstortenbäcker* die begriffliche Einheit *Hochzeitstorte* den semantischen Umfang der begrifflichen Einheit *Bäcker*.

Komposita sind, was man auch anhand der oben angeführten Charakteristika feststellen kann, hinsichtlich ihrer Abgrenzung übersichtlich. Sadziński (2000: 5) schreibt, das Deutsche mit dem Polnischen kontrastierend, diesbezüglich Folgendes:

> „Die deutsche Wortbildung bedient sich vorzugsweise der Komposition, was vor dem Hintergrund des Polnischen, wo die Derivation den Vorrang hat, erst recht sichtbar ist. Die Komposita sind [...] auf den ersten Blick ziemlich transparent, so daß sie auf Anhieb keine gravierenden Probleme zu bereiten scheinen."
>
> Sadziński 2000: 5

2.2 Wesentliches zu substantivischen Komposita

> „Trotz zahlreicher linguistischer Theorien zur Entwicklung der Sprache, trotz endloser Diskussionen über die [...] Faktoren, die die sprachliche Evolution des Menschen innerhalb seines Lebensraumes bedingen, trotz einer Fülle von wissenschaftlichen Publikationen, in denen man unermüdlich den Versuch unternimmt die Frage zu beantworten, wie sich die Sprache weiterentwickelt – als Kommunikations- und Verständigungsmittel, als Ausdrucksmittel der menschlichen Gefühle und der Sensibilität des Menschen [...] –, bleibt noch viel Freiraum für die Sprachforscher, denn die Sprache ‚arbeitet', indem sie einer ständigen Weiterentwicklung unterliegt."
>
> Derecka 2016: 197

Die Wortbildung ist ein Sprachgebiet, das Flexibilität und Exaktheit in sich optimal vereint (vgl. Borissenkova 2010: 85). Jeder Text des Deutschen, egal ob schriftlich oder mündlich, ob alltagssprachlich oder fachsprachlich, enthält eine Vielzahl von Wortbildungen unterschiedlichen Typs (vgl. Fandrych/Thurmair 1994: 34). Die z. B. in den Fachsprachen zu beobachtende kombinatorische Begriffsbildung bedient sich schon längst immer häufiger und bevorzugt der Wortklasse Substantiv, da Substantive viele andere sprachliche Einheiten bzw. Wortarten an sich anschließen, was es problemlos gestattet, neue Fachphänomene konkret zu bezeichnen. Substantive machen den Hauptteil des Wortschatzes des Gegenwartsdeutschen aus, etwa 50–60 % (vgl. Fleischer/Barz 2012: 117). „Dem entspricht auch ihre dominante Rolle in der Wortbildung, was allerdings nicht nur quantitativ, sondern auch qualitativ bedingt ist. Die Modelle für die Bildung von Substantiven zeigen eine Vielfalt und Produktivität, die von den anderen Wortarten nicht erreicht wird" (ebd.). Die wichtigste

Wortbildungsart des Deutschen vor allem bei den Nomen ist, wie Elsen (vgl. 2009: 58) feststellt, die Komposition. In der deutschen Sprache ist die „Substantivkomposition" bekanntlich besonders gut ausgebaut und sie wird oft und hochkreativ genutzt (vgl. Donalies 2005b: 2). Das Deutsche tendiert zur Bildung vielfältiger Zusammensetzungen, derer Grundwort ein Substantiv ist. So gesehen spricht man von sog. „Substantivkomposita", „substantivischen Komposita", „Nominalkomposita", „nominalen Komposita".

„Dass der Wortschatz natürlicher Sprachen [...] einem schnellen Wandel unterliegt, gehört zum Alltagswissen der Sprachteilhaber [...]" (Munske 1990: 35). Ein besonderes Merkmal der deutschen Sprache im Bereich der kompositionellen Wortbildung ist, wie zuvor angedeutet, ihre Neigung zur Bildung von Nominalkomposita. Von Weber (2016: 1) wird diese Spracherscheinung wie folgt erläutert:

> „Ein besonderes Merkmal der deutschen Sprache ist die Leichtigkeit, mit der gerade *Nominal*komposita nicht nur verwendet, sondern auch bei Bedarf immer wieder [...] gebildet werden. Und das geschieht in allen Bereichen der menschlichen Kommunikation: in der gesprochenen (Alltags-)Sprache, in Unterhaltungsliteratur – und zwar einerseits in Romanen, die durch eine kreative Sprache bestechen wollen, andererseits in solchen, die alltägliche Sprache nachbilden –, in Tourismus- und Werbetexten, in Zeitungsartikeln und nicht zuletzt auch in der Fachsprache."
>
> Weber 2016: 1

Es ist allgemein bekannt, dass Zusammensetzungen den Charakter von lexikalischen Benennungseinheiten tragen (vgl. Cieszkowski 1996: 174). Ferner sind sie ein ungemein variables Instrument, um auf entsprechende Weise verschiedenste Sachbereiche in handhabbare Form zu bringen (vgl. Eichinger 2010: 109). Die Wortbildung des modernen Deutschen spiegelt eine immer deutlicher werdende Tendenz wider: die Tendenz zur möglichst präzisen und ökonomischen Ausdrucksweise (vgl. Łyp 1998: 175). Sie äußert sich u.a. in dem derzeit so produktiven Wortbildungsmodell wie: zwei- und mehrgliedrige Zusammensetzung (vgl. ebd.). Per definitionem sind Substantivkomposita Komplexwörter, d.h. sie werden nach den Regeln der Wortstruktur aus zumindest zwei semantischen Konstituenten aufgebaut (vgl. Donalies 2004: 13). Ganz gleich, wie viele Konstituenten eine Zusammensetzung hat, ist sie grundsätzlich binär strukturiert, d.h. Nominalkomposita werden aus zwei UK aufgebaut, also aus einer untergeordneten Konstituente und einer übergeordneten Konstituente (vgl. ebd.). Um das Kompositum als dieses oder jenes konkrete Kompositum zu erkennen, „muss man in der Regel seine Teile als separate lautliche bzw. sichtbare Impulse erfassen und diese Teile auf irgendeine Weise aufeinander beziehen" (Pavlov 2009: 32).

Wenn es sich um Typen der Zusammensetzungen im Bereich der Substantivkomposition handelt, ist anzumerken, dass die Mehrzahl der Substantivkomposita endozentrische Determinativkomposita bilden. Diese Tatsache wurde von Donalies (2005b: 2) am Beispiel des Wortes *Hutaffe* folgenderweise verdeutlicht:

> „[...] Das Gros der Substantivkomposita sind endozentrische Determinativkomposita, die aus einem übergeordneten Determinatum und einem untergeordneten Determinans zusammengesetzt werden: So ist *Hutaffe* zusammengesetzt aus dem Determinatum *Affe* und dem Determinans *Hut*. Syntaktisch ist *Hutaffe Affe*; das Determinatum *Affe* legt fest, dass *Hutaffe* ein Substantiv ist und nach dem Paradigma von *Affe* flektiert wird; das Determinans *Hut* ist als Erstkonstituente in *Hutaffe* syntaktisch irrelevant und für syntaktische Operationen unerreichbar. Die Leistung der Determinantien ist rein semantischer Art: *Hutaffe* bezeichnet einen Affen, der durch *Hut* charakterisiert wird."
>
> Donalies 2005b: 2

Man unterscheidet folgende Bildungsarten der substantivischen Zusammensetzungen (vgl. Lohde 2006: 63 ff.):

- Substantiv + Substantiv
  Komposita mit Substantiven als Erst- und Zweitglied vertreten das entscheidend häufigste Strukturmuster. Solche Bildungen verfügen über diverse Strukturmuster:
  - o beide Unmittelbaren Konstituenten (UK) machen Simplizia aus: *Regenwolke*, *Bierfass*;
  - o eine von beiden UK legt eine Zusammensetzung dar: *Fahrscheinpreis*, *Dorfgasthof*;
  - o die erste oder zweite UK kann ein Suffixderivat, die andere eine Zusammensetzung oder ein Simplex sein: *Sicherheitsgurt*, *Deutschprüfung*, *Eisenbahnerstreik*;
  - o Erst- und Zweitglied sind Suffixderivate: *Häftlingskleidung*, *Aufnahmebereitschaft*;
  - o das substantivische Erstglied verfügt über das Motionssuffix *-in*: *Mitarbeiterinnenversammlung*, wobei das Fugenelement *-en* erforderlich ist, oder – das kommt seltener vor – das Diminutivsuffix *-chen*: *Häuschenbauer*;
  - o bei der ersten oder zweiten UK geht es um ein Präfixwort: *Drogenmissbrauch*, *Unrechtsstaat*;
  - o die erste UK ist ein Eigenname (onymische Komposition): *Moselstadt*, *Ottomotor*;
  - o das Erst- oder Zweitglied wird von einem substantivierten Adjektiv oder einem Infinitiv gestellt: *Langzeitarbeitsloser*, *Essenszeit*;

- o die erste oder zweite UK sind substantivierte Formen des Partizips I oder II: *Klubvorsitzender, Vermisstenanzeige, Abgeordnetenstuhl;*
- o das Zweitglied kann außer aus einem Suffixderivat auch aus der Suffixableitung einer Zusammensetzung oder einer Wortgruppe bestehen: *Fenster putzen* ➔ *Fensterputzer, Bühnenbild* ➔ *Bühnenbildner.*

Zwischen den UK der substantivischen Komposita gibt es verschiedene semantische Relationen. Lohde (vgl. ebd.: 66 ff.) zufolge ist von nachfolgenden Relationen die Rede:

- ➢ Adverbiale Relationen
  Die Relationen zwischen Bestimmungs- und Grundwort sind dem Verhältnis von Adverbialbestimmung und Prädikat des Satzes (*sein-/tun-*Prädikation) entsprechend:
  - ✓ lokal: B stammt von A: *Ostwind* (Wind aus dem Osten), B ist in A: *Rathaussaal* (Saal im Rathaus), B vollzieht sich in A: *Feldhockey* (Hockey auf dem Feld), B führt zu A: *Balkontür* (Tür zum Balkon);
  - ✓ temporal: A bestimmt Zeitpunkt von B: *Weihnachtsfeier* (Feier zu/an Weihnachten);
  - ✓ instrumental: A ist Instrument für B: *Beilhieb* (Hieb mit dem Beil);
  - ✓ kausal: A ist Ursache von B: *Erdbebenschaden* (Schaden durch ein Erdbeben);
  - ✓ final: B ist geeignet für A: *Blumentopf* (Topf für Blumen);
  - ✓ konditional: B geschieht wegen A: *Jubiläumsausstellung* (Ausstellung anlässlich des Jubiläums);
  - ✓ modal: A bestimmt Art und Weise von B: (*Drei*)*schichtbetrieb* (Betrieb in (drei) Schichten).
- ➢ Relationen nach der Semantik der ergänzten Verbprädikation
  Darunter fallen substantivische Zusammensetzungen, deren Grundwörter durch eine ergänzende Verbprädikation (*sein-/tun-/haben-*Prädikation) eine nähere Bestimmung erfahren:
  - ✓ possessiv: A gehört B: *Künstlervilla* (Villa, die dem Künstler gehört);
  - ✓ partitiv: B ist Bestandteil von A: *Stuhllehne* (Lehne des Stuhls);
  - ✓ substanziell/material: B besteht aus A: *Metallkoffer* (Koffer aus Metall);
  - ✓ konstitutional: B wird von A gebildet: *Menschenansammlung* (Ansammlung von Menschen);
  - ✓ komparativ: A gleicht B: *Staubzucker* (Zucker wie Staub);
  - ✓ themaangebend: A ist Thema von B: *Lexikologiebuch* (Buch über Lexikologie);

   ✓ graduierend: A macht B kleiner – diminuierend: *Zwergstaat* (sehr kleiner Staat), A macht B größer – augmentativ: *Rieseneinfluss* (sehr großer Einfluss);
   ✓ Agens: B erzeugt A: *Romanschriftsteller* (Schriftsteller, der Romane schreibt), B tut etwas mit A: *Zeitungsleser* (Leser, der eine Zeitung liest), A erzeugt B: *Ziegenmilch* (Milch, die die Ziege erzeugt);
   ✓ Patiens: mit A wird etwas getan: *Geschwindigkeitsmessung* (Geschwindigkeit, die gemessen wird).
- Adjektiv + Substantiv
  Weit weniger verbreitet sind substantivische Zusammensetzungen mit einem adjektivischen Erstglied. Diese Bildungen verfügen über nachstehende Strukturmuster:
  o das Adjektiv ist in der Regel ein Simplex, das meistens aus einer oder zwei Silben besteht: *Steilufer, Warmwasser, Edelgas, Magerquark*;
  o das Erstglied kommt mit dem von einer verbalen Wortgruppe gebildeten Suffixderivat *-er* vor: *sich spät entwickeln* ➔ *Spätentwickler, lang schlafen* ➔ *Langschläfer*;
  o das Adjektiv macht einen Bestandteil eines komplexen Verbs aus, von dem ein Derivat mit der Nachsilbe *-ung* gebildet wird: *hochheben* ➔ *Hochhebung, klarstellen* ➔ *Klarstellung*;
  o aus einem komplexen Adjektiv wird ein Derivat mit der Nachsilbe *-keit* abgeleitet: *schnelllebig* ➔ *Schnelllebigkeit, kaltherzig* ➔ *Kaltherzigkeit.*

Zusammensetzungen mit adjektivischem Erstglied verfügen über ein weniger breites Spektrum an semantischen Relationen als Substantiv-Substantiv-Komposita. Die in der modernen deutschen Sprache produktiven Konstruktionen können in der Hauptsache in zwei semantische Muster unterteilt werden:

➢ das Bestimmungswort dient dem Hervorheben eines bestimmten Merkmals;
➢ das Bestimmungswort wirkt abschwächend (abmildernd, verkleinernd) oder verstärkend (vergrößernd).

Weil sich Eigenschaften auf verschiedene Kriterien beziehen können, gehören zu der ersten Gruppe unterschiedliche Subgruppen:

o lokal: *Mittelkreis, Tiefgarage*;
o temporal: *Frühstart, Spätsommer*;
o formbestimmend: *Rundholz, Spitzdach*;
o substanziell/konstitutional: *Magerquark, Hohlkörper*;

- o modal: *Rohöl*, *Bareinzahlung*;
- o geschmacksbestimmend: *Süßkartoffel*, *Bitterwasser*;
- o farbbezogen: *Weißwurst*, *Grauschimmel*.

Der zweiten Gruppe gehören adjektivische Erstglieder an, die eine Verstärkung oder Steigerung signalisieren: *Hochsaison*, *Hochleistung*, *Hochgeschwindigkeit*, *Großsegel*, *Großrechner*, *Großmarkt*.

- Verb + Substantiv
  Verb-Substantiv-Komposita sind quantitativ ähnlich beschränkt wie Adjektiv-Substantiv-Komposita. Der verbale Bestandteil der Zusammensetzung kann in nachfolgende Strukturmuster aufgegliedert werden:
  - o das Erstglied ist vorwiegend ein indigener Wortstamm; dieser zählt zu einem Simplex oder einem Präfixverb: *Sammelpunkt*, *Fehlbesetzung*, *Einschreibeliste*. Verbstämme von Wörtern fremder Herkunft haben nicht diese Verbreitung. Verben mit der Nachsilbe *-ier* wie *Destillierapparat*, *Planierraupe* sind davon ausgenommen. Verkettungen mehrerer Verbstämme sind nicht üblich, sie treten, wie z. B. *Streckspinnverfahren*, fast ausschließlich in Fachsprachen auf;
  - o der selten auftauchende Infinitiv in nicht veränderter Form ist meistenteils eher als substantivisches Erstglied zu verstehen – darauf verweist ebenfalls auch das Fugenelement: *Wissen<u>s</u>gesellschaft*. Bei den Verben *zeichnen*, *rechnen* und *trocknen* tritt der Infinitiv in einer Variante auf: *Rechentafel*, *Zeichenstift*, *Trockenraum*;
  - o Formen des finiten Verbs bleiben auf wenige Beispiele beschränkt und müssen darum als Ausnahmen betrachtet werden: *Istaufkommen*, *Kannbestimmung*.

Komposita mit verbalem Erstglied besitzen viele semantische Beziehungen, welche jedoch nicht so mannigfaltig sind, wie bei Substantiv-Substantiv-Komposita:

- ✓ lokal: A geschieht in B: *Ladefläche* (Fläche, auf die man etwas lädt);
- ✓ temporal: B bestimmt Zeitdauer von A: *Wandertag* (Tag, an dem man wandert);
- ✓ instrumental: B ist Mittel für A: *Schweißgerät* (Gerät, mit dem man schweißt);
- ✓ kausal: B ist Ursache von A: *Brechreiz* (Reiz, der Brechen auslöst), A ist Ursache von B: *Kratzwunde* (Wunde, die durch Kratzen entsteht);
- ✓ modal: A bestimmt Art und Weise von B: *Stehempfang* (Empfang, der im Stehen erfolgt);
- ✓ themenangebend/explikativ: B bezieht sich auf A: *Sehtest* (Test, der das Sehen überprüft);

✓ Agens: B schafft A: *Stechmücke* (Mücke, die sticht);
✓ Patiens: mit B wird A getan: *Leihwagen* (Wagen, der geliehen wird)

Neben Substantiv-Substantiv-, Adjektiv-Substantiv- und Verb-Substantiv-Komposita tauchen auch andere auf. Kompositionserstgliedern sind auch weitere flektierte Wortklassen, wie z. B. Numerale und Pronomen, zugehörig:

- Numerale + Substantiv
  Von untergeordneter Bedeutung sind Numeralien. Vor allem die beiden Hauptgruppen der Zahlwörter – Kardinalia und Ordinalia – finden als Erstglieder Anwendung. Bei den Grundzahlen wird insbesondere auf die Zahlen 0 bis 12 zurückgegriffen, wobei diese gewöhnlich Bestandteil eines fachsprachlichen Kompositums sind: *Zwölfkampf, Nullmenge, Vierfürst.* Ordnungszahlen stellen sich noch begrenzter in ihrem Gebrauch heraus: *Drittmittel, Erstsemester, Zweitschlüssel.* Die sog. Vervielfältigungszahlwörter mit der Einheit *doppelt-* oder *-fach* sind aktiv beteiligt an der Bildung der Zusammensetzungen mit Zahlwörtern: *Doppelmord, Dreifachpackung.*
- Pronomen + Substantiv
  Eine bedeutende Rolle bei substantivischen Zusammensetzungen spielen auch Pronomen. Einige Personalpronomen sind allenfalls erwähnenswert: *Wirgefühl, Icherzählung, Dubeziehung.* Das undeklinierbare Demonstrativpronomen *selbst* verdient ungleich größere Beachtung: *Selbstverteidigung, Selbstironie, Selbsteinschätzung.*

Nicht nur flektierbare, sondern auch unflektierbare Wortarten wie z. B. Präposition und Adverb/Partikel treten in Zusammensetzungen als Erstglieder auf.

- Präposition + Substantiv
  In substantivischen Komposita sind nicht alle Präpositionen anzutreffen. Vornehmlich finden diejenigen Verwendungen, die an der Verbbildung teilnehmen oder bereits als Adverbien existieren.

Präpositionen können folgenderweise semantisch geordnet werden (vgl. ebd.: 77):

✓ lokal: neben-, unter-, über-: *Nebenraum, Unterkörper, Überrock*;
✓ temporal: vor-, zwischen-, nach-: *Vormonat, Zwischenmahlzeit, Nachkur*;
✓ entgegengesetzt: gegen-: *Gegenbeispiel*;
✓ soziativ: mit-: *Mitmensch*;
✓ pejorativ: ab-: *Abschaum*;
✓ unbrauchbar/nicht verwertbar: ab-: *Abprodukt*;
✓ zusätzlich/ergänzend: zu-, auf-, neben-: *Zubrot, Aufpreis, Nebengeräusch*;

✓ normabweichend: unter-, über-: *Untergewicht*, *Übergröße*;
✓ vorläufig: zwischen-, vor-: *Zwischenergebnis*, *Vorvertrag*;
✓ partitiv: mit-: *Mitschuld*;
✓ untergeordnet: neben-: *Nebenrolle.*

- Adverb/Partikel + Substantiv
  In weit geringerem Maße werden Adverbien und Partikeln für substantivische Komposita herangezogen; ihr Einsatz ist außerdem auf wenige Vertreter dieser Wortklasse begrenzt. Dazu gehört das sehr produktive *nicht*, z. B. *Nichtmuttersprachler*, *Nichtmetall*. Ferner muss man als primär okkasionell Zusammensetzungen mit *beinahe*, *fast* und *noch* betrachten: *Beinahe-Wahlsieg*, *Fast-Trainer*, *Noch-Kanzler*. Das temporale Adverb *sofort* kann lange Reihen bilden: *Sofortaktion*, *Sofortmaßnahme*. Auch die lokalen Adverbien *innen*, *außen*, *rechts*, *links* zeigen sich ähnlich aktiv: *Innenarchitekt*, *Außenpolitik*, *Rechtskurve*, *Linkspartei*.
- Konfix + Substantiv
  Konfixe nehmen eine Zwischenstellung zwischen Grundmorphemen und Affixen ein. Bei der Mehrheit der Konfixe geht es um nichtheimische Morpheme aus dem Griechischen und Lateinischen. Es fließen außerdem auch Konfixe aus dem Englischen in das Deutsche ein. Zu den Erstgliedern können gezählt werden: *Auto-*, *Multi-*, *Hydro-*, *Pseudo-*, *Neo-*, *Semi-*, *Proto-*, *Vize-*, *Openair-*, *Top-*, z. B. *Autosuggestion*, *Multivitaminsaft*, *Hydrotechnik*, *Pseudowissenschaft*, *Neoklassizismus*, *Semivokal*, *Prototyp*, *Vizepräsident*, *Openairkonzert*, *Topfavorit*.

Es kommen auch *Mini-*, *Mikro-*, *Mono-*, *Maxi-*, *Makro-* und *Poly-* vor, wie etwa: *Minirock*, *Mikrofilm*, *Monovalenz*, *Maxirock*, *Makroklima*, *Polyvalenz*.

- Wortgruppe + Substantiv
  Es muss darauf hingewiesen werden, dass die Wortgruppe-Substantiv-Komposita eine Abgrenzung von sonstigen Bildungsarten verlangen. Die Wortgruppe ist eine Domäne des Nomens, das mit anderen Wortklassen eine Verbindung herstellt. Man erkennt nachstehende Strukturmuster, wobei die erste UK in der Regel nicht frei als Wort auftaucht: Wortgruppe Adjektiv + Substantiv: *mehrere* + *Zwecke* ➔ *Mehrzweckwaffe*, *volles* + *Korn* ➔ *Vollkornbrot*, *alte* + *Männer* ➔ *Altmännererotik*, *rotes* + *Kreuz* ➔ *Rotkreuzschwester*; Wortgruppe Kardinalzahl + Substantiv: *20* + *Euro* ➔ *20-Euro-Schein*, *80* + *Millionen* ➔ *80-Millionen-Volk*, *vier* + *Takte* ➔ *Viertaktmotor*; Wortgruppe Substantiv + (und) + Substantiv: *Grund-Folge-Beziehung*, *Lehrer-Schüler-Verhältnis*, *Nacht-und-Nebel-Aktion*; Wortgruppe Präposition/Konjunktion + Substantiv: *Wort* + *für* + *Wort* ➔ *Wort-für-Wort-Übersetzung*,

unter + *Wasser* ➔ *Unterwasserjagd*, *kreuz* + *und* + *quer* ➔ *Kreuz-und-quer-Ritt*, *Sowohl* + *als* + *auch* ➔ *Sowohl-als-auch-Kriterium*.

- Satz + Substantiv
  Komposita stellen in dieser Struktur in der Praxis die Ausnahme dar. Viele Bildungen finden sich in der Publizistik und in der schöngeistigen Literatur. Sie sind häufig eine Eigenheit des Autors, der dank dieser Bildungen zumeist eine höhere Expressivität erreichen will. Es geht eindeutig um Gelegenheitsbildungen wie etwa: *Ab-und-zu-muss-man-es-wieder-einmal-probieren-Einsatz*, *Schuld-sind-immer-die-anderen-Meinung*. Konstruktionen mit dem Imperativ wie *Stehaufmännchen* oder *Trimm-dich-Methode* sind anders zu beurteilen. Sie sind Allgemeingut der Sprachträger und gehören dem usuellen Wortbestand an.

2.3 Typen und strukturelle Besonderheiten der Komposita

In der einschlägigen Literatur zur Kompositaforschung sind diverse Typen der Komposition zu finden. Als Grundtypen der Zusammensetzungen gelten Determinativ-, Kopulativ- und Possessivkomposita (vgl. Klos 2011: 13). Diese Unterscheidung geht auf die altindische Grammatikbeschreibung zurück (vgl. Schlücker 2012: 6). Determinativkomposita bilden den produktivsten bzw., wie Eichinger (vgl. 2000: 117) bemerkt, funktional zentralen Typ der Komposition. Sie sind der Normalfall der Zusammensetzungen (vgl. Doanlies 2005a: 52) und spielen nach Leistung und Häufigkeit eine außerordentlich wichtige Rolle (vgl. Erben 1993: 60). Die als Prototyp geltende Determinativkomposition, bei der „die rechte Konstituente für die grammatischen Eigenschaften des Kompositums und die Bedeutung bestimmend [ist]“ (Guz 2013: 37) und die „Funktion der linken Konstituente darauf [beruht], die Bedeutung der rechten Konstituente zu spezifizieren“ (ebd.), ist strukturell am differenziertesten bei den Substantiven und Adjektiven. Altmann (vgl. 2011: 35 f.) umschreibt folgende Merkmale von Determinativkomposita:

- kategoriale Füllung: das letzte Element, ergo Substantive oder Adjektive, ist kategoriebestimmend. Alle Kategorien treten als nicht-letzte Konstituenten auf. Bei mehrgliedrigen Determinativkomposita kommen zum Teil komplexe Binnenstrukturen vor:
  - N/V/Adj./Adv./Partik./ProNP + N ➔ N: *Blutbomber*, *Fahrkunst*, *Direktsaft*, *Sofort-Wirkung*, *Nur-Techniker*, *Ich-Ideal*;
  - N/V/Adj./Adv./Partik./ProNP + Adj. ➔ Adj.: *krisensicher*, *bruchfest*, *rosarot*, *selbstsicher*, *ebensogut*, *vorschnell*.

- Wortbildungsakzent: das Determinans (Bestimmungswort) weist den Hauptakzent auf, der Nebenakzent liegt auf dem Determinatum (Grundwort). Bei Mehrfachzusammensetzungen erfolgt entweder rhythmische Akzentverlagerung oder Akzentposition je nach Kontrastierung oder Klammerung (*Bundesausbildungsförderungsgesetz*);
- morphologische Markierung: paradigmatische und nicht paradigmatische Fugenzeichen in der Kompositionsfuge wie etwa: *-(e)s*, *-e(n)*, *-er*, *-e*, *-ens* sind typisch, aber nicht notwendig, zum Teil wirken sie bedeutungsunterscheidend: *Geisterfahrer*, *Geistesblitz*, *Geistseele*; keine Binnenflexion. In den Bestandteilen kann Ablaut oder Umlaut auftauchen, sie sind dennoch nicht typisch für die Weise der Bildung, z. B. *sangesfroh*, *schubstark*, *bruchfest*;
- Reihenfolge der beteiligten Komponenten: Bestimmungswort vor Grundwort (iterierbar). Die Veränderung der Komponentenabfolge ruft die Umkehrung des Determinationsverhältnisses hervor: *Wandschrank* – Schrank, der sich in der Wand befindet (lokale Relation) vs. *Schrankwand* – Wand, die von einem Schrank gebildet wird (konstitutive Relation).

Wie alle anderen Wörter werden Zusammensetzungen nach den Orthographieregeln der deutschen Sprache zusammengeschrieben, z. B. *kryptophil*, *Traumdeutung*, *pantherelegant* (vgl. Donalies 2005a: 56). Bei nicht übersichtlichen Zusammensetzungen wird zur Erleichterung des Lesens der sog. Erläuterungs- oder Durchkopplungsbindestrich vorgeschrieben bzw. empfohlen, z. B. *Tee-Ernte*, *Entweder-Oder-Strategie*. Im Übrigen wird ebenfalls die Binnengroßschreibung praktiziert, z. B. *NaturRohstoffe* (vgl. ebd.: 57). Von Altmann (vgl. 2011: 36) wird auch auf die Schreibung von Determinativkomposita aufmerksam gemacht. Hauptsächlich wird die Einheit von Zusammensetzungen auch grafisch durch Zusammenschreibung ausgedrückt. Abweichungen wie Bindestrich- oder Binnengroßschreibung werden aus den nachstehenden Gründen eingesetzt:

- die interne Strukturierung von längeren Konstruktionen wird durch die Markierung der Hauptsegmentgrenze mit einem Bindestrich erleichtert (*Umsatzsteuer-Tabelle*);
- Mehrdeutigkeit wird aufgelöst (*Drucker-Zeugnis* vs. *Druck-Erzeugnis*);
- einzelne Bestandteile sollen betont werden (*Ich-Sucht*);
- das Zusammentreffen der drei identischen Vokalbuchstaben wird vermieden (*Kaffee-Ersatz*);
- es sollen expressive Wirkungen erreicht werden (*BioGold*);
- nichtnative Elemente werden markiert (*Bahn-Card*).

Kopulativkomposita sind lediglich in beschränktem Ausmaß produktiv geworden (vgl. Erben 1993: 60). Bei der Kopulativkomposition setzen sich Komposita aus hierarchisch gleichberechtigten Wörtern zusammen und müssen nicht, im Vergleich zu binär strukturierten Determinativkomposita (vgl. Donalies 2005a: 52), binär sein, z. B. *schwarz-weiß*, *weiß-blau-gelb* (vgl. Donalies 2007: 62). Die meisten und klarsten Beispiele für Kopulativkomposita, auch als additive/konjunktive Komposita oder Dvandva-Komposita bezeichnet, finden sich bei den Adjektiven, einige wenige bei den Nomen, gar keine bei den Adverbien und Verben (vgl. Altmann 2011: 34). Kopulativkomposita zeichnen sich durch folgende Eigenschaften aus (vgl. ebd.: 34 f.):

- kategoriale Füllung: immer Komponenten der gleichen Kategorie (kategoriebestimmend: die Kategorie der Bestandteile):
  - N + N ➔ N: *Arztkosmonaut*, *Dichterkomponist*, *Marxismus-Leninismus* (mit Kontrastierung: *Marxismus-Leninismus*);
  - Adj. + Adj. ➔ Adj.: *luftig-leicht*, *schwarzweiß*.
- Wortbildungsakzent: Hauptakzent auf der letzten, Nebenakzent auf der ersten Komponente. Neigung zum Anfangsakzent und damit Überleitung zum Determinativkompositum;
- keine morphologische Markierung;
- Reihenfolge der beteiligten Komponenten: grundsätzlich vertauschbar (symmetrisch), aber durch Lexikalisierung ist die Abfolge oft festgelegt, z. B. *sauersüß*, *süßsauer*.

Bei den Possessivkomposita geht es um eine spezielle Art des Determinativkompositums. Das Zweitglied wird nämlich durch das Erstglied näher bestimmt (vgl. Klos 2011: 14). Das Determinatum ist bei Determinativkomposita sowohl Kopf als auch Kern der Bildung, während bei Possessivkomposita Kopf und bedeutungsmäßiger Kern nicht identisch sind (vgl. ebd.). Das Zweitglied gilt auch hier als Kopf, der die grammatikalischen Kategorien der Zusammensetzung festsetzt, aber der bedeutungsmäßige Kern liegt außerhalb des Produkts der Wortbildung (vgl. ebd.).

Das Anwendungsgebiet der Possessivkomposita liegt vorrangig in der spezifischen Bestimmung meist männlicher Personen (vgl. Lohde 2006: 82). Nur noch undeutlich wahrnehmbar ist bei vielen Possessivkomposita das Pars-pro-toto-Verhältnis – sie verweisen auf einen hohen Idiomatisierungsgrad, z. B. *Graukopf* – jemand hat *graues* Haar (eindeutiges Pars-pro-toto-Verhältnis), *Starrkopf* – metaphorisch für jemanden, der *starrköpfig*, d.h. äußerst eigenwillig, ist (unscharfes Pars-pro-toto-Verhältnis), *Grünschnabel* – *grün* versinnbildlicht die Unerfahrenheit, der *Schnabel* hingegen entspricht dem Mund = unreifer, unerfahrener Mensch (kaum noch erkennbares Pars-pro-toto-Verhältnis) (vgl. ebd.). Durch Possessivkomposita werden nicht nur Personen, sondern auch Pflanzen und Tiere charakterisiert. Was sich auf die Pflanzen bezieht, ist z. B. *Löwenmäulchen* – Blume, deren Blüten an die aufgerissenen Mäuler von Löwen erinnern. Als Beispiel aus dem tierischen Gebiet können beispielsweise *Neunauge* (Fisch mit Vertiefungen am Kopf, die Augen ähneln) oder *Schwarzkehlchen* (Singvogel mit schwarzem Gefieder an der Brust) angesehen werden (vgl. ebd.: 83).

Possessivkomposita (von lat. *possessivus* „besitzend") werden von Donalies (vgl. 2007: 60) als „exozentrische Komposita" (von lat. *ex* „aus, heraus, außerhalb" und *centrum* „Mitte, Mittelpunkt") bezeichnet, wobei Determinativkomposita oftmals mit dem Terminus „endozentrische Komposita" gleichgesetzt werden (vgl. Particke 2015: 24). Dazu äußert sich auch Schlücker (2012: 7):

> „Die [...] Begriffe der endozentrischen und exozentrischen Komposita werden oft synonym zu Determinativ- bzw. Possessivkomposita verwendet. Endozentrisch meint, dass die syntaktische und semantische Kategorie des komplexen Kompositums identisch mit einer seiner Konstituenten ist; bei exozentrischen Komposita hingegen ist das nicht der Fall. Daher werden mitunter auch Possessivkomposita als exozentrisch bezeichnet."
>
> Schlücker 2012: 7

Auf den ersten Blick sehen exozentrische Komposita wie endozentrische Determinativkomposita aus. Bei der exozentrischen Komposition werden Zusammensetzungen wie bei der Determinativkomposition zusammengesetzt; die Zusammensetzungen bestimmen aber etwas außerhalb Befindliches (vgl. Donalies 2007: 61).

Es werden auch andere Klassifikationen von Komposita vorgeschlagen. Schlücker (vgl. 2012: 7 f.) unterteilt die Zusammensetzungen in Nichtrektions- und Rektionskomposita. Bei Nichtrektionskomposita ist die bedeutungsmäßige Relation zwischen den Konstituenten nicht spezifiziert und deshalb frei zu erschließen (vgl. ebd.). Die Rektionskomposita sind durch eine deverbale Kopfkonstituente gekennzeichnet. Es füllt hier die Modifikatorkonstituente eine Argumentstelle des zugrunde liegenden Verbs: *Wetterbeobachtung*, *Problemlösung*, *Fahrradfahrer*. Die semantische Beziehung zwischen den Konstituenten ist nicht frei interpretierbar. Sie wird durch das zugrunde liegende Verb bestimmt. Eine Interpretation als Nichtrektionskompositum ist daneben grundlegend auch möglich, wenn der Kontext das ermöglicht. Beispielsweise die Zusammensetzung *Umweltlehrer* bezeichnet in ihrer Rektionslesart einen Lehrer für Ökologie und Umweltschutz. Eine nichtrektionale Lesart ist daneben aber auch möglich, bei der sie einen sich durch sein großes Engagement für den Umweltschutz auszeichnenden (Mathematik-, Englisch- etc.)Lehrer bezeichnet (vgl. ebd.).

Ein Sonderfall eines Determinativkompositums ist das Wort *Einzelindividuum*, dessen Konstituenten Ähnliches oder Gleiches meinen (vgl. Elsen 2011a: 63). Manche dieser Begriffe sind zu einer Zeit entstanden, als das betreffende Wort fremder Herkunft nicht so bekannt war und es verdeutlichend durch ein indigenes Äquivalent gestützt wurde, z. B. *Pulsschlag*, *Briefkuvert*, *Düsenjet*. Solche Zusammensetzungen werden als verdeutlichende Komposita definiert. Bei Beispielen wie *Auerochse*, *Kieselstein*, *Maultier*, *Farnkraut* bzw. *Bimsstein* war die Bedeutung von *Auer* (zu ahd. *ūro*, mhd. *ūr* „Auerochse"), *Kiesel* (eine Art Stein), *Maul* (früher für Maultier), *Farn* (eine Art Kraut) bzw. *Bims* (ein poröser Stein) wohl schon unklar, die allgemeinere Bezeichnung wurde stützend hinzugezogen (vgl. ebd.). Ein altes verdeutlichendes Kompositum ist *Lindwurm*: beide Elemente meinten einst ein drachen- oder schlangenartiges Geschöpf. Als weitere Beispiele von verdeutlichenden Komposita können überdies dienen: *Chiffrenummer*, *Eichbaum*, *Essensgericht*, *Walfisch*, *Erdkugel*, *Damhirsch* (vgl. ebd.).

Zwei Gruppen, die in der germanistischen Sprachwissenschaft im Bereich der kompositionellen Wortbildung des Gegenwartsdeutschen im Fokus der Diskussion stehen, sind „Zusammenbildung" und „Zusammenrückung". Zusammenbildungen sind nicht klar als Komposition oder Derivation einordbare Konstruktionen, die aus zumindest drei Morphemen bestehen, die Merkmale einer Ableitung und einer Komposition tragen (sog. „synthetische Komposita"), z. B. *Rückwärtseinparker*, *Schnelldurchblicker* (vgl. Elsen 2011a: 111). Solche Formen sind nicht als Komposita analysierbar, weil es nicht die Lexeme **Einparker* oder **Blicker* gibt, genauso wenig als Derivationen, weil es auch nicht die Lexeme **rückwärtseinpark(en)* oder **Schnelldurchblick* gibt (vgl. ebd.). Aufgrund von Beispielen wie *Trübsinnhabachter*, *Grundsteinlegung* können sie auch nicht durchgängig als Ableitungen einer Wortgruppe klassifiziert werden. Die standardsprachlich kaum produktiven Zusammenbildungen haben keine Fugen, denn die Glieder behalten ihre Flexive bei, z. B. *Frau-en-versteher*, *Pferd-e-flüsterer* (vgl. ebd.). Die Zusammenbildungen, die oft auch als oben angesprochene Rektionskomposita gefasst werden (vgl. Werner 2017: 73), sind übereinzelsprachlich weit verbreitet, so etwa im Englischen. Zur Komposition werden außer den Zusammenbildungen mitunter auch Zusammenrückungen gerechnet wie etwa *Möchtegern*, *Vergissmeinnicht*, *Am-Computer-Sitzen-Müssen*, *Dreikäsehoch*, insofern hier Elemente scheinbar zusammengerückt worden sind (vgl. Donalies 2005a: 93). Solche Produkte der

Wortbildung können hingegen ebenso gut als Konvertate aus Phrasen bzw. Sätzen, also als Derivate, analysiert werden (vgl. ebd.).

Elsen (vgl. 2009: 60 ff.) nennt einige strukturelle Besonderheiten der Komposita in der modernen deutschen Sprache:

- Typ a: Verbindungen mit einer gebundenen Kürzung
  In einigen Zusammensetzungen kommen gebundene Kürzungen vor, z. B. *T-Online*, *US-Präsident* oder fachsprachlich *DD-Lack*, *DLVO-Theorie*, *DHD-Verfahren*;
- Typ b: Verbindungen mit Einzelbuchstaben, Ziffern, Formeln, sonstigen Zeichen
  Beispiele wie *C-Atom*, *A-Schaltung*, *C14-Alter*, *B-Abtastung*, *A-Faktor*, *C-Schirm*, *D-Ader*, *O_2-Gehalt*, *α-Acrose*, *β-Teilchen*, *α-Strahl*, *2,6-Dichlorbenzonitril* leiten sich zumeist von den Fachsprachen her. Darüber hinaus können als solche Verbindungen gelten: *V-Ausschnitt*, *O-Beine*, *C-Jugend*;
- Typ c: Verbindungen mit Wortgruppen oder Sätzen
  Die linken Konstituenten solcher Verbindungen bilden komplexe Einheiten, unterschiedliche Phrasen wie Adjektiv-Substantiv-Verbindungen oder Kopulativverbindungen, Fragmente oder ganze Sätze wie etwa: *Rund-um-die-Uhr-Betrieb*, *Faule-Eier-Duft*, *Mutter-und-Kind-Kur*, *Keiner-mag-mich-leiden-Brief*, *Bäumchen-wechsel-dich-Spiel*, *Punkt-zu-Mehrpunkt-Kommunikation*, *Zap-und-weg-Fernsehzeiten*. Nicht einzubeziehen sind hier durch Schreibkonvention entstandene Zusammensetzungen wie *englische Literatur- und Sprachwissenschaft*, die nur der Vermeidung von Wiederholung und Verkürzung dienen und zwei einfache Zusammensetzungen vertreten. Hierzu gehören ebenfalls Zusammensetzungen mit Wortgruppen, welche durch *und* verbunden sind, die sich jedoch nicht in zwei Zusammensetzungen aufschlüsseln lassen;
- Typ d: Verbindungen mit fremdsprachlichen Präfixen mit Wortstatus
  Es geht hier um Konstruktionen mit einem Präfix exogenen Charakters. Es übernimmt strukturell und damit auch in der Paraphrase die Aufgabe einer Präposition o. Ä., wie z. B. *Antifalten-Creme* (Creme gegen Falten), *Antiblockiersystem* (System, das ein Blockieren verhindert bzw. System gegen das Blockieren), *Antiterroreinheit* (Einheit, die gegen terroristische Anschläge bzw. den Terror eingesetzt wird);
- Typ e: Ternäre Verbindungen
  Verbindungen mit gleichwertigen Einheiten sind ein anderer Sonderfall. Sie bilden zusammen keine Konstituente und es besteht zwischen ihnen

ein Kopulativverhältnis, die jedoch insoweit wie eine Konstituente in der Zusammensetzung wirken, als die rechte Komponente inhaltlich und formal für den Gesamtausdruck bestimmend ist, z. B. *Export-Import-Quote*, *Hals-Nacken-Bereich*, *Flug-Schiffs-Reis*, *Herz-Lungen-Maschine*, *Vater-Tochter-Beziehung*. Die drei Konstituenten muss der Strukturbaum auf einer Ebene verbinden, denn es gibt keine Wortverbindungen wie etwa **Mann-Frau* oder **Hals-Nacken* bzw. **Mann Frau* und **Hals Nacken*. Der Ausdruck bezieht sich paraphrasiert auf das Missverhältnis zwischen Mann und Frau bzw. auf den Bereich, der sowohl den Nacken als auch den Hals betrifft. Die dritte Konstituente bestimmt grammatisch und inhaltlich den Gesamtausdruck.

2.4 Mehrfachkomposita des Gegenwartsdeutschen

> „Wie viele Wörter zählt die deutsche Sprache? Das ist eine jener Fragen, die man eigentlich nicht beantworten kann. Es sind zweifellos viele, und man könnte sich vorstellen, dass wir irgendwann einmal einfach genug Wörter hätten, um für alle Situationen gewappnet zu sein. […] Wenn uns neue Dinge einfallen, aber auch nur, wenn sich die Sicht auf die Dinge ändert, müssen sich die Sprecher überlegen, ob es nicht neue, einfachere, passendere Wörter gibt, mit den neuen Dingen umzugehen. Alle Sprachen haben mehrere Methoden, um mit diesen sprachlichen Engpässen umzugehen, und je nach ihrer Struktur wählen die Sprachen und ihre Sprecher ihre eigene Strategie.“
>
> Eichinger 2007: 27 f.

Wortschatzveränderungen sind immer Ausdruck für – im weitesten Sinne – gesellschaftliche Veränderungen (vgl. Steffens 2009: 150). „Im Allgemeinen macht man sich keine Gedanken darüber, wie groß der Wortschatz unserer Muttersprache oder der anderen Sprachen ist“ (Knipf-Komlósi/Rada/Bernáth 2006: 14). Das Wortinventar des Deutschen „erweitert sich nicht hauptsächlich durch neue Simplizia, d.h. durch Übernahme völlig arbiträrer Zuordnungen von Ausdruck und Inhalt, sondern meist durch Wörter, die auf der Grundlage von schon vorhandenen lexikalischen Sprachelementen entstehen“ (Wowro 2010a: 503). Die Wortbildung durch Komposition, die eine Möglichkeit bietet, viele sprachliche Elemente aneinanderzureihen, ist die semantisch und strukturell weitaus vielfältigste. Für die Wahl der Konstituenten einer Zusammensetzung stehen unbeschränkte Möglichkeiten zur Verfügung unter der Bedingung, dass Determinans und Determinatum semantisch kompatibel bzw. verträglich sind (vgl. Szkopek 2004: 214). Wie sich aus dem Unterkapitel 2.1 ergibt, werden im Prozess der Komposition zumindest zwei Komponenten zu einem neuen Wort zusammengefügt. Seit dem Beginn des 19. Jahrhunderts ist in der deutschen Wortbildung die Tendenz zu bemerken, dass in dieser Zeit viele drei- und viergliedrige Komposita, z. B. *Bronzestandbild*, *Briefmarkenalbum*, *Roggenvollkornbrot* oder *Braunkohlentagebau*, entstanden sind (vgl. Bytner 2019: 194). Im heutigen Deutsch können demnach Komposita ebenfalls aus mehr als zwei Konstituenten, also aus drei, vier, fünf, sieben usw., bestehen. Dementsprechend spricht man von sog. „Mehrfachkomposita" (genannt auch: „Mehrfachzusammensetzungen", „mehrfach zusammengesetzte Komposita"), d.h. Komposita, so Motsch (vgl. 2004: 8), deren Glieder selbst Komposita sind: *Mehrheitsbeschaffungsschwankungsbreite*, *Inkompetenzkompensationskompetenz*, *Krisenmanagementsstörkoeffizient*. Begrenzungen in der Bildung der Mehrfachkomposita sind lediglich durch pragmatische Prinzipien, wie z. B. dasjenige der Knappheit, festgelegt.

Die infolge dieses besonderen Wortbildungsverfahrens des Deutschen entstandenen extrem langen Komposita sind reichlich belegt. Solche Wörter, die so lang werden, dass man manchmal den ersten Buchstaben des Kompositums bereits vergessen hat, bevor der letzte ausgesprochen ist (vgl. Dargiewicz 2016b: 240), werden auch als „Bandwurmkomposita", „Bandwurmwörter" oder „Bandwurmzusammensetzungen" bezeichnet (vgl. ebd.: 240 ff.). Nicht ohne Grund werden die Mehrfachkomposita in Ansehung ihrer Länge so genannt. Rein äußerlich betrachtet assoziiert man biologische Wesen – Bandwürmer – vor allem eben mit ihrer überdurchschnittlichen Länge. Zu diesen Bandwurmkomposita zählen laut Knobloch (vgl. 1978: 148 f.) u.a.: *Für-unsere-kleinen-Schmutzfinken-Persil*, *Alles-für-alle-Reisen-Büro*, *Lehrer-sind-notwendig-und-ohne-Lehrer-lernt-man-nichts-Theorie*, *Ich-kann-nur-unter-Druck-lernen-Überzeugung*, *Jetzt-wissen-wir-alles-Blick*. Nach Dargiewicz (2017c: 122) stellt man sich bei der Analyse der langen und inhaltlich unüberschaubaren mehrfach zusammengesetzten Komposita etliche Fragen: „Wo ist der Anfang und wo ist das Ende des sich aus dem Kompositum ergebenden semantischen Inhalts? Wie verbindet man den Anfang mit dem Ende? Welcher Sinn ergibt sich aus dem Ganzen, wenn man die nacheinander folgenden Komponenten der Zusammensetzung zergliedert und dann wieder zusammensetzt [...]?". Wenn man an der linguistischen Untersuchung der deutschen Mehrfachkomposita arbeitet, weiß man sehr oft nicht, wo man beginnen und wo man enden soll.

„Jedes neue Wort wird mit der Absicht gebildet, einem bisher unbekannten Gegenstand, einem neuen Sachverhalt oder einer in der Sprache noch nicht fixierten Erscheinung einen entsprechenden Namen zu geben" (Chabros 2002: 117). Neue Benennungen sind entweder Einwort- oder eben Mehrwortlexeme, „die in ihrer Einheit aus Form und Bedeutung im deutschen Wortschatz bisher bzw. bis zu einem mehr oder weniger bestimmten Zeitpunkt nicht vorhanden waren" (Herberg 2001: 92). Neben den auffälligsten Eigenschaften der Mehrwortkombinationen, nämlich ihrer Länge, ist auch ihre Kombinierbarkeit mit überaus vielen Einheiten, über die das Deutsche verfügt, bemerkenswert. Die Mehrfachkomposita schaffen nämlich einen strukturellen Raum für andere sprachliche Einheiten, die u.a. in Gestalt von Abkürzungen, Zahlen, Einzelbuchstaben, Phrasen, Sätzen auftreten. Die Mehrwortverbindungen solcher Art fesseln namentlich, „ungeachtet des starken Interesses der Öffentlichkeit an aktuellen und schnellen Informationen über Neues im Wortschatz [...]" (Herberg 2002: 195), die Aufmerksamkeit vieler Linguisten, die sich mit diesem in der deutschen Sprache sich rasch entfaltenden Phänomen beschäftigen. Obwohl alle Elemente der Mehrfachzusammensetzungen separat eine andere Bedeutung tragen, was davon zeugen könnte, dass sie „eine geringe Lexikalisierungsaffinität" (Reichmann 2003: 2545) haben, besitzen diese Mehrwortkombinationen einen gewissen semantischen Einheitsstatus und „können in einem weiten Sinne auch Einzelwortfunktionen übernehmen, da sie eine übersummative Bedeutung [...] aufweisen" (Steyer 2000: 112).

Sommerfeldt (vgl. 1988: 30), der sprachwandelrelevante Faktoren thematisiert, betrachtet die Durchsetzung des ökonomischen Sprachgebrauchs u.a. in der Bildung der Mehrfachkomposita. Die mehrgliedrigen Zusammensetzungen sind geläufig, denn sie dienen oftmals als eine Art Kurzdefinition (vgl. Liimatainen 2008: 272). Der Trend zur Formierung von Mehrfachkomposita findet sich vorzugsweise im Gebiet der Fachsprache, vor allem in Textsorten der Wirtschafts- und Naturwissenschaften, Verwaltung, Technik, des Sports und des Finanzwesens, jedoch erscheinen mehrfach zusammengesetzte Komposita vermehrt auch in nicht fachsprachlich geprägten Texten, z. B. *Kamelhaarmantelfaser, Messingkerzenhalter, Innenstadtsanierungskonzept* (vgl. Lohde 2006: 81). Blei (vgl. 2012: 627 f.) zufolge ist allerdings die entscheidende Frage, inwiefern Mehrfachkomposita den sprachkommunikativen Anforderungen der Sprachtätigen nach Verständlichkeit, Einprägsamkeit und Erfassbarkeit entsprechen, weil nicht alles, was vom Sprachsystem her realisierbar ist, auch in der Sprachpraxis Anwendung oder Akzeptanz finden muss.

Bei den Elementen der mehrgliedrigen Komposita geht es häufig vor allem um Nomen; seltener um Adjektive oder Verben: *<u>Edel</u>obstanbaugebiet, Geschirr<u>spül</u>maschinenhersteller* (vgl. Lohde 2006: 81). Komposita bestehen aus Konstituenten, die Grundmorpheme repräsentieren oder enthalten (vgl. Mikołajczak 1986: 78). Unabhängig von der Länge der einzelnen Kompositionen lässt sich hier die binäre Gliederung erkennen, die Zurückführung auf zwei UK, was durch Paraphrasierung nachzuweisen ist: *Lebensmittelgroßmarkt* ➔ *Großmarkt für Lebensmittel, Spielplatzumbau* ➔ *Umbau des Spielplatzes* (vgl. Lohde

2006: 82). Zusammensetzungen mit vier oder mehr Komponenten lassen sich grundsätzlich in einzelne Teile, d.h. in ihre Grundmorpheme (GM) – samt den dazu gehörenden Affixen – auflösen. Dabei entspricht die Auflösung häufig der umgekehrten Abfolge der Elemente im Kompositum: *Steuervergünstigungsabbaugesetz* = GM1 + GM2 + GM3 + GM4 = *Gesetz* (GM4) *zum Abbau* (GM3) *von Vergünstigungen* (GM2) *bei Steuern* (GM1), *Geschirrspülmaschinenhersteller* = *Hersteller* (GM4) *von Maschinen* (GM3) *zum Spülen* (GM2) *von Geschirr* (GM1) (vgl. ebd.). Die lineare Reihenfolge ist hingegen kein durchgängiges Stellungsprinzip, weil in den mehrfach zusammengesetzten Komposita verschiedene Stufen der Komplexbildung zu beobachten sind. An primäre oder sprachübliche Mehrfachzusammensetzungen können weitere Grundmorpheme angefügt werden – die Zusammengehörigkeit der Komponenten und deren Gliederung lässt sich am besten mithilfe der Klammern darstellen: *Innenstadtsanierungskonzept* = *Konzept* (GM5) *zur Sanierung* (GM4) *der Innenstadt* (GM1 + GM2), *Autobahnraststättenabriss* = *Abriss* (GM5) *von Raststätten* (GM3 + GM4) *an der Autobahn* (GM1 + GM2) (vgl. ebd.). Die aus vielen Grundmorphemen bestehenden Mehrfachkomposita („polymorphemische Komposita“) treten fast nur in geschriebener Sprache auf (vgl. Trageser 1996: 51).

Es ist relevant zu betonen, dass, da die deutsche Sprache seit eh und je aus anderen Sprachen entlehnt, die mehrteiligen Wörter mit Fremdelementen eine nicht zuletzt durch die Sprachökonomie bedingte produktive wichtige Gruppe der Mehrfachkomposita darstellen. Die hybriden Komposita wie etwa *Build-to-order-Fertigung* mit dem englischen Determinans und dem deutschen Determinatum zeigen die hohe Kompositionsfähigkeit des Deutschen (vgl. Mazurkiewicz-Sokołowska 2017: 168 f.).

Die mehrgliedrigen Zusammensetzungen wie z. B. *Einkommensteuererklärungsabgabetermin* oder *Autobahndreieck* unterstützen das Deutsche als informationsverdichtende Sprache (vgl. Nübling et al. 2017: 115), denn „in Wortzusammensetzungen – unabhängig davon, ob das Substantive, Adjektive oder seltener Verben und Vertreter anderer Wortarten sind – kann viel Inhalt in ein Wort ‚gepackt‘ werden […]“ (Dargiewicz 2017b: 201), was des Öfteren nachdrücklich akzentuiert wurde. Die semantisch und morphologisch variationsreichsten Wortbildungsprodukte der deutschen Sprache sind Komposita aus Substantiven. Sie können deutlich länger sein als alle sonstigen Produkte der Wortbildung und dadurch auf knappstem Raum viele Informationen transportieren, z. B. *Donaudampfschiffahrtsgesellschaftskapitänswitwenkompositabildungsexpertenrundengesprächsleiter* (vgl. Donalies 2003: 27). Sprecher nutzen Kompositionsmöglichkeiten des Deutschen, insbesondere die Möglichkeiten der Komposition von Substantiven, und bilden immer mehr und mehr Endloswörter (vgl. ebd.).

Bekanntlich wird an verschiedenen Sprachphänomenen Kritik geübt. Auch die in der deutschen Sprache auftretenden Langwörter werden kritisiert, was sich aufgrund von Twains (1985) Beschreibung dieser Umzüge sämtlicher Buchstaben aufdecken lässt:

> „Manche deutschen Wörter sind so lang, dass man sie nur aus der Ferne ganz sehen kann. Man betrachte die folgenden Beispiele: ‚Freundschaftsbezeigungen', ‚Dilettantenaufdringlichkeiten', ‚Stadtverordnetenversammlungen'. Dies sind keine Wörter, es sind Umzüge sämtlicher Buchstaben des Alphabets. Und sie kommen nicht etwa selten vor. […] Natürlich schmückt und adelt solch ein großartiger Gebirgszug die literarische Landschaft, wenn er sich quer über die Druckseite erstreckt; gleichzeitig jedoch bereitet er dem Anfänger großen Verdruss, denn er versperrt ihm den Weg. Er kann nicht darunter durchkriechen oder darüber hinwegklettern oder einen Tunnel hindurchbohren. Er wendet sich also hilfesuchend ans Wörterbuch, aber dort findet er keine Hilfe. Das Wörterbuch muss irgendwo eine Grenze ziehen, daher lässt es diese Sorte von Wörtern aus, und zwar mit Recht, denn diese langen Dinger sind wohl kaum rechtmäßige Wörter, sondern vielmehr Wortkombinationen, deren Erfinder man hätte umbringen sollen. Es sind zusammengesetzte Wörter ohne Bindestrich. Die einzelnen Wörter, die zu ihrem Aufbau benutzt wurden, stehen im Wörterbuch, allerdings sehr verstreut. Man kann sich also das Material Stück um Stück zusammensuchen und auf diese Weise schließlich auf die Bedeutung stoßen, aber es ist eine mühselige Plackerei."[4]

Im empirischen Teil werden die ausgefilterten Mehrfachkomposita einer linguistischen Analyse unterzogen, die, wie schon der Titel der Dissertation aufzeigt, als „substantivische Mehrfachkomposita" bezeichnet werden. Unter diesem Terminus verbergen sich solche mehrfach – mindestens aus drei Gliedern – zusammengesetzte Komposita, deren Determinatum ein Substantiv – irgendwelcher Art – ist.

4 https://www.hmtm-hannover.de/fileadmin/_migrated/content_uploads/Die_schreckliche_deutsche_Sprache_06.pdf (Zugriff am 3.02.2020 um 15:32).

3 Zum Fachsprachenphänomen

> „Die Fachsprachenforschung hat sich in den letzten Jahrzehnten als eine sehr aktive und flexible Disziplin erwiesen. Das anfängliche Interesse der Linguisten konzentrierte sich auf das Sprachsystem, d.h. auf die Beschreibung seiner Eigenschaften im Bereich des Wortschatzes und der Grammatik. [...] Um das Wesen der Fachsprachen zu erfassen, soll nun auf die Vorsausetzungen eingegangen werden, die sich auf die Gegenstände, Definitionen und innere Differenzierung von Fachsprachen beziehen und die durch Jahrzehnte das Wesen der Fachsprachen bestimmt haben und zum Teil weiter bestimmen [...].“
>
> Gierzyńska 2015: 115

Im Grunde hat sich schon lange die Untersuchung des Deutschen auf Quellen literarischer Art gestützt. Erst später schenkte man anderen Ausdrucksformen und Sprachgebieten erhöhte Beachtung, vor allem bei Betrachtungen zur gegenwärtigen deutschen Sprache (vgl. Spiegel 1976: 32). Einer der Bereiche, der in eine umfassende Sprachbetrachtung einbezogen wird, ist der Bereich der Fachsprachen (vgl. ebd.). Die wissenschaftliche Auseinandersetzung mit Fachsprachen kann als eigentlicher Motor kontemporärer Geisteswissenschaften wahrgenommen werden. Ein Plädoyer für eine immense Fokussierung auf Fachsprachen präsentieren unterschiedliche, z. B. die Rechts-, Technik-, Jäger-, Computer-, Seemann-, Verwaltungs- oder Wissenschaftssprache behandelnde Ausarbeitungen, die unablässig von Sprachwissenschaftlern verfasst werden. In der Fachsprachenforschung stehen hauptsächlich wissenschaftlich-technische Fachgebiete wie Medizin, Technik (z. B. Kraftfahrzeugtechnik) oder die juristische Fachsprache im Zentrum der Forschungen (vgl. Möpert 2014: 59). Die moderne Fachsprachenforschung gehört zu einer jüngeren Teildisziplin der Sprachwissenschaft, die zu Beginn der 30er Jahre in das Blickfeld der Untersuchung geriet (vgl. Eckardt 2000: 5). Die Fachsprachenlinguistik ist vornehmlich durch die wachsende internationale Zusammenarbeit in allen Bereichen des wissenschaftlichen und wirtschaftlichen Lebens und durch den wissenschaftlich-technischen Fortschritt bedingt (vgl. Oldenburg 1992: 9). Durch diese Entfaltung wurden Bestrebungen, die fachliche Kommunikation leichter zu machen und wirksamer zu gestalten, immer wesentlicher; parallel stieg daher das Interesse an einer eingehenden Untersuchung der Fachsprachen (vgl. ebd.: 9 f.). Eine Fachsprache ist in erster Linie fachbezogen; sie wird von Fachleuten in ihren Fachpublikationen und Fachgesprächen verwendet (vgl. Niederhauser 1999: 57). Die klassische Fachsprachenforschung postuliert u.a. die Merkmale der Lesbarkeit, Verständlichkeit, Deutlichkeit, Objektivität und Ökonomie als fach- und wissenschaftssprachkonstituierend (vgl. Toscher 2019: 44). Dank des Erfinders des Fachsprachenterminus – Johann Beckmann – ist eines der schwerwiegenden Motive einer systematischen Auseinandersetzung mit Fachsprachen benannt: die Definierung bzw. Normierung der Fachausdrücke (vgl. Homberger 1990: 375).

3.1 Zum Begriff „Fachsprache"

Auf verschiedenen Ebenen, wie z. B. auf der Ebene der Fachsprache (FS) oder Gemeinsprache (GS), läuft die Kommunikation vielgleisig ab, wobei man zwei gegenläufigen Bestrebungen, die von Stickel (2004: 11 f.) benannt wurden, folgen sollte. Weitgehender Konsens besteht nämlich in der modernen Sprachwissenschaft

> „in der Annahme von zwei generellen, gegenläufigen Bestrebungen, die den Sprachgebrauch der einzelnen Sprecher und Schreiber bestimmen: Zum einen ist es das Bemühen um sprachliche Anpassung, d.h. das Bemühen, möglichst so zu reden und zu schreiben wie die anderen, wie die Menschen der jeweiligen Bezugsgruppe, um problemlos verstanden und akzeptiert zu werden. Dem entgegengesetzt ist das Bemühen um sprachliche Originalität, d.h. das Bestreben, bemerkenswert anders zu reden und zu schreiben als die anderen, um aufzufallen, um von den Adressaten beachtet zu werden."
>
> Stickel 2004: 11 f.

Veränderte oder neue Gegebenheiten in der außersprachlichen Realität, neue Arbeitsbereiche, Konzepte, Sachverhalte erfordern entsprechende Veränderungen in der Sprache, die die geistige Welt der Sprachnutzer sowie die weltliche Realität widerspiegelt (vgl. Jesenšek 1995: 171). Solche Veränderungen werden oft durch die Wirkung von Fachsprachen verursacht. Einen konstanten Prozess in der Sprache macht das gegenseitige Durchdringen der Gemein- und Fachsprache aus, weil man sich ohne diese die heutige Kommunikation nicht vorstellen kann (vgl. Ptáčníková 2005: 84).

Da die Interdependenzen zwischen Fach- und Gemeinsprache, die, so Ballod (vgl. 2001: 57), im Wesentlichen durch den spezifischen Wortschatz und Wortgebrauch charakterisiert sind, ein basales Thema fachsprachlicher Untersuchung in der germanistischen Linguistik darstellen, ist es geeignet, gerade von der konzisen Definition der Gemeinsprache auszugehen. Der Begriff der Fachsprache scheint so klar verständlich und so einfach gebildet zu sein, dass das Bestehen, so Crestani (vgl. 2010: 18), einer unanfechtbaren und klaren Definition dafür zu vermuten wäre.

Von Hoffmann (1976: 170), dessen Definition hier als Ausgangsdefinition angenommen wird, wird der Fachsprachenbegriff folgendermaßen präzisiert:

> „Die Gesamtheit aller sprachlichen Mittel, die in einem fachlich begrenzbaren Kommunikationsbereich verwendet werden, um die Verständigung zwischen den in diesem Bereich tätigen Menschen zu gewährleisten.“
>
> Hoffmann 1976: 170

Einen ähnlichen definitorischen Vorschlag zum Begriff der Fachsprache bietet wiederum Hoffmann (1998: 157) wie folgt an:

> „Jenes Instrumentarium an sprachlichen Mitteln, über das alle Angehörigen einer Sprachgemeinschaft verfügen und das deshalb die sprachliche Verständigung zwischen ihnen möglich macht.“
>
> Hoffmann 1998: 157

Die Gemeinsprache ist also diejenige Art der Sprache, die in der alltäglichen Kommunikation zwischen den Menschen verwendet wird. F. Grucza (2002: 233 f.) bringt deutlich zum Ausdruck, dass in Wirklichkeit keine menschliche Sprache selbstständig existiert:

> „In Wirklichkeit existiert keine menschliche Sprache selbstständig. Wirklich existieren menschliche Sprachen immer nur in Form gewisser Bestandteile bestimmter (miteinander vernetzter) Eigenschaften konkreter Menschen. Ganz allgemein kann man diese Eigenschaften die ‚sprachlichen Eigenschaften‘ nennen. Es handelt sich um diejenigen Eigenschaften, die es Menschen ermöglichen, einerseits bestimmte Äußerungen zu formulieren, sie mit Bedeutungen zu ‚versetzen‘ und die Formen der Äußerungen mündlich bzw. schriftlich zu realisieren, und andererseits Äußerungen anderer Menschen zu empfangen, zu identifizieren, zu interpretieren und zu verstehen. […] Im engeren Sinne sind wirkliche menschliche Sprachen bestimmte Bereiche des praktischen Wissens konkreter Menschen. […] Doch gleichgültig, ob wir sie im engeren oder weiteren Sinne betrachten, wirkliche menschliche Sprachen sind keine selbständigen Objekte. Als selbständige Objekte funktionieren nur die Inhaber wirklicher Sprachen – die konkreten Menschen (Individuen). Zwar können auch externalisierte sprachliche Äußerungen (Texte) als (relativ) selbständige Objekte angesehen werden, doch besitzen sie im Grunde genommen keine funktionale sprachliche Selbständigkeit.“
>
> Grucza 2002: 233 f.

In sprachwissenschaftlichen Veröffentlichungen wird häufig hinterfragt, ob die Fachsprache einen speziell hervorgehobenen Teil der Gemeinsprache ausmacht oder ob die Fachsprache und die Gemeinsprache zwei separate sprachliche Gebiete einer Gesamtsprache[5] sind (vgl. Niederhauser 1999: 59). Fluck (1976: 175) äußert sich dazu folgendermaßen:

> „Fachsprache [steht] nicht als sprachlich selbständiges System neben der Gemeinsprache. Vielmehr ist sie durch Differenzierung und Erweiterung aus der Gemeinsprache herausgewachsen. Die Gemeinsprache [...] liefert die lexikalische Basis und das grammatische Gerüst für die Fachsprachen. Zwar treffen die Fachsprachen eine rekurrente Auswahl aus der gemeinsprachlichen Lexik und Syntax, bleiben aber bei aller Differenzierung und Spezialisierung auf die Gemeinsprache angewiesen."
>
> Fluck 1976: 175

Auch Messina (vgl. 2015: 73) betont, dass die einzelnen Fachsprachen von der Gemeinsprache nicht deutlich zu trennen sind, was durchaus als allgemeiner Konsensus gilt. „Fachsprachen fallen nicht vom Himmel" (Ickler 1987: 9). Wie Fluck (vgl. 1976: 175) feststellt, ist die Fachsprache aus der Gemeinsprache herausgewachsen, und die Beeinflussung der Gemeinsprache durch die Fachsprache ist keineswegs neu. Von jeher hat die Gemeinsprache Elemente z. B. aus der Sprache des Handwerks in abgewandelter Form übernommen: *alles über einen Kamm scheren*, *einen Plan geschickt einfädeln*, *Pläne schmieden* (vgl. Arntz/Picht/Schmitz 2014: 22 f.). Und umgekehrt: Die Fachsprachen implizieren die Existenz der Sprachformen, die in irgendeiner Form nicht fachlich sind (vgl. Jörissen 2013: 88). Frączek (vgl. 1999: 17) zufolge wird der Fachwortschatz nicht nur von Fachleuten benutzt; er hat auch Eingang in die Allgemeinsprache gefunden. Infolge der angeführten Meinungen der Sprachforscher kann folglich konstatiert werden, dass sich das Ganze gegenseitig beeinflusst.

Es steht außer Frage, dass durch die tiefgreifende Umwälzung insbesondere im Bereich der Technik und der Wissenschaft die Zahl, die Bedeutung und die Differenzierung der Fachgebiete eine neue Dimension annehmen. Die explosionsartige Entfaltung der Fachgebiete bedingt, dass immer neue Erkenntnis- und Seinsbereiche sprachlich erfasst werden müssen (vgl. Mentrup 1976: 431). Es gibt diverse Auffassungen von Fachsprache; es fehlt bis jetzt ihre allgemeingültige einheitliche Definition (vgl. Krukowska 2005: 377). „Trotz dieser Definitionsschwierigkeiten sollte der Begriff ‚Fachsprache' nicht aufgegeben werden" (Eckardt 2000: 7). Drozd und Seibicke (1973: 81) definieren Fachsprache als Gesamtheit von Sprachmitteln,

> „die in einem bestimmten Bereich der menschlichen Tätigkeit zweckgebunden und die für eine spezifische Stilsphäre kennzeichnend sind und sich von anderen Stilschichten und -typen abheben. Die FS entsteht in einem solchen Bereich, dessen

5 „Die Gesamtsprache ist die Gesamtheit aller sprachlichen Mittel einer Sprachgemeinschaft." (Veith 2005: 26)

Gegenstände und diesen Gegenständen entsprechende Beziehungen mit den Mitteln der GS nicht mehr bezeichnet und ausgedrückt werden können."

Drozd/Seibicke 1973: 81

Als Gesamtheit solcher Sprachmittel betrachtet die Fachsprache auch Porzig (1971: 257 f.), der dazu folgendermaßen Stellung nimmt:

„Eine auf bestimmte Zwecke beschränkte Abart der Hochsprache stellen die Sprechweisen dar, die Fachleute für die Verständigung auf ihrem Sondergebiet ausgebildet haben, weil dabei ganz besondere Leistungen von der Sprache verlangt werden. Man nennt die Gesamtheit solcher Sprachmittel Fachsprache."

Porzig 1971: 257 f.

Dass sich die Fachsprache spezieller sprachlicher, aber auch allgemeinsprachlicher Mittel bedient, wird auch von Reinhardt und Köhler (1986 469) bemerkt:

„Wir verstehen unter Fachsprachen für die Kommunikation unter Fachvertretern von Tendenzen zur Standardisierung, Formalisierung und Internationalisierung mehr oder weniger stark geprägte funktionale Varianten der natürlichen Sprache. Sie bedienen sich spezieller sprachlicher Mittel (das betrifft auch Elemente künstlicher Zeichensysteme: Symbol, Formel), aber auch weitgehend der allgemeinsprachlicher Mittel; bei den allgemeinsprachlichen Mitteln ist jedoch mit formalen und inhaltlichen Spezifizierungen, Erweiterungen, Verschiebungen, Restriktionen, sowie spezifischen (vor allem funktionalstilistischen) Normen und Bevorzugungen entsprechend der Spezifik der Kommunikation zu rechnen, die sich teilweise in statistisch zu erfassenden und zu demonstrierenden Häufigkeiten ausdrücken."

Reinhardt/Köhler 1986: 469

Die Fachsprache, welche u.a. durch ihren Fachwortschatz charakterisiert wird, ermöglicht die Kommunikation unter Experten:

„Fachsprache erscheint als das Mittel einer optimalen Verständigung über ein Fachgebiet unter Fachleuten; sie ist gekennzeichnet durch einen spezifischen Fachwortschatz und spezielle Normen für die Auswahl, Verwendung und Frequenz gemeinsprachlicher lexikalischer und grammatischer Mittel; sie existiert nicht als selbständige Erscheinungsform der Sprache, sondern wird in Fachtexten aktualisiert, die außer der fachsprachlichen Schicht immer gemeinsprachliche Elemente enthalten."

Schmidt 1969: 17

Laut Hoffmann (1976: 31) ist die Fachsprache an den Fachmann gebunden, was auch im Kapitel 5 anhand der linguistischen Analyse einer ausgebildeten Mediziner gewidmeten Zeitschrift zu erkennen ist:

„Echte Fachsprache ist immer an den Fachmann gebunden, weil sie volle Klarheit über Begriffe und Aussagen verlangt. Vom Nichtfachmann gebraucht, verliert die Fachsprache ihre unmittelbare Bindung an das fachliche Denken; Begriffe und

> Aussagen büßen einen wesentlichen Teil ihres Inhalts und ihrer Präzision, vor allem aber ihre Beziehung zur fachlichen Systematik ein, die der Laie nicht überschaut. Die Kommunikation erfaßt die Erscheinungen, Prozesse und Sachverhalte nur oberflächlich, nicht in ihrem Wesen; sie schöpft den erreichten Stand der Erkenntnis nicht aus."
>
> Hoffmann 1976: 31

Ein anderes Licht auf die Fachsprachendefinition werfen Buhlmann und Fearns (2000: 12 f.), die die Fachsprache als Resultat der Sozialisation innerhalb einer konkreten Disziplin wahrnehmen. Die Fachsprache ist

> „als Kommunikationsmittel ein Ergebnis der Sozialisation innerhalb einer bestimmten Disziplin, das von den anderen Ergebnissen dieser Sozialisation nicht abzulösen ist. Als solches ist sie dadurch gekennzeichnet, dass sie Denkstrukturen widerspiegelt, die durch Methoden des Faches bestimmt sind, und bestimmte Mitteilungsstrukturen aufweist, die durch das Erkenntnis- bzw. Forschungsinteresse des Faches bestimmt sind."
>
> Buhlmann/Fearns 2000: 12 f.

Die Fachsprache, die als

- Gesamtheit aller Sprachmittel, die in einem fachlich begrenzbaren Kommunikationsbereich benutzt werden (s. bei Hoffmann 1976: 170),
- Gesamtheit der sprachlichen Mittel, die für eine spezifische Stilsphäre kennzeichnend sind (s. bei Drozd/Seibicke 1973: 81),
- eine auf bestimmte Zwecke begrenzte Abart der Hochsprache (s. bei Porzig 1971: 257 f.),
- weniger oder mehr stark geprägte funktionale Variante der natürlichen Sprache (s. bei Reinhardt/Köhler 1986: 469),
- Mittel einer optimalen Verständigung über ein Fachgebiet unter Experten (s. bei Schmidt 1969: 17),
- immer an den Fachmann gebundene und volle Klarheit über Aussagen und Begriffe verlangende Art der Sprache (s. bei Hoffmann 1976: 31)

oder auch als

- Ergebnis der Sozialisation innerhalb einer konkreten Disziplin (s. bei Buhlmann/Fearns 2000: 12 f.)

definiert wird, wird überdies häufig als Medium bei der Vermittlung von (Fach-) Wissen verstanden (vgl. Fluck 1992: 1). Nach Janich (vgl. 1998: 33 f.), bei der eine Stellungnahme zum Fachsprachenphänomen bezüglich der deutschen Sprache abgegeben wurde, werden unter Fachsprachen Existenzformen oder Varietäten des Deutschen verstanden, welche sich durch ein besonderes Wortmaterial und die Präferenz gegebener syntaktischer Konstruktionen hervorheben. Zudem wird die Fachsprache auch als ein funktionaler Sprachstil (vgl. Beneš 1966: 26), eine Erscheinung im Kontext sprachlicher Professionalisierung (vgl. Schuster 2010: 112) bzw. als ein funktionaler Typ des Sprachgebrauchs (vgl. Barth 1971: 212) begriffen. „Was genau ist also eine Fachsprache? Die Beantwortung dieser Frage erweist sich als unerwartet schwierig" (Reinart/Pöckl 2015: 35 f.).

Das folgende Kapitel eröffnet beim Definieren des Terminus der Fachsprache die Definition von Hoffmann (1976: 170), die auch von vielen anderen Forschern angeführt wird (s. z. B. bei Wiesmann 2004: 14, Krenzler-Behm 2013: 133, Barke 1991: 29, Maak 2018: 33, Mushchinina 2009: 38). Die Fachsprache dient grundsätzlich der Kommunikation zwischen Vertretern bestimmter Fachgebiete, worüber auch Elsen (vgl. 2003: 63) schreibt. So könnte dabei auch die berechtigte Frage gestellt werden, „ob der Dialog zwischen Fachmann und Laie möglich ist, ob sie (nicht) aneinander vorbei sprechen" (Zalipyatskikh 2017: 40). Wie Özcan (vgl. 2013: 16) stringent kommentiert, wurde jedoch Hoffmanns (1976: 170) Definition stark kritisiert, und dies aus dem Grunde, weil sie die Fachsprache als Mittel der Kommunikation ausschließlich auf Fachleute begrenzt, ohne die Fachleute-Laien-Verhältnisse sowie die Verhältnisse zwischen Fachleuten verschiedener Fächer zu berücksichtigen.

Dass die Fachsprache als Gesamtheit der sprachlichen Mittel und das Fach als ein fachlicher Bereich keine weiterführenden Erläuterungen bringt, befürwortet F. Grucza (2017) – einer der bedeutendsten polnischen Germanisten und Sprachwissenschaftler, Schöpfer der „anthropozentrischen Sprachtheorie" („relativistischen Theorie der menschlichen Sprachen"). Die Fachsprachen – auch: Technolekte – bestehen tatsächlich nur in Gestalt bestimmter Fähigkeiten, im Besonderen in Form eines Fundus an praktischem Wissen konkreter Personen, d.h. in Gestalt bestimmter, durch diese Personen erzeugter oder internalisierter Idiotechnolekte (vgl. Grucza 2017: 346; Übersetzung: M. Ch.). Sie sollen sich eines ziemlich beschränkten Teils der Sprachmittel der Gemeinsprache bedienen (vgl. ebd.: 347; Übersetzung: M. Ch.) und dienen lediglich der Realisierung bestimmter spezieller Kommunikationszwecke (vgl. ebd.: 348; Übersetzung: M. Ch.). Die Wahrnehmung der Fachsprachen soll nicht ausschließlich den spezifischen Wortschatz, sondern auch den stilistischen und grammatischen Bereich betreffen. An dieser Stelle ist noch die Tatsache hervorzuheben, dass die hier vorgestellten Thesen auch von S. Grucza (2013) erweitert werden. S. Grucza überträgt den Ansatz zur anthropozentrischen Sprachtheorie auf die Fachsprachenforschung. Die Fachsprachen sind die immanenten Eigenschaften konkreter Menschen (Spezialisten); sie sind die immanenten Eigenschaften ihrer Gehirne (vgl. Grucza 2013: 14; Übersetzung: M. Ch.). Von Olpińska-Szkiełko (2016: 84) werden die weiteren Ansätze von Gruczas relativistischer Theorie der menschlichen Sprachen folgendermaßen zusammengefasst:

> „Weder Idiolekte noch Polylekte lassen sich direkt einer linguistischen Untersuchung unterziehen, denn die einzigen der menschlichen Wahrnehmung und somit auch der Forschung zugänglichen Repräsentationen des menschlichen (sprachlichen und nichtsprachlichen) Wissens sind sprachliche Äußerungen, die im Kommunikationsprozess verwendet werden. Im Kommunikationsprozess kommen sprachliche Äußerungen in strukturell geordneter Form als Texte (Diskurse) vor, in denen mit Hilfe von verbalen Ausdrücken die Textproduzenten ihre Kommunikationsabsichten und gewünschten Inhalte kodieren."
>
> Olpińska-Szkiełko 2016: 84

„Ist die Fachsprachenforschung also eine Disziplin auf der Suche nach ihrem Gegenstand?" (Berschin 1989: 52). Nein, weil es zur Forschung der Fachsprachen keiner gültigen und vorgängigen Definition des Fachsprachenterminus bedarf. Bei Berschin (vgl. ebd.) wurden Parallelen zwischen dem Begriff der Fachsprache und solchen Grundbegriffen wie „Politik", „Krankheit" oder „Recht" aufgezeigt, denn die Fachsprache, wie auch diese Grundbegriffe, ist nicht definierbar, sondern lediglich interpretierbar, wobei die Interpretation darin besteht, dass dem Begriff ein Wirklichkeitsbereich zugeordnet wird, der sich empirisch überprüfen lässt. Wie auch aufgrund der oben umrissenen Übersicht über die Definierung des Terminus der Fachsprache zu erkennen ist, wurde bis zum jetzigen Zeitpunkt keine vollständige und gültige Fachsprachendefinition gefunden. Crestani (vgl. 2010: 18) konstatiert, dass es wahr sei, dass viele Begriffsbestimmungen für die Fachsprache anhand der Analysen über unterschiedliche Gebiete (z. B. Medizinsprache, Rechtssprache, Techniksprache etc.) geschaffen werden. Die Schwierigkeit, eine möglichst ausführliche und präzise Definition der Fachsprache herauszuarbeiten, liegt vorwiegend in der Tatsache, dass Fachsprache als Sammelbegriff verschiedene Gebiete umfasst (vgl. ebd.).

3.2 Fachsprachen – geschichtlicher Hintergrund

Das Interesse an Fachsprachen hat in verschiedenen Sprachen eine recht unterschiedliche Tradition. Die historische Entfaltung der Fachsprachen ist bislang ungleichmäßig, nur ansatzweise und nicht systematisch erforscht. Wie Koch (vgl. 2018: 107) erläutert, bleibt es aus der Sicht der Germanisten ohnehin fraglich, ob überhaupt eine einheitliche Geschichte der Fachsprachen besteht oder ob eher von unterschiedlichen Fachsprachengeschichten auszugehen ist. Roelcke (vgl. 2010: 179) schreibt von drei Zeitspannen der Fachsprachenentwicklung:

- Mittelalter
- Frühneuzeit
- Neuzeit

Die erste Zeitspanne beinhaltet die mittelalterlichen Fachsprachen in der Zeit vom Beginn der deutschen Sprachgeschichte um das 8. Jahrhundert bis etwa zur Mitte des 14. Jahrhunderts (vgl. ebd.). Der deutschsprachige Raum ist hier, von einzelnen Ausnahmen abgesehen, durch das erkennbare Fehlen nationalsprachlicher Institutionen- und Wissenschaftssprachen sowie durch die Existenz der mundartlich geprägten Handwerkssprachen bestimmt (vgl. ebd.).

Der zweite Zeitraum umfasst unter der Bezeichnung frühneuzeitliche Fachsprachen die Zeit von etwa dem 14. Jahrhundert bis zum Ende des 17. Jahrhunderts (vgl. ebd.). In diesem kulturgeschichtlich so bedeutenden Zeitraum des Humanismus und der Renaissance leben die Handwerkssprachen im Deutschen fort, und es zeigen sich im deutschsprachigen Raum erste Versuche, nationalsprachliche Wissenschafts- und Institutionensprachen zu entwickeln (vgl. ebd.).

Im dritten Zeitraum der neuzeitlichen Fachsprachen kristallisieren sich durch die Aufklärung im deutschen Sprachraum nationalsprachliche Institutionen- und Wissenschaftssprachen heraus, welche samt den Techniksprachen eine Weiterentfaltung und einen reziproken Einfluss unter den fachgeschichtlich gravierenden Bedingungen der industriellen Revolution im 19. Jahrhundert und der technischen Fortentwicklung im 20. Jahrhundert erfahren (vgl. ebd.). Im Rahmen dieser Periodisierung erweist sich die zweite Hälfte des 20. Jahrhunderts als Zeit des Umbruchs, weil hier vorzüglich die nationalsprachlichen Wissenschaftssprachen unter den verstärkten Druck internationaler fachlicher Kommunikation in englischer Sprache geraten (vgl. ebd.).

Auch Fluck (vgl. 1976: 27 ff.) zufolge lassen sich grob drei Zeitperioden in der Entwicklung von Fachsprachen unterscheiden:

- von den Anfängen bis ins 14. Jahrhundert
- vom Mittelalter bis zur Zeit der industriellen Revolution
- vom 18./19. Jahrhundert bis zur Gegenwart

Den fachsprachlichen Phänomenen der ersten Zeitphase ist es kaum möglich näherzukommen, denn es gibt nahezu keine Schriftzeugnisse aus den in Frage kommenden Gebieten. Man kann aber laut Dickel (vgl. 2013: 19) annehmen, dass wenn nicht von den Fachsprachen, dann von den in diesem Zeitraum entstandenen Sonderstilen oder Sonderwortschätzen (aus den Gebieten Waldwirtschaft,

Ackerbau, Imkerei, Fischfang, Viehzucht) die Rede sein kann. Der Ursprung der Fachsprachenentfaltung liegt vor allem in der gesellschaftlichen Arbeitsteilung, die sich schon sehr früh durchsetzte (vgl. Eckardt 2000: 21). Die ersten Spezialisierungen betreffen das Jagdwesen, den Waffenbau und die Heilkunde. Die Sprache des Fischers und des Bauern gelten als älteste Fachsprachen solcher Art, derer Teile bruchstückhaft durch die mittelalterliche Literatur in Form von Zunftverordnungen, Lehrgedichten und Bauernpraktiken überliefert sind (vgl. ebd.). Die ersten Fachschriften im Wissenschaftsbereich bestanden insbesondere aus Übersetzungen aus der lateinischen Sprache. Arithmetik, Astronomie, Geometrie, Musik, Dialektik, Grammatik und Rhetorik – das sind die sog. sieben freien Künste, d.h. Wissenschaftszweige, anhand derer sich die Wissenschaftssprache konstituierte (vgl. Drozd/Seibicke 1973: 12). Wie Fluck (1976: 27) richtig anmerkt, kann man über die Fachsprachenentstehung in der älteren Zeit (9.–14. Jahrhundert) lediglich Vermutungen anstellen, da es einfach an den notwendigen, detaillierten Quellen fehlt. Denn außer etlichen Gebeten, Zaubersprüchen, Rätseln und Rezepten, die fachsprachliche Terminologie inkludieren, oder denen man fachsprachliche Besonderheiten zuschreiben könnte, ist ein deutsches fachsprachliches Schrifttum für diese Zeitperiode nicht übermittelt worden (vgl. ebd.: 27 f.). Die Entlehnungen aus der lateinischen Sprache, insbesondere in den Bereichen des Bauwesens und des Garten- und Weinbaus, können eine wichtige Hilfe bei der Erforschung des frühesten Zustandes der Fachsprachen im Deutschen bieten (vgl. ebd.: 28). Die Struktur der Fachsprachen in vorschriftlicher Zeit bleibt ungeklärt (beispielsweise die Sprache des Schmiedes oder des Seefahrers), dennoch wird ihr Bestehen nicht angezweifelt (vgl. ebd.).

Die Schriftzeugnisse der fachlichen Prosa im Deutschen mehren sich seit der Mitte des 14. Jahrhunderts, und die schriftliche Überlieferung wird dann fortdauernd in die Buchdruck-Epoche übergeleitet (vgl. Dickel 2013: 20). Zu den schriftlichen Zeugnissen, dank derer die deutschen Fachsprachen greifbar werden, gehören u.a. die Übersetzungen der Werke der Freien Künste aus der lateinischen Sprache und Ordnungen und Protokolle der Handwerkerzünfte (vgl. Fluck 1976: 28). Besonders bedeutsam ist für die Entfaltung der Fachsprachen das 15. Jahrhundert, weil der auch in Deutschland um sich greifende Humanismus einen ganz neuen Ausblick von Geist, Wissenschaft und Natur mit sich brachte, und so die zu jener Zeit entstandenen technischen und wissenschaftlichen Schriften weiter in die Nähe neuzeitlicher Auffassungen z. B. über Methode und Theorie rückte (vgl. von Hahn 1983: 25). Bis zum 18. Jahrhundert lassen sich in den von der lateinischen Sprache geprägten Wissenschaftszweigen und Fachbereichen aufschlussreiche Bemühungen um eine Aus- und Neubildung der Fachsprachen auf internationalsprachlicher Basis beobachten (vgl. Fluck 1976: 30). Die Einführung und Vereinheitlichung neuer Fachtermini und das Ringen um eine nationale Fachsprache bildete für viele Gelehrte eine wesentliche Aufgabe bei ihren Untersuchungen (vgl. ebd.).

Nach der industriellen Revolution setzen sich technische Neuerungen in den Handwerken durch und verändern sie (vgl. Dickel 2013: 21). Im Zeichen der Herausbildung der modernen Fachsprachen steht das 18. Jahrhundert durch die Entfaltung der typisch neuzeitlichen Organisationsformen von Wissenschaft und Technik (vgl. von Hahn 1983: 35). Im 18. Jahrhundert formieren sich auch die Wissenschaften zu Fachdisziplinen; es entstehen botanische, chemische sowie andere naturwissenschaftliche Nomenklaturen (vgl. Dickel 2013: 21). Aber erst im 19. Jahrhundert tritt der Begriff „Fachsprache" auf. Ersetzt werden von dieser Zeit an auch die Begriffe „technischer Ausdruck", „Kunstwort", „Terminus", „terminus technicus" allmählich durch „Fachausdruck", „Fachwort" (vgl. ebd.). Das Interesse an der Erscheinung der Fachsprache evozierten die sprachlichen Bedürfnisse der Technik und Wissenschaft gegen Ende des 19. Jahrhunderts und im Besonderen zu Beginn des 20. Jahrhunderts (vgl. ebd.).

3.3 Aufteilung der Fachsprachen

Es soll zunächst davon ausgegangen werden, dass sich verallgemeinernd drei Entwicklungsphasen angeben lassen, die nicht nur einen beträchtlichen Anteil an der Geschichte der deutschen Fachsprachen haben, sondern auch zur Herausbildung einzelner Fächer geführt haben (vgl. Möhn/Pelka 1984: 129):

- Abgrenzung einzelner Arbeitsgebiete;
- allmähliche gesellschaftliche Sonderungen (Bildung von Zünften und Gilden, Arbeitsteilung innerhalb der Gemeinschaft);
- Konstitution von fachlich autonomen Gebieten mit entsprechender Eigendynamik, einer fachlich geprägten Sicht der Dinge (z. B. Ordnung von Fachwissen) und fachspezifischen Formen der Kommunikation.

Die Klassifikation fachlicher Kommunikationsereignisse, wobei verschiedene Kriterien herangezogen werden können, ist ein Interesse der Fachsprachenlinguistik (vgl. Roche 2016: 114). Die Aufteilung der Fachsprachen erfolgt nach diversen Kriterien. Fachsprachliche Gliederungskriterien, die bereits im Rahmen der älteren Fachsprachenforschung von Belang sind, bilden zum einen die unterschiedlichen Fächer und deren Fachgebiete. Eine wichtige Gliederungsmöglichkeit der Fachsprachen stellen hauptsächlich Dimensionen der Horizontalität und der Vertikalität dar. Zuerst bietet sich zur Strukturierung des Fachsprachenphänomens eine horizontale Aufteilung an. Sie macht den frühesten Versuch aus,

> „die ganz offensichtliche Disparatheit verschiedener als Fachsprachen festgestellter sprachlicher Äußerungen theoretisch aufzufangen und damit die Konsistenz des Fachsprachenbegriffs überhaupt zu retten."
>
> von Hahn 1983: 72

Die horizontale Gliederung der Fachsprachen folgt Fachbereichseinteilungen und Fächergliederungen, welche grundsätzlich nicht abhängig von innersprachlichen Erscheinungen zustande gekommen sind (vgl. Roelcke 2010: 30). Diese Gliederungen werden selbst von einer ganzen Reihe fächerpolitischer und fächergeschichtlicher Bedingungen bestimmt (vgl. ebd.). Dementsprechend bildet die Fächergliederung den Ausgangspunkt zur Suche nach innersprachlichen Zeichen, welche mit dieser Aufteilung einigermaßen konsistent sind. Es bestehen mehrere Fachsprachen nebeneinander. Es kann angenommen werden, dass es ebenso viele Fachsprachen wie Fachgebiete gibt – ungefähr 300 (vgl. Fluck 1976: 16), daher ist eine völlige Aufteilung und Schätzung der Fächer und ihrer Fachgebiete nicht möglich. Die Ursache dafür liegt „in dem hohen Grad der Komplexität und Dynamik, der heute für die Fächer bestimmend ist" (Möhn/Pelka 1984: 34). Die Horizontalität bringt „die Breite der Fachsprachen" (Skiba 1998: 18) zur Darstellung und ist vor allem „an der Gliederung der Fächer und Fachbereiche selbst ausgerichtet" (Roelcke 2010: 29). Die systematische Benennung von Fächern ist nun kein triviales Problem, jedoch sind zwischen den Fachsprachen mancher Fächer unzweifelhaft engste Gemeinsamkeiten vorhanden (Mathematik, Physik) (vgl. von Hahn 1983: 72). „Aber die Variationsbreite eines Fachs ist [...] beachtlich, so daß Varianten einer Fachsprache zueinander fast unähnlicher sein können als benachbarte Fachsprachen verschiedener Fächer" (ebd.). Im Folgenden wird eine von Hoffmann (vgl. 1976: 177) angetragene horizontale Gliederung von Fachsprachen veranschaulicht:

Abbildung 1 Horizontale Gliederung der Fachsprachen nach Hoffmann

Künstlerische Prosa | Literaturwissenschaft | Pädagogik | Philosophie | ... | Ökonomie der Land- und Nahrungsgüterwirtschaft | ... |
Landwirtschaftswissenschaft | Tierproduktion und Veterinärmedizin | ... | Bauwesen | ... | Maschinenbau | ... |
Elektrotechnik | ... | Medizin | ... | Chemie | Physik | Mathematik | ... |

Die in Abbildung 1 mit Punkten markierten Lücken verweisen darauf, dass zwischen diesen Fachsprachen noch sonstige Fachsprachen untergebracht werden können, die noch nicht erforscht wurden. Die horizontale Aufteilung bezieht sich also auf die Distinktion unterschiedlicher Fächer und Fachgebiete. Laut Roche (vgl. 2016: 114) werden dabei als Fachgebiete die unterschiedlichen fachinternen Spezialisierungen erfasst, wie etwa innerhalb der Medizin die Pharmazie, Anatomie, Pathologie etc. Geht man von den Fächern aus, „ist die Anzahl der verschiedenen Fachsprachen also sehr hoch und erweitert sich in Anbetracht des fachlichen Wissenszuwachses und des Entstehens neuer Disziplinen ständig“ (ebd.).

Reuter (2010: 458) formuliert die Grundannahme der Fachsprachenforschung im Kontext der problematisierten Aufteilung von Fachsprachen, wobei auch der Kern der fundamentalen Bedeutung der horizontalen Gliederung wie folgt bestimmt wird:

> „Grundannahme der Fachsprachenforschung ist, dass die Fachkommunikation horizontal gegliedert und vertikal geschichtet ist. Horizontale Gliederung bedeutet, dass in Abhängigkeit von den Fächergliederungen einer Gesellschaft unterschiedliche fachliche Kommunikationsbereiche (z. B. der Philosophie, Medizin […]) nebeneinander bestehen […].“
>
> Reuter 2010: 458

Aus dem oben Gesagten geht hervor, dass man es, rein nomenklatorisch gesehen, mit einer horizontalen Gliederung und einer vertikalen Schichtung zu tun hätte. Es ist aber in der Literatur sowohl von der horizontalen Gliederung (s. bei Stolze 2009: 50, Kovtun 2000: 26, Schaeder 2011: 104) und horizontalen Schichtung (s. bei Buhlmann/Fearns 2000: 102, Fluck 1976: 16, Gierzyńska 2015: 133) als auch von der vertikalen Gliederung (s. bei Cedillo 2004: 25, Jakob 1991: 99, Theuerkauf 2008: 201) und vertikalen Schichtung (s. bei Wiese 2004: 121, Liimatainen 2008: 75, Niederhauser 1999: 64) die Rede.

Die vertikale Aufteilung der Fachsprachen folgt nicht unterschiedlichen Fächerbereichseinteilungen und Fächergliederungen, sondern immer den kommunikativen Ebenen innerhalb eines einzelnen Fachs (bzw. Fachgebiets) (vgl. Roelcke 2010: 34). Sie wird folglich in Bezug „auf die wissensmäßigen Abstraktionsebenen in der fachsprachlichen Kommunikation“ (Reuter 2010: 458) systematisiert. Somit wird nach Hoffmann (1976: 184) versucht, auf die Fachlichkeitsniveaus innerhalb eines Faches hinsichtlich der Kommunikationsbereiche hinzuweisen:

> „Wenn wir von der vertikalen Schichtung der Fachsprachen sprechen, dann denken wir dabei weder an eine soziale Stratifikation der Sprachträger noch an eine Wertung der einzelnen Schichten. Wir wollen vielmehr versuchen, die zunehmende Präzisierung zu verfolgen, die die Sprache in der fachlichen Kommunikation erfährt, je weiter diese im Zusammenhang mit ihrer ständigen Vervollkommnung als Erkenntnis- und

> Kommunikationsinstrument vom Konkreten zum Abstrakten, vom Besonderen zum Allgemeinen, von der Erscheinung zum Wesen vordringt."
>
> Hoffmann 1976: 184

Die vertikale Gliederung der Fachsprachen betrifft die verschiedenen Varianten der Sprache, richtet sich also am Grad an Fachlichkeit aus: „Je nach Abstraktionsgrad bzw. Grad der Wissenschaftlichkeit ist die ‚Sprache' in einem Fach mehr oder weniger fachsprachlich geprägt" (Steinhauer 2000: 67). Die vertikale Aufteilung von Fachsprachen ist nicht einheitlich. Von den Anhängern der Prager Schule wurden zweischichtige Modelle entworfen, d.h. die Zweiteilung in den praktischen und den theoretischen, wissenschaftlichen Stil (vgl. Fluck 1976: 17). Mackensen (vgl. 1959: 295) schlägt eine vielschichtige Auffassung vor; es wird in Hinsicht auf die Fachsprache der Technik die Sprache der engen Fachkreise sowie die Verbraucher- und Werkstattsprache berücksichtigt, wobei im Übrigen herausgestrichen werden soll, dass Technik und Sprache mit der Muttersprache einhergehen. Von Ischreyt (vgl. 1965: 41 f.) wird eine ähnliche Betrachtungsweise vertreten, wobei gleichzeitig das Mackensen'sche (1959) Modell, d.h. der sprachliche Stromkreis (vgl. Ischreyt 1965: 42), modifiziert wird; es wird ein dreischichtiges Modell konzipiert:

> „Nicht Muttersprache, Fachsprache, Werkstättensprache und Verbrauchersprache würde ihn bilden, sondern an Stelle der Fachsprache, die nun eine übergreifende Bedeutung erhielte, würde die wissenschaftliche und an die Stelle der Verbrauchersprache die Verkäufersprache treten."
>
> Ischreyt 1965: 42

Wissenschafts-, Werkstätten- und Verkäufersprache gehören zu dem von Ischreyt (1965) erarbeiteten Konzept. Ein anderes bekanntes Modell, das sich auch aus drei Schichten zusammensetzt, schuf von Hahn (vgl. 1973: 283 f.); es besteht aus der Theoriesprache, der fachlichen Umgangssprache und der Verteilersprache. Ein fünfstufiges Schema der Aufteilung der Fachsprachen wurde von Hoffmann (vgl. 1985: 66) ausgearbeitet, was sich anhand der unten stehenden Abbildung darstellen lässt:

Abbildung 2 Vertikale Schichtung der Fachsprachen nach Hoffmann

A Sprache der theoretischen Grundlagewissenschaften (höchste Abstraktionsstufe)
B Sprache der experimentellen Wissenschaften (sehr hohe Abstraktionsstufe)
C Sprache der angewandten Wissenschaft und Technik (hohe Abstraktionsstufe)
D Sprache der materiellen Produktion (niedrige Abstraktionsstufe)
E Sprache der Konsumtion (sehr niedrige Abstraktionsstufe)

Aus der oben vorgestellten Abbildung 2 ergibt sich, dass die Fachsprache im Licht der vertikalen Aufteilung auf verschiedene Weise geschichtet werden kann. Die Uneinheitlichkeit der vertikalen Gliederung von Fachsprachen sieht man nicht nur in der Nomenklatur gegebener Fachsprachen, derer sich die Forscher bedienen, sondern auch in der Hierarchie einzelner Schichten, zu denen die bestimmten Fachsprachen gehören.

Die horizontale und vertikale Aufteilung von Fachsprachen wird häufig in den Publikationen zur Fachsprachenforschung thematisiert. „Hat es Sinn, von ‚der' Fachsprache im Singular zu sprechen?" (Ickler 1997: 2). Die Fachsprache variiert in Abhängigkeit des Faches. Es gibt also nicht eine Fachsprache, es bestehen mehrere Fachsprachen nebeneinander (vgl. Niederhaus 2011: 42). Roelcke (2010: 54) fasst das Wesen der horizontalen Gliederung solcherweise zusammen:

> „Eine horizontale Gliederung setzt an den Einteilungen ganzer Fachbereiche und einzelner Fächer an, wobei insbesondere verschiedene Fachsprachen in Wissenschaft, Technik und Institutionen sowie in einigen weiteren Bereichen wie etwa der Wirtschaft unterschieden werden. Solche Einteilungen folgen meist eher fachhistorischen oder fachsystematischen als linguistischen Überlegungen und spiegeln daher den sprachlichen Verwandtheitsgrad einzelner Fachsprachen nur bedingt wider."
>
> Roelcke 2010: 54

Bei den vertikalen Darstellungen, die an den kommunikativen Ebenen einzelner Fachbereiche ansetzen und ihre jeweiligen Besonderheiten ermitteln (vgl. Mattusch 2012: 167), werden nach Roelcke (2010: 54), der auch andere Modelle der vertikalen Aufteilung der Fachsprachen, wie z. B. von Ischreyt (1965) und Hoffmann (1985), zur Diskussion stellt, etwa

> „die Theoriesprache (der Grundlagenforschung und der angewandten Wissenschaften), die fachliche Umgangssprache (der technischen Umsetzung und der materiellen Produktion) oder die Werkstatt- bzw. Verteilersprache (als Ausdrucksmittel des Konsumbereichs) unterschieden [...]."
>
> Roelcke 2010: 54

3.4 Zum Fachwortschatz – terminologische Auslegung und seine Wesensmerkmale

Im Zentrum der Aufmerksamkeit der Fachsprachenforschung standen lange die Fachwörter. Wie Niederhauser (vgl. 1999: 26) feststellt, hat die Fachsprachenforschung selbst mit der Erfassung von Fachwortschätzen angefangen. Unter „Fach" wird ein spezialisiertes menschliches Tätigkeitsgebiet und unter „Wort" eine kleinste bedeutungstragende und syntaktisch frei verwendbare

Spracheinheit verstanden (vgl. Roelcke 2015: 373). Definiert wird demnach „Fachwort" als

> „die kleinste bedeutungstragende und zugleich frei verwendbare sprachliche Einheit, die innerhalb der Kommunikation eines bestimmten menschlichen Tätigkeitsbereichs gebraucht wird."
>
> Roelcke 2010: 55

Analog dazu besagt „Fachwortschatz"

> „eine Menge solcher kleinster bedeutungstragender und zugleich frei verwendbarer sprachlicher Einheiten, die innerhalb der Kommunikation eines bestimmten menschlichen Tätigkeitsbereichs gebraucht werden."
>
> Roelcke 2010: 55

Was an dieser Stelle in Hinblick auf das Definitorische zum Fachwortbegriff angesprochen werden soll, ist die Frage, ob eine Grenze zwischen „Fachwort" und „Terminus" gezogen werden kann. Mikhailova-Tucholke (vgl. 2017: 30) zufolge muss diese Frage unbeantwortet bleiben, weil trotz aller Versuche eine Abgrenzung zwischen ihnen nicht eindeutig ist, womit sich auch andere Sprachforscher (s. bei Homberger 1993: 36, Mayer 1998: 37, Schrader 1990: 29 f.) befassen. Die Bezeichnung „Fachwort" wird oftmals mit „Benennung" und „Terminus" synonymisch verwendet, wobei ihr die Bezeichnung „Fachausdruck" vorgezogen wird, da diese Letztere Mehrwortbenennungen ebenso wie Einwortbenennungen einschließt (vgl. Messina 2015: 103). Somit könnten in Anbetracht der begrifflichen Uneinheitlichkeit innerhalb der hier genannten Bestimmungen sowohl „Fachwort", „Terminus", „Benennung", „Fachausdruck" als auch „Fachbegriff" als Synonyme verwendet werden.

Konzentriert man sich auf das Definieren des Fachwort- und Fachwortschatzbegriffs, so kommt daneben noch eine Unterteilung in „Fachsprachwort" und „Fachtextwort" sowie adäquat dazu in „Fachsprachwortschatz" und „Fachtextwortschatz" zur Geltung. „Fachsprachwort" heißt

> „die kleinste bedeutungstragende und zugleich frei verwendbare sprachliche Einheit eines fachlichen Sprachsystems, die innerhalb der Kommunikation eines bestimmten Tätigkeitsbereichs gebraucht wird."
>
> Roelcke 2010: 56

„Fachtextwort" dagegen ist als

> „kleinste bedeutungstragende und zugleich frei verwendbare sprachliche Einheit zu verstehen, die innerhalb der Kommunikation eines bestimmten menschlichen Tätigkeitsbereichs im Rahmen eines geäußerten Textes gebraucht wird."
>
> Roelcke 2010: 56

Demgemäß lassen der Fachsprachwortschatz auf die „Menge aller Fachsprachwörter dieses fachlichen Sprachsystems“ (ebd.) und der Fachtextwortschatz auf die „Menge aller Fachtextwörter dieser Textäußerung“ (ebd.) schließen.

Es sei erwähnt, dass sich die Begriffsbestimmungen des Fachsprachwortes und Fachtextwortes sowie ihrer Wortschätze nicht ausschließen, d.h. die angegebenen Aspekte dieser Definitionen können miteinander einhergehen und gestatten so eine kombinierte Bezeichnung des Fachwortes und des Fachwortschatzes:

> „Ein Fachwort ist hiernach die kleinste bedeutungstragende und zugleich frei verwendbare sprachliche Einheit eines fachlichen Sprachsystems, die innerhalb der Kommunikation eines bestimmten menschlichen Tätigkeitsbereichs im Rahmen geäußerter Texte gebraucht wird. Und ein Fachwortschatz ist die Menge solcher kleiner bedeutungstragender und zugleich frei verwendbarer sprachlicher Einheiten eines fachlichen Sprachsystems, die innerhalb der Kommunikation eines bestimmten menschlichen Tätigkeitsbereichs im Rahmen geäußerter Texte gebraucht werden.“
>
> Roelcke 2010: 56 f.

Weil im empirischen Teil der Dissertation den substantivischen Mehrfachkomposita am Beispiel der medizinischen Sprache nachgeforscht wird, werden die der linguistischen Analyse zugrunde liegenden exzerpierten Wörter im Rahmen der oben zitierten Definition wahrgenommen, ergo als Einheiten eines fachlichen Sprachsystems – der Medizinsprache als Fachsprache – sowie als Einheiten eines geäußerten Textes – in Hinsicht auf die ausgewählte medizinische Zeitschrift, die sowohl fachliche als auch direkt an Fachleute gebundene Inhalte vermittelt.

Ein einführender terminologischer Exkurs war hier von Gewicht, um auf das Wesentliche, d.h. auf die Merkmale des Fachwortschatzes, profund einzugehen und die Essenz der grundlegenden Begriffe des Fachwortes und Fachwortschatzes und ihrer Herausbildung angemessen aufzufassen.

Der Fachwortschatz bezeichnet die Gesamtheit der Benennungen einer Fachsprache und kann mit „Terminologie“ gleichgesetzt werden (vgl. Dugas 2017: 93). Die Fachwörter fungieren als Träger der Fachinhalte (vgl. Vaňková 2019: 62). Sie zeichnen sich u.a. durch Wohldefiniertheit, Exaktheit, Explizitheit, Klarheit, Genauigkeit und Eindeutigkeit aus (vgl. Tschirner 2010: 239). Das ausschlaggebende Merkmal des Fachwortschatzes stellt seine Fachbezogenheit dar:

> „Der Fachwortschatz zeigt im Gegensatz zu allgemeinsprachlichem Wortschatz, der universell, außer auf Fachgebiete, anwendbar ist, eine Einengung des Verwendungsbereiches und eine Bedeutungsspezialisierung.“
>
> Mattusch 2012: 171

Mit den Eigenschaften, welche den Fachwortschatz im allgemeinen Sinne betreffen, befassen sich z. B. Borgwaldt und Sieradz (vgl. 2018: 57 ff.), die ihre Aufmerksamkeit auf unterschiedliche Facetten fokussieren. Bezug nehmend auf die Wortarten, die in fachsprachlichen Texten auftreten, bilden Substantive im Vergleich zu Texten anderer Gattungen die Mehrzahl der Fachwörter. Die Wörter anderer Wortklassen werden zudem in Fachsprachen sehr oft substantiviert, wie etwa Adjektive (*das Grün*), Zahlen (*die Eins*), Verben (*das Drehen, das Brennen*) oder Partizipien (*die Unbekannte*) (vgl. ebd.: 57). Dennoch sind nicht alle Fachausdrücke Substantive, das Fachvokabular beinhaltet auch andere Wortklassen: Adjektive werden oft als Attribute benutzt, um die Bedeutung eines Fachwortes klarer zu formulieren (*rheumatoide Arthritis*) (vgl. ebd. 57 f.). Eine eher unbedeutende Rolle spielen Verben, jedoch zeigen sich beispielsweise bei der Kochterminologie relativ viele fachspezifische Verben wie *bardieren*, *spicken*, *aprikotieren* oder in fertigungstechnischen Fachsprachen wie *honen*, *walzen*, *clinchen* (vgl. ebd.: 58).

Die Wortbildungsprozesse begünstigen die ständige Bildung neuer Wörter. Einer der relevantesten Gründe, warum in dem Wortschatz erweiterte neue Bildungen entstehen, ist der Bezeichnungsbedarf der Fachsprachen (vgl. Dargiewicz 2011: 162). Dass bei der Untersuchung der Fachsprachen das Lexikalische mit besonderer Berücksichtigung der Wortbildung von Bedeutung ist, beschreibt Verronneau (2012: 143) wie folgt:

> „Sucht man nach den Kriterien, die die Besonderheit der ‚Fachsprache' ausmachen, so stößt man meistens auf eine Reihe lexikalischer Elemente, die als typisch für die jeweilige Fachsprache gelten sollen. Der Bezug auf ein gegebenes Fachgebiet kann zwar einen speziellen Wortschatz erfordern, aber der vorhandene Sprachfundus beruht selbst auf übergreifenden Wortbildungsprinzipien, die sorgfältig zu analysieren sind."
>
> Verronneau 2012: 143

Dass die Komposition ein bedeutsames Wortbildungsverfahren innerhalb der Fachsprachen ist, wird von Madej (2011: 121) in der nachfolgenden Passage verdeutlicht:

> „Ein bedeutendes Wortbildungsverfahren innerhalb der fachsprachlichen Wortbildung ist das der Komposition. [...] Unter den Fachtermini erweisen sich Komposita als besonders produktives Wortbildungsmittel, da sie sich in besonderem Maße dazu eignen, neue Phänomene und Sachverhalte zu benennen."
>
> Madej 2011: 121

Dieser Prozess hat einen hohen Stellenwert, denn ein

> „Kompositum besitzt die Fähigkeit, im Grundwort den Grundbegriff und im Bestimmungswort die Merkmalseingrenzung darzustellen. Die Fachsprachen bedienen sich aus diesem Grund sehr häufig der Kompositabildung."
>
> Madej 2011: 122

Fachsprachliche Komposita gelten nach Zhu (vgl. 1990: 221) als Benennungsformen der Fachbegriffe und als fachtextkonstruierende Elemente. Zusammensetzungen erfüllen zweifellos eine wichtige Funktion zur Schaffung neuer fachspezifischer Wortbedeutungen und zur Erweiterung des Fachwortschatzes. In Fachsprachen tauchen oftmals Substantivkomposita auf, die häufig auch aus mehreren Konstituenten bestehen: *Bundesausbildungsförderungsgesetz*, *Energieeinsparverordnung* (vgl. Borgwaldt/Sieradz 2018: 60). Daneben gibt es auch Komposita aus Komponenten anderer Wortklassen, z. B. Adjektiv-Substantiv-Komposita (*Trockeneis*), Verb-Verb-Komposita (*sprühtrocknen*) oder Verb-Substantivkomposita (*Strahlmittel*) (vgl. ebd.). Mehrfachkomposita mit drei und mehr Basismorphemen machen in Fachsprachen etwa 60 % aller Neuprägungen aus (vgl. Sommerfeldt 1988: 67), wobei auch diese mit Bestandteilen aus anderen Sprachen bedeutungsvoll sind. Die berüchtigten Mehrfachzusammensetzungen werden als Charakteristika technischer Fachsprachen beschrieben (vgl. Glück 1994: 241), jedoch findet sich der Trend zur Formierung der Mehrfachkombinationen auch in anderen Bereichen (s. mehr dazu im Kapitel 2). In der in der vorliegenden Dissertation untersuchten Medizinsprache lässt sich ebenfalls eine große Anzahl von Mehrfachkomposita auffinden. Ferner sind noch andere Wortbildungsverfahren für den Fachwortschatz typisch: Konversion, Derivation; es werden viele Abkürzungen bzw. Kurzwörter geschaffen (vgl. Borgwaldt/Sieradz 2018: 59). Bei Mehrfachzusammensetzungen selbst, die meistens zu Fachsprachen gehören, ist häufig das Verfahren der Kurzwortbildung zu sehen (vgl. Hepp 2009: 38). Borgwaldt und Sieradz (2018: 60) rekurrieren auf diese Tatsache wie folgt:

> „Die morphologisch komplexen und oft auch mehrteiligen Fachbegriffe treten in der Fachkommunikation nicht immer als Vollformen auf, sondern oft aus Ökonomiegründen als Abkürzungen beziehungsweise Kurzwörter, beispielsweise in der juristischen Fachsprache (RVG = Rechtsanwaltsvergütungsgesetz, BRAGO = Bundesrechtsanwaltsgebührenordnung) oder in der Fachsprache der Medizin (AIDS = acquired immunodeficiency syndrome, BSR = Bizeps-Sehnen-Reflex)."
>
> Borgwaldt/Sieradz 2018: 60

Wie auch in deutschen Fachsprachen oftmals zu beobachten ist, werden Grundwörter ausgeschrieben, wobei Bestimmungswörter und/oder ihre Glieder verkürzt geschrieben werden. So werden Kurzwörter oder Abkürzungen als

Bestandteile der Zusammensetzungen gesehen. Als Elemente der Komposita treten ebenfalls merklich Zahlwörter auf. Eine der größeren Quellen zur Anreicherung des Fachwortschatzes in unterschiedlichen Disziplinen sind linguistische Interferenzen (vgl. Oksaar 1988: 204). Fachbegriffe werden sehr oft aus anderen Sprachen importiert. Ein Bestandteil vieler Fachsprachen sind Wörter griechischer und lateinischer Herkunft (vgl. Rust 1977: 1). Auch der Einfluss anderer Sprachen, vor allem des Englischen, breitet sich verstärkt aus. Dies lässt sich u.a. im Fachwortschatz der Informatik, Technik, Medizin bemerken. Infolgedessen entstehen im deutschen Fachwortschatz fremd-indigene mehrgliedrige Komposita (mehrgliedrige Hybridbildungen). Die Fachsprachen des Deutschen sind deutlich an Eigennamen reich, wie z. B. in der Physik die Namen physikalischer Einheiten (*Ampere* nach André-Marie Ampère). Im medizinischen Deutsch werden

> „Krankheiten oder Ursachen für Krankheiten häufig nach ihren Entdeckern benannt, beispielsweise *Morbus Basedow* (nach Karl Adolf von Basedow) oder *Alzheimer-Demenz* (nach Alois Alzheimer). Teilweise fungieren auch die ersten beziehungsweise bekanntesten Patienten als Namensgeber, zum Beispiel Lou Gehrig für das *Lou-Gehrig-Syndrom* (amyotrophe Lateralsklerose) oder John Hagemann für den *Hagemann-Faktor*, einen Blutgerinnungsfaktor."
>
> Borgwaldt/Sieradz 2018: 58

Wesensmerkmale des Fachwortschatzes könnten in Bezug auf eine bestimmte Fachsprache bis ins Unendliche diskutiert werden. Dieses Unterkapitel hat zum Ziel, einen allgemeinen Ausblick auf das Definitorische zum Fachwortschatz und seine ausgesuchten Eigenschaften zu gewährleisten. Bezüglich der in der Dissertation dargestellten Medizinsprache werden ihre Charakteristika im Kapitel 4 und im empirischen Teil in Anlehnung an ausgewählte Kriterien beschrieben.

4 Zur Sprache der Medizin

> „Medizin und Sprache – kaum zwei Bereiche (auch Wissenschaften) sind so eng miteinander verwoben wie diese beiden. Medizin ohne Sprache wäre nicht nur sprachlos, sie wäre inhaltsleer. Sie wäre nicht möglich, weil die Verständigung in der Medizin und auch diejenige über die Medizin nur sprachgebunden funktionieren können. Die Versprachlichung medizinischen Wissens und dessen Vermittlung ist die Wurzel jeder Medizin. Das Interesse an Sprache und Medizin – und dem Spannungsfeld dazwischen – teilen sich Mediziner und Linguisten gleichermaßen. Die einen wollen wissen, wie sie selbst miteinander und mit ihren Patienten kommunizieren können, damit der eine versteht, was der andere zu verstehen geben möchte. Es geht ihnen um die Lösung alltagspraktischer Probleme. Die anderen interessieren sich dafür, wie Sprache es schafft, gegenseitiges Verstehen herzustellen. Sie interessieren sich für die innere Prozesshaftigkeit von Sprache in konkretem Handeln. Vereinfacht könnte man das auf die Formel bringen: Ärzte handeln und Linguisten analysieren dieses Handeln. So – oder so ähnlich – kann man das gegenwärtige Forschungsinteresse an medizinischer Sprache beschreiben."
>
> Bechmann 2017: 17

Der Prozess der Entwicklung der Medizin macht ein außergewöhnliches Phänomen in der sich entwickelnden Welt aus. Die Medizin als Lehre hat eine lange Tradition hinter sich und die Menschen haben sich seit geraumer Zeit mit medizinischen Fragen befasst, medizinisches Wissen geformt, versprachlicht und übermittelt. Um einen Bereich zu erforschen, sind „neben wissenschaftstheoretischen, wissenschaftssoziologischen und wissenschaftshistorischen Aspekten auch wissenschaftslinguistische Gesichtspunkte zu berücksichtigen" (Niederhauser 1999: 31 f.). Die Beschäftigung mit der medizinischen Sprache ist von großer Tragweite, um das erforderliche Rüstzeug zu erwerben, um in diesem Themengebiet zurechtzukommen (vgl. Walter 2012: 11). Ende der 1970er Jahre war die „systematische Beschäftigung mit der medizinischen Fachsprache [...] noch recht jung" (Lippert 1979: 98), trotzdem nehmen sich derzeit wegen der erheblichen Bedeutung der Medizin viele Sprachforscher der Aufgabe an, die Medizinsprache hinsichtlich mehrerer Aspekte zu untersuchen. Dabei ging und geht es zuvorderst um die Erforschung der Fachausdrücke, Fachtexte, Satzkonstruktionen und deren Verständlichkeit (vgl. Sator/Spranz-Fogasy 2011: 379).

4.1 Grundsätzliches zur Medizinsprache

> „Die Untersuchung der Sprache hat vermutlich den gleichen Ursprung wie die medizinische Untersuchung des menschlichen Körpers: Man bemerkt, dass ein Problem besteht und versucht es zu analysieren. Im Falle des Patienten sind dies Beschwerden, im Falle der Sprache Kommunikationsstörungen oder unterschiedliche Deutungen und Interpretationen der Sprache oder auch der Schrift."
>
> Hoffstadt 2004: 148

Ohne Fachsprachenkenntnis ist es in keinem Feld vorstellbar, den Aufgaben und Anforderungen gerecht zu werden (vgl. Ratschko 2002: 8). Die Sprache an sich ist ein Medium, welches das Wissen transferiert. Die Medizin hat wie jedes andere Fach ihre eigene fachbezogene Sprache. Dabei spricht man von „einer Sprache in der Sprache, der medizinischen Fachsprache" (Schrimpf/ Bahnemann 2012: VI). Die Medizinsprache – was für eine Sprache ist das? „Es ist nicht nur – idealerweise – die Muttersprache [...], sondern auch eine spezifische Form der [...] fachspezifischen Kommunikation" (ebd.). Die medizinische Sprache erfüllt verschiedene Aufgaben sowohl für die medizinischen Wissenschaften als auch für die ärztliche Praxis. Sie wird in der medizinischen Forschung (Forschungsberichte, Publikationen, Konferenzen) sowie eben in der ärztlichen Praxis (Rezepte, Berichte, Beipackzettel, Überweisungen) verwendet (vgl. Majewska 2011: 311).

Wenn man die medizinische Sprache genauer unter die Lupe nimmt, so rückt zuallererst die Kommunikation mit Fachkollegen, Studenten und Patienten in den Vordergrund (vgl. Karenberg 2003: 259). Im empirischen Teil der vorliegenden Dissertation wird die medizinische Fachsprache, wie zuvor angedeutet, als eine an Fachleute gebundene Sprache betrachtet, da der Analyse die kompositionellen Bildungen unterliegen, die aus der wissenschaftlichen Zeitschrift für niedergelassene Ärzte stammen. Es sollte hierbei jedoch unterstrichen werden, dass sich im Grundsatz der Benutzerkreis der Sprache der Medizin nicht nur auf Mediziner beschränkt. Ihr Benutzerkreis umfasst auch die an diesem Fach interessierten Laien (vgl. Majewska 2011: 311), denn „wegen des starken Interesses der Gesellschaft an gesundheitlichen Problemen erscheinen in den nichtwissenschaftlichen Zeitschriften viele Artikel, die medizinische Sachverhalte zum Thema haben" (Gierzyńska 2013b: 31). Krankheit und Gesundheit sind bedeutsame Themen moderner Gesellschaften. Viele Gesellschaftsbereiche wie Erziehung, Wirtschaft, Recht, Medien sind maßgeblich mit der Gesundheit befasst: „Zeitung und Fernsehen bieten Gesundheitsrubriken, Millionen Internetseiten beschäftigen sich mit Aspekten der Gesundheit und auch in der Politik und Bildung zählt Gesundheit als wichtiges Erziehungsziel" (Spranz-Fogasy 2010: 28 f.).

Zur Erklärung: Die Sprache der Medizin kann entweder als die medizinische Alltagssprache – anhand allgemein greifbarer Zeitschriften, Broschüren, Flyer usw. (geschriebene Sprache) bzw. Alltagsgespräche, Audienzen, Fernsehprogramme u. dgl. (gesprochene Sprache) – oder als die medizinische Fachsprache – aufgrund von Fachzeitschriften, Rezepten, ärztlichen Befunden etc. (geschriebene Sprache) bzw. ärztlichen Konsilien, Anweisungen am OP-Tisch, Anamnesegesprächen (gesprochene Sprache) u.ä. – ventiliert werden. Die Rezeption der Medizinsprache ist also inhomogen. „Medizinische Kommunikation wird in einem weiten Spektrum von alltagsweltlich-existenziellen Relevanzen einerseits und professionell-kategorialen Orientierungen andererseits realisiert" (Sator/Spranz-Fogasy 2011: 377). Was hier nicht zusätzlich ergänzt werden soll, ist die Tatsache, dass die Medizinsprache abhängig von der Textsorte unterschiedliche Inhalte übermittelt. Die nichtwissenschaftlichen Texte können danach sowohl die medizinische Fachsprache als auch die medizinische Alltagssprache darstellen, wohingegen die Inhalte rein wissenschaftlicher Texte auf den fachlichen Wortbestand, d.h. die medizinische Fachsprache, zentralisiert werden, wobei akzentuiert werden soll, dass diese wissenschaftlichen Texte auch die stilistisch neutrale, nicht fachlich gefärbte Sprache der Medizin innehaben. Im Verlauf der vorliegenden Dissertation bedient man sich mit Bezug auf die der Untersuchung zugrunde liegende ausgewählte Zeitschrift, die lediglich für Spezialisten bestimmt ist, alternativ der Bezeichnungen: die Sprache der Medizin, die medizinische Sprache, die Medizinsprache, die Fachsprache der Medizin, die medizinische Fachsprache.

Der Benutzerkreis der medizinischen Fachsprache ist aus dem Grund wichtig, dass die Fachsprache, die außer Eingeweihten niemand versteht, beispielsweise bei Krankheitserkennungen oftmals sehr abschreckend als unverständliche Sprache wirkt (vgl. Oertle Bürki 1995: 438). Es ist zu betonen, dass „die Sprache in der beschriebenen Weise zum Mittel werden kann, Unbewußtes bewußt zu machen […]" (Gutwinski-Jeggle 1987: 75). Den Kristallisationspunkt der Kommunikation in der Medizin machen, wohlgemerkt, die Gespräche zwischen Ärzten und Patienten aus. Darin werden Therapien festgelegt und entwickelt, und es werden die meisten Diagnosen erstellt (vgl. Sator/Spranz-Fogasy 2011: 378). In diesen Gesprächen werden kommunikativ die Fundamente des zukünftigen Befolgens ärztlicher Ratschläge und der Kontrollüberzeugung von Patienten produziert (vgl. ebd.). Der Patient als direkte Kontaktperson hat sehr viele Verhaltenserwartungen an den Arzt, u.a. erwartet er Vorkenntnisse und Vorerfahrungen (vgl. Werthmann/Wieting 2005: 1063). Ebenso interessant wie dies bleibt auch die Frage der Sprache, denn Arztsein verpflichtet in erster Linie dazu, über „eine professionelle Handhabung der Sprache“ (Geisler 1997: 47) zu verfügen. Die Kommunikation zwischen dem Arzt und dem Patienten

> „oder fachsprachenlinguistisch präziser: zwischen Experte und Laie [...] ist ‚Dreh- und Angelpunkt‘ des Faches Medizin und zugleich Ausgangspunkt und Initiator fachlichen Handelns und Expertenseite. Der enge Bezug zur Laienwelt ist konstituierend für das Fach Medizin, wie es sich in einer fachtypischen ‚Mit-Institutionalisiertheit‘ des Laienbezugs zeigt: Sprechstunden, Aufklärungsbroschüren, Patientenvertretungen, aber auch in der Übernahme von Expertenwissen in der Bevölkerung durch zunehmende (massenmediale) medizinische Aufklärung und bei der Aneignung von Handlungswissen (häusliche Blut-/Blutzuckermessung, Selbstinjektion von Medikamenten, häusliche Krankenpflege).“
>
> Kühtz 2007: 29

Die Kommunikation zwischen Ärzten und Patienten gehört zu den häufiger „untersuchten Bereichen des fachlichen und sprachlichen Austausches zwischen Experten und Laien – sicher nicht zuletzt auch deshalb, weil diese einen ganz zentralen Bereich des Wissenstransfers innerhalb unserer Gesellschaft ausmacht [...]“ (Roelcke 2016: 107). Störungen in Beziehungen zwischen Ärzten und Patienten beruhen vorrangig auf Kommunikationsstörungen sowie -defiziten (vgl. Geisler 1997: 47), was verursacht, dass das Kommunikationsverfahren zwischen ihnen beeinträchtigt wird.

Durch die Weiterentfaltung zahlreicher Bereiche, wie etwa vieler verschiedener medizinischer Zweige, werden permanent neue Fachbegriffe geprägt, die mit Blick auf ihre recht oft verwickelte strukturale Natur zugestandenermaßen einer kritischen Würdigung unterzogen werden:

> „Nicht alle sind notwendig, optimal definiert, passend gewählt, sprachlich richtig gebildet, leicht einprägsam und aussprechbar. Überflüssiges verschwindet wieder, aber Unschönes bleibt oft erhalten.“
>
> Ruff 2001: 7

Auch an der Medizinsprache wird zuweilen Kritik geübt, was sich aus dem nachstehenden Passus erkennen lässt:

> „Der Stil in der Medizin ist nicht gut – ja häufig ist er sogar ziemlich schlecht. Da strotzt es von unscharfen Begriffen, skurrilen Pleonasmen, unlogischen Adjektiven, Grammatikfehlern und abgenudelten, oft nicht stimmigen Metaphern. Es wimmelt von fachsimpelnden Kompliziertheiten, überzogenen Fremdwörtern und unbekannten Abkürzungen oder Akronymen. Nicht selten kommt es zu Stilbrüchen durch eingestreuten, oft Überlegenheit demonstrierenden Medizinerjargon.“
>
> Heckl 2012: 1

Die Kritik der medizinischen Sprache wird hauptsächlich dadurch verursacht, dass die Verwendung dieser Fachsprache den Nichteingeweihten viele Probleme bereitet und die Bedeutung einzelner Aspekte für sie schwierig zu dechiffrieren ist. Wiewohl die Fachsprachen, also auch die Sprache der Medizin, als „verderbter, fremdbestimmter, sinnverdunkelnder Sprachgebrauch, als ‚schlechter Stil', ‚Fachchinesisch', ‚Babuismus', ‚Jargon' usw." (Hoffmann 2001: 537) stigmatisiert werden, darf nach Gierzyńska (vgl. 2015: 153) die Betrachtung der medizinischen Sprache nicht nur auf den spezifischen Stil reduziert werden, da ohne Frage noch andere Faktoren miteinbezogen werden müssen. Hierzu gehören „der Wissensbestand konkreter Personen und ihre Ausbildung sowie die kommunikativen Bedingungen" (ebd.). Auf diese Weise ändert sich nämlich die Erfassung der Fachsprachen. Ferner distanziert sich Gierzyńska (2013a: 35) von den Kommentaren solcher Art und dem Verriss des Stils der Medizinsprache, weil die Fachsprache der Medizin „mit ihrer Benennungsstruktur und Terminologie [...] präzise, informativ und sachlich richtig" wirkt. Gierzyńska (ebd.) asseriert dabei die Richtigkeit einer Theorie, dass die Medizinsprache, wie alle Fachsprachen (s. mehr dazu im Kapitel 3), „nicht als sprachlich selbständiges System neben der Gemeinsprache" steht. Dass die medizinische Sprache aus der Gemeinsprache herausgewachsen ist, konkludiert Kühtz (2007: 23) wie folgt:

> „Wie alle Fachsprachen ist auch die Fachsprache der Medizin aus der Gemeinsprache hervorgegangen; sie ist und bleibt untrennbar mit der Gemeinsprache verwoben. Die medizinische Fachsprache bildet weder ein eigenständiges Sprachsystem noch eine eigenständige Existenzform von Sprache, sondern sie präsentiert sich als eine spezielle Verwendungsform der Gemeinsprache, die an fachliche Kommunikationssituationen und fachliche Wissensbestände (Fachsemantiken) gebunden ist. Eine partielle Eigenständigkeit weist die Fachsprache der Medizin allenfalls im morphologisch-lexikalischen Bereich [...]."
>
> Kühtz 2007: 23

Die Sprache eines Faches, im Fall der Medizin, sollte man also ständig „als Bestandteil der Gemeinsprache" (Drozd/Seibicke 1973: 81) eindeutig referieren, denn „sie kann ohne sie nicht existieren" (ebd.). Wenngleich die Geschichte der Medizin über die Antike hinausgeht, gehört die Medizinsprache seit der europäischen Antike zu den maßgeblichen Aspekten der Weitergabe und Akkumulation medizinischen Wissens (vgl. Eckart 2015: 21).

Die gegenwärtige Sprache der Medizin sowie Fragen des medizinischen Schreibens seit der frühen Neuzeit wurden in der letzten Zeit zum Objekt unterschiedlicher linguistischer Untersuchungen (vgl. Riecke 2004: 55). „In der medizinischen Wissenschaft und der medizinischen Praxis kommt der Sprache eine nicht zu unterschätzende Bedeutung zu" (Fangerau/Schulz et al. 2014: 9). Die entsprechenden Akteure bedienen sich eines besonderen Wortschatzes, der jeweils der Situation angepasst werden muss. Der Fachwortschatz der Fächer der praktischen Medizin beinhaltet eine gemeinsame Vokabular-Palette, deren Termini in den diversen Fächern jedoch mit variierender Frequenz benutzt werden (vgl. Majewska 2016: 77). Dieses Basisvokabularium leitet sich weitgehend von den Fächern der theoretischen Medizin her. Der Einsatz von einzelnen Fachtermini der Grundlagenfächer ist unterschiedlich.

4.2 Gliederung der medizinischen Sprache

Wie im Kapitel 3 dargestellt wurde, lassen sich die Fachsprachen horizontal und vertikal gliedern. Wennschon eine „vollständige horizontale Gliederung der einzelnen medizinischen Fachbereiche sich [...] bis heute auf keine fachsprachenlinguistische Auffassung zurückführen [lässt]“ (Gierzyńska 2015: 153) und „nach dem Kriterium der Vertikalität die Besonderheiten der Fachlichkeit in Bezug auf die kommunikativen Aspekte erfasst [werden]“ (ebd.), wird im Nachfolgenden versucht, sich sowohl zu der horizontalen als auch vertikalen Schichtung der Medizinsprache zu positionieren.

Die Sprache der Medizin besteht – dies sei noch einmal in aller Deutlichkeit gesagt – aus „einzelnen medizinischen Bereichen“ (Bolten 1992: 69). In Anbetracht der Gesamtwortschatzmenge ist es nicht verwunderlich, wenn die Medizin in vielzählige Fachbereiche unterteilt ist, deren Teilfachsprachen sich voneinander abheben. Es gibt unterschiedliche Ansatzpunkte zur Systematisierung jener Fachbereiche. Unter fachsprachlichem Aspekt erscheint nach Lippert (vgl. 1978: 87) eine Aufteilung in praktische und theoretische Fächer sinnvoll. Für den Laien als Patienten drängen sich die Fächer der praktischen Medizin in den Vordergrund. Die Teilfachsprachen der Fächer, die die praktische Medizin betreffen, differieren weniger qualitativ als quantitativ, also werden die einzelnen Fachbegriffe vom Gesamtwortschatz mit verschiedener Frequenz verwendet. Unter terminologischem Aspekt sind laut Lippert (vgl. ebd.) die Fächer, die die theoretische Medizin betreffen, von größerer Wichtigkeit. Das sind die wissenschaftlichen eminenten Fächer, von denen der mehrheitliche Teil des Wortgutes der praktischen Medizin herrührt. Den wesentlichsten gehören diese an: Anatomie, Physiologie, Biochemie, medizinische Psychologie und Soziologie, Pathologie, Mikrobiologie, Pharmakologie (vgl. ebd.: 87 ff.). Demzufolge „besitzt jedes Fach seine eigene Fachsprache“ (Feser 2019: 112).

Die Disparitäten zwischen den Teilfachsprachen der Fächer der theoretischen Medizin sind essenziell, es sind grundsätzlich autonome Sprachen, zwischen denen kaum Überschneidungen vorkommen, wie etwa zwischen der medizinischen Psychologie und Mikrobiologie (vgl. Lippert 1978: 89). Bei alledem, was unbezweifelbar angemerkt werden soll, existieren engere Beziehungen, wie z. B. zwischen den Bereichen Biochemie und Pharmakologie. Die Teilfachsprachen der Fächer von praktischer Medizin divergieren namentlich in dieser Hinsicht, „in welchem Umfang sie auf den Wortschatz der einzelnen Grundlagenfächer zurückgreifen“ (ebd.).

Eine vertikale Schichtung weist die Medizinsprache laut Lippert (vgl. 1979: 84) in drei Ebenen auf:

- der angehende Arzt erlernt während seines Studiums die Wissenschaftssprache mit weithin international genormten Termini. Sie gehen meistens auf lateinische und griechische Stämme zurück, welche durch Vorsilben und Nachsilben von wiederum normalisierter Bedeutung zu neuen Begriffen modifiziert werden. Das Englische als internationale medizinische Wissenschaftssprache gewinnt in den letzten Jahren immer mehr an Gewicht;
- zu schwerfällig ist für den ärztlichen Alltag die Wissenschaftssprache mit ihren häufig mehrteiligen Termini, und dies in erster Linie in der Kommunikation zwischen Personal und Arzt. Die Terminologie wird als ärztliche Umgangssprache in der Praxis oder im Krankenhaus verdeutscht oder verkürzt. Oft werden Abkürzungen benutzt, die nur noch von einem kleinen Kreis verstanden werden. Für den Laien macht das die ärztliche Umgangssprache beinahe unverständlich, denn solche Abkürzungen findet er auch in keinem Wörterbuch;
- die Kommunikation zwischen Ärzten und Laien gestaltet sich äußerst diffizil, weil die laienbezogene Fachsprache von der Schulmedizin stetig außer Acht gelassen wurde. Eine Veränderung bahnt sich mit der Beeinflussung der Mittel der Massenkommunikation an, von denen über die Zunahme von humanbiologischer Allgemeinbildung bedeutsame Impulse zur Verbesserung der Verständigung zwischen Ärzten und Laien ausgehen.

Die medizinische Sprache wird folglich wie andere Fachsprachen in drei Dimensionen gesprochen: als Wissenschaftssprache in wissenschaftlichen Vorträgen und Publikationen, als fachliche Umgangssprache in der Arbeit des medizinischen Personals und der Ärzte in der Praxis oder in der Klinik sowie als laienbezogene Sprache in der Kommunikation zwischen Ärzten und medizinisch nicht Vorgebildeten (vgl. Lippert 1978: 93).

Zu den horizontalen und vertikalen Gliederungen der Fachsprache der Medizin äußert sich Gierzyńska (vgl. 2015: 136 ff.), die u.a. die folgende, in Abbildung 3 festgehaltene, mögliche horizontale Unterteilung der Medizinsprache unter Beachtung des Aspekts und der Teildisziplinen in Anlehnung an die horizontale Gliederung der Fachsprachen im Allgemeinen konzipierte:

Abbildung 3 Horizontale Unterteilung der Medizinsprache betreffend bildungsorientierte und berufspraktische Disziplinen nach Gierzyńska

Organe und Organsysteme: Nephrologie, Hämatologie, Rhinologie, Gastrologie, Dermatologie …
Therapieformen: Balneologie, Chirurgie, Radiologie …
Erkrankungen: Rheumatologie, Allergologie, Onkologie
Arbeitsziele: Orthopädie, Anästhesie …
Lebensphase: Gerontologie, Neonatologie, Pädiatrie …
Tätigkeitsbereich: Sportmedizin, Flugmedizin …
Geschlecht: Gynäkologie
in Kombination: Jugendpsychiatrie, Neurochirurgie

Bei der vertikalen Aufteilung der Medizinsprache hingegen bezieht Gierzyńska (2015: 140) Stellung zu Hoffmanns (vgl. 1985: 66) vertikaler Schichtung der Fachsprachen (s. im Unterkapitel 3.3):

> „Der höchsten Abstraktionsstufe A und ihr folgenden sehr hohen Abstraktionsstufe B, die die Sprache der theoretischen Grundlagewissenschaften und die Sprache der experimentellen Wissenschaften repräsentieren, könnte man der fachinternen Kommunikation unter den Medizinern und Ärzten zuordnen. Der hohen Abstraktionsstufe C, die der Sprache der Angewandten Wissenschaften und Technik entspricht, werden dagegen die praktischen Tätigkeiten zugeschrieben, die mit der Verständigung unter den Ärzten, sowie zwischen dem Arzt und dem Fachpersonal zusammenhängen. Die Stufen D und E, die die Sprache der materiellen Produktion und Konsumption betreffen, lassen sich aufgrund ihrer Benennung auf die medizinische Fachsprache schwer anwenden, auch wenn sie die niedrigeren Abstraktionsstufen charakterisieren und aus semiotischer Sicht der Kommunikation Experte-Laie bzw. Arzt-Patient entsprechen würden."
>
> Gierzyńska 2015: 140

4.3 Spezifikum des medizinischen Wortschatzes

„Medizinisches Handeln lässt sich in seiner Besonderheit als eine Kommunikationsform beschreiben […]" (Saake 2008: 237). An der Medizinsprache ist der Fachwortschatz beeindruckend, innerhalb dessen, so Caspar (vgl. 2007: 3), Fachbegriffe gebraucht werden, wie z. B. Fachbegriffe für: diagnostische Verfahren, Erkrankungen, Patienten, Prognosen, therapeutische Maßnahmen und ihre Mittel und Ergebnisse in klinischen Fächern; Wirkungen und Wirkungsbereiche, Herstellung, Beschaffenheit, Prüfung und Abgabe von Arzneimitteln in der Pharmakologie und Pharmazie; die kleineren und größeren Teile des menschlichen Körpers in der Embryologie, Anatomie und Histologie; krankhafte Vorgänge im Körper in der Pathologie; Körperfunktionen, Organleistungen, Vorgänge und Leistungen in Geweben und Zellen, Lebensvorgänge im Körper in der Physiologie u.a. Das, was zum Fachwortgut der Medizin gehört, zählt hingegen Ylönen (2010: 469) wie folgt auf: „[…] medizinische Fachgebiete (*Kardiologie*, *Pädiatrie*), Körperteile (*Abdomen*), Organe (*Herz – Cor*), Organteile (*Mitralklappe – Valva mitralis*), Organfunktionen (*Ejektionsfraktion*), mikrobiologische und biochemische Phänomene (*Leukozyten*, *DNS*, *Hämoglobin*), Krankheitsbezeichnungen (*Herzinsuffizienz*), klinische Parameter (*Sinusrhythmus*), Untersuchungsverfahren (*Echokardiographie*), Operationsmethoden (*Bypass*), therapeutische Konzepte (*Kontraindikation*), Medikamente (Sammelbezeichnungen: *Diuretika*, Wirkstoffe: *Captopril*) und Symptomenbezeichnungen (*Giemen*, *Palpitation*)". Bedeutungsmäßig gesehen gibt es also zahlreiche Felder, die die Medizinsprache determiniert.

Es wurde im Unterkapitel 2.4 angeführt, dass es auf die Frage, wie viele Wörter das Deutsche zählt, eigentlich keine Antwort gibt. Der umfassende Wortschatz, durch den die Fachsprache der Medizin gekennzeichnet ist, ist auch schwer oder beinahe unmöglich zu bestimmen. Es wurden jedoch Versuche unternommen, den Umfang des Medizinwortschatzes zahlenmäßig anzugeben. Die Zahl der aus der Medizinsprache stammenden Fachwörter beläuft sich schätzungsweise auf 2 Millionen (vgl. Kempcke 1989: 843). Man sagt außerdem, dass im 20. Jahrhundert ungefähr 500.000 medizinische Einheiten benutzt wurden – 60.000 als Benennungen der Operations- und Untersuchungsmethoden sowie Krankheiten und 20.000 als Benennungen der organischen Funktionen (vgl. Porep/Steudel 1974: 9). Hinsichtlich der Bezeichnungen der Körperteile werden ca. 10.000 Wörter griechischer und lateinischer Provenienz verwendet, wie z. B. *Appendix vermiforis*, *Erythrozyten*, *Musculus biceps brachii*, wobei auch eine hohe Zahl der deutschen Stellvertreterwörter, wie etwa *Wurmfortsatz*, *rote Blutkörperchen*, *zweiköpfiger Armmuskel*, hinzukommt (vgl. Roelcke 2010: 58). Majewska (2015: 290) hat dagegen festgestellt, dass in den „Auflagen der gängigen medizinischen Wörterbücher 62 000 Stichwörter verzeichnet [sind]".

Es ist von essentieller Bedeutung, zusätzlich eine Frage anzureißen, dass nicht alles, was beim ersten Anschein medizinisch klingt oder aussieht, definitiv mit dem reinen medizinischen Fachwortschatz gleichgesetzt werden soll, da es nicht selten schwierig ist, medizinische Ausdrücke von nichtmedizinischen zu scheiden. Weilbach (2020: 35) macht dazu folgende Anmerkung:

> „Schwierigkeiten treten zunächst im Zusammenhang mit allgemeinen, nicht ausschließlich medizinischen Ausdrücken auf, die aber dennoch in medizinischen Kontexten gebraucht werden. So bezeichnet beispielsweise *vulnus* zwar u.a. eine physische Wunde, ist deswegen jedoch nicht zwingend medizinisch; erst dann, wenn es im Zusammenhang mit dem Heilungsprozess oder einem anderen medizinischen Aspekt steht, kann es [...] als medizinisch verstanden werden. In vergleichbarer Weise beschreibt z. B. *imbecillus* sowohl einen aufgrund mangelnder Kraft schwachen Menschen als auch einen gesundheitlichen Schwachen, also Kranken. *iacēre* bedeutet ‚liegen' und beschreibt u.a. auch, dass jemand krank darniederliegt. *dolor* bezeichnet nicht nur physischen, sondern [...] auch psychischen Schmerz usw."
>
> Weilbach 2020: 35

Es muss stets daraufhin geprüft werden, ob die vorliegenden Wörter die Medizin betreffen oder nicht. Hinzuweisen ist darüber hinaus darauf, dass dies nicht nur den Wortschatz der Medizin, sondern auch das Wortgut anderer Bereiche tangiert. Einen relevanten Analysebezugspunkt bildet nämlich der Kontext im weitesten Sinne (vgl. Dajlidko 2016: 282).

Das medizinische Wortgut ist in einer stürmischen Entfaltung begriffen: „Täglich werden neue Begriffe kreiert, andere werden durch neue Erkenntnisse überholt und geraten allmählich in Vergessenheit" (Lippert 1978: 86). Der Fachwortschatz der Medizin weist eine hohe Anzahl an Fremdwörtern auf. Kristin und Lenz (vgl. 2008: 31) zufolge ist dieser Reichtum an Wörtern fremder Herkunft historisch bedingt, da die Wiege der Medizin das alte Griechenland ist. Wie Wilmanns und Schmitt (vgl. 2002: 347) dokumentieren, ist daraufhin der Ursprung der Medizinsprache auch griechisch. Die Mehrzahl der medizinischen Begriffe entstammt zwar vornehmlich der klassischen Sprache Griechisch, aber auch dem Lateinischen, wobei zahlreiche griechische Wörter so behandelt werden, „als seien es lateinische Begriffe; sie sind »latinisiert« worden" (Ratschko 2002: 8). Das Griechische ist im Medizinwortschatz durch antike Ausdrücke, wie z. B. *diaita* („Diät", Lebensführung), *parenchyma* (Parenchym), *enkephalos* (Gehirn), stark vertreten; in großem Maß durch die biochemische, physiologische, klinische Terminologie, welche ab dem 18. Jahrhundert in erster Linie auf der Basis der griechischen Sprache entstand (vgl. Caspar 2007: 4). Wenn es sich um das Lateinische handelt, wurden lateinische Begriffe in beträchtlichem Umfang in der Antike und im Mittelalter geprägt, in großem Umfang aber auch von der Renaissance bis zur Mitte des 19. Jahrhunderts (vgl. ebd.); danach übrigens auch, wovon die „[...] Bildung der Hauptmasse der anatomischen Termini im 16.–18. Jahrhundert, Schaffung einer Nomenklatur der lateinischen anatomischen Termini ab Ende des 19. Jahrhunderts, Schaffung dreier lateinischer Nomenklaturen für die Histologie, Embryologie und Veterinäranatomie im 20. Jahrhundert" (ebd.) zeugen. Viele

Begriffe des Fachwortschatzes der Medizin leiten sich ebenfalls aus dem französischen, arabischen, italienischen Sprachbereich her (vgl. Ratschko 2002: 8). Weil das Englische die Rolle des internationalen Mittels der Kommunikation einnimmt, wird das medizinische Fachwortgut auch von englischen Fachbegriffen geprägt. „Der neuliche aus dem Englischen hervorgehende Versuch um Standardisierung der [...] Terminologie scheint erfolglos zu sein" (Marečková-Štolcová/Šimon 2002: 151), denn „die griechischen und lateinischen Wörter als eigentliche Bestandteile der medizinischen Fachsprache" (Schwenk 2009: 306) werden zumeist bevorzugt. In die Medizinsprache wandern viele Ausdrücke aus unterschiedlichen Sprachen ein. Zu betonen ist fernerhin, dass sich die Sprachen im medizinischen Fachwortschatz miteinander vermischen, sodass Hybridbildungen geschaffen werden, wodurch diese Kombiniertheit deutsch-nichtnativer Elemente als „Sprachsynkretismus" (Schefe 1981: 360) zu bezeichnen ist. So sehr man „überflüssige Fremdwörter vermeiden sollte, so weisen Fremdwörter doch Vorteile auf und sind in der Fachsprache unentbehrlich" (Ruff 2001: 7). Sie sind häufig „kürzer, leichter abzuleiten und zusammenzusetzen und stören dann das Sprachgefühl weniger als künstlich gebildete, abgeleitete oder kombinierte deutsche Bezeichnungen" (ebd.).

Laut Majewska (vgl. 2017: 105) stehen im Zentrum des Wortgutes der Medizinsprache Substantive und Adjektive. Dank der Substantive wird „mit geringem sprachlichem Aufwand ein Maximum an Informationen erreicht" (Löning 1981: 86). Die Anzahl anderer Wortklassen an der Medizinsprache, z. B. Adverbien und Verben, ist viel kleiner. „Zusammen mit Pronomina, Zahlwörtern, Präpositionen und Konjunktionen bilden sie die Peripherie der medizinischen Fachsprache" (Majewska 2017: 105). Obwohl in der Fachsprache der Medizin „die Benutzung eines einzelnen Wortes oftmals nicht [ausreicht]" (Steger 2019: 27) und verschiedene Wortbildungsarten der Substantive im Fachwortgut der Medizinsprache vertreten sind (vgl. Majewska 2017: 105), hat die Wortbildungsart Komposition eine sehr hohe Frequenz, die nach Wiese (vgl. 1994: 18) insbesondere in Mehrfachbenennungen, also in mehrfach zusammengesetzten Komposita, welche in der vorliegenden Dissertation zum Thema gemacht werden, erkannt wird. Auch durch Derivation erfolgt die Wortbildung der Fachsprache der Medizin (vgl. Riecke 2004: 477). Der medizinische Fachwortschatz ist überdies an Augenblicksbildungen („*Vasodilator Heart Failure Trial III*"), Abkürzungen (*NYHA – New York Heart Association*), Idiomen (*Therapie der Wahl*), Eponymen (*Alzheimer*), Kollokationen (*dumpfer Schmerz*) reich (vgl. Ylönen 2010: 469). Charakteristisch für die medizinischen Wörter ist, so Ratschko (vgl. 2002: 8), vor allem auch das, dass sie uneinheitlich geschrieben werden. Das Fachwortgut in der Medizin unterliegt ebenfalls einer Metaphorisierung, die sowohl positiv wie prekär betrachtet wird. Einesteils kann „eine metaphorische Sprache [...] entlastende Effekte" (Kalitzkus/Wilm 2017: 84) haben, andernteils „geben uns Metaphern Einblick in die tiefere Sinnebenen und Bedeutungsbeschreibungen" (ebd.), der auf „Entstehung und Fortexistenz von Leiden" (ebd.) zusteuern kann.

Dass eine Sache auf verschiedene Weise benannt werden kann, beschreibt Feer (1987: 1) aufgrund der auch aus dem Medizinbereich herrührenden Exempel folgendermaßen:

> „Wenn ein Beobachter ein histologisches Präparat von einem Muskel als ‚Herzmuskel', ein anderer das gleiche Präparat als ‚Skelettmuskel' bezeichnet, muß das ein Unterschied in der Definition und somit der Sprache sein. Beide sehen das gleiche, aber sie benennen es unterschiedlich. Einer der beiden hat unscharfe Definitionen von ‚Herzmuskel' und ‚Skelettmuskel', oder sie haben beide scharfe Definitionen, einer hat aber eine Privatsprache und hält sich nicht an die übliche Bedeutung der Wörter."
>
> Feer 1987: 1

Es liegt an der Sprache, wie etwas aufgefasst wird; in der Medizinsprache liegt es an der Bezeichnungsart. Man spricht oftmals von „*Nervenzusammenbrüchen*, attestiert *nervöse Erschöpfung* oder verwendet anstelle von *Leberzirrhose* die [...] Bezeichnungen *Leberschaden* oder *Lebergeschichte*" (Fluck 1976: 95). In Ansehung des „raschen Wandels der modernen Medizin" (Rawlinson 1974: 37) stellt sich auch das medizinische Wortgut in Bezug auf die linguistische Kategorisierung uneinheitlich dar. In den Rahmen des Fachwortschatzes der Medizin fügen sich Termini technici, Trivialbezeichnungen sowie gemeinsprachliche Bezeichnungen ein. Die Form und der Begriffsinhalt der Termini technici sind international verbindlich (vgl. Majewska 2017: 107); Termini technici sind genormte Fachbegriffe, die eine große Zahl konkreter Erscheinungen bezeichnen und in systematischen Aufstellungen vorliegen (vgl. Caspar 2007: 3). Im medizinischen Fachwortgut auftauchende Trivialbezeichnungen werden aus Bequemlichkeitsgründen gebraucht; sie sind nicht genormte, vereinfachte Varianten von komplizierten Termini technici (vgl. ebd.: 3 f.), die auch verdeutscht werden, z. B. *Acne vulgaris*, *Diabetes mellitus*, *Appendicitis gangrenosa*, *Caries dentum*: *Akne*, *Diabetes*, *Appendizitis*, *Karies* (vgl. Majewska 2017: 107). Gemeinsprachliche Bezeichnungen können demgegenüber durch *Fieber*, *Erbrechen*, *Müdigkeit* etc. repräsentiert werden.

4.4 Fachtextsorten im Medizinbereich

Um einen besseren Einblick in die in diesem Unterkapitel präsentierte Thematik zu geben, lohnt es sich, von der beispielhaften Textdefinition Göpferichs (1995: 56 f.) auszugehen:

> „Ein Text ist ein thematisch und/oder funktional orientierter, kohärenter sprachlicher oder sprachlich-figürlicher Komplex, der mit einer bestimmten Intention, der Kommunikationsabsicht geschaffen wurde, eine erkennbare kommunikative Funktion […] erfüllt und eine inhaltlich und funktional abgeschlossene Einheit bildet."
>
> Göpferich 1995: 56 f.

Makowska (vgl. 2014: 231) zufolge ist aus linguistischer Sicht vor allem von Belang, wie Texte kommunizieren. „Zur Bildung und zum Verstehen von Texten nötiges Wissen geht über den Einzeltext hinaus und ist gleichzeitig Wissen über eine bestimmte Sorte von Texten" (Behschnitt 2019: 35). Wie man bei Texten über Textsorten spricht, spricht man auch genauso bei Fachtexten über Fachtextsorten, die, wie Simonnæs (vgl. 2019: 411) festsetzt, unter eine spezielle Kategorie von Textsorten zu subsumieren sind.

Zu Textsorten äußert sich Heringer (2019: 211) wie folgt:

> „Eine Textsorte ist eine Textklasse, die kohärente Texte umfasst und als Einheit anerkannt und relevant ist. Ihre Konstitution, Variationsrahmen und Funktion im Kontext umgebender Handlungstypen sind regelhaft bestimmt. Die Textsortenzugehörigkeit ist Teil der Identität eines Textes."
>
> Heringer 2019: 211

Roelcke (2010: 91) fasst Fachtexte als

> „kohärente Zeichenkomplexe im Rahmen der Kommunikation eines bestimmten Fachbereiches auf, deren sprachliche und nichtsprachliche Strukturen eine kommunikationsunterstützende Wirkung zeigen."
>
> Roelcke 2010: 91

Nach Hoffmann (1988: 119) ist der Fachtext ein Instrument bzw. ein Resultat

> „der im Zusammenhang mit einer spezialisierten gesellschaftlich-produktiven Tätigkeit ausgeübten sprachlich-kommunikativen Tätigkeit. Er bildet eine strukturell-funktionale Einheit (Ganzheit) und besteht aus einer endlichen geordneten Menge pragmatisch, semantisch und syntaktisch kohärenter Sätze (Texteme) oder satzwertiger Einheiten, die als komplexe sprachliche Zeichen komplexen Aussagen im Bewusstsein des Menschen und komplexen Sachverhalten in der objektiven Realität entsprechen."
>
> Hoffmann 1988: 119

In Fachtexten, präziser gesagt in spezifizierten Fachtextsorten, manifestiert sich die fachliche Kommunikation – so Ostapenko (vgl. 2007: 5). Die Komplexität der Fachlichkeit von Texten entspringt dem Zusammenspiel von drei Komponenten: Inhalt, Form und Funktion. Beim Inhalt handelt es sich um ein Abstraktionsniveau des wissenschaftlichen Gegenstandes; bei der Form wird die Art und Weise der fachsprachlichen Realisation des fachwissenschaftlichen Sachverhaltes begriffen; bei der Funktion geht es demgegenüber um ein Ergebnis des komplexen Zusammenspiels formaler und inhaltlicher Elemente und Relationen auf der Textebene (Fachtext-in-Funktion) (vgl. Baumann 1992: 33). Interessant bleibt das Faktum, dass in der Literatur noch ein anderer Begriff auftritt, der mit Fachtexten eng verbunden ist – der sog. Sachtext. Sachtexte repräsentieren „einen Ausschnitt aus der Wirklichkeit [...], der in seiner Existenz unverwechselbar und eindeutig identifizierbar ist“ (Lange 2009: 5). Man eignet sich durch das Aufnehmen von Sachtexten neues Wissen an oder erweitert und vertieft seinen individuellen Kenntnisstand (vgl. ebd.). Wie Kühn (vgl. 2001: 1263) mitteilt, wird häufig versucht, Sachtexte von Fachtexten ausdrücklich abzugrenzen. Dies ist dennoch problematisch. Manche Sachtexte weisen nämlich einen völlig fachlichen Charakter auf, was die von Koller (vgl. 1992: 274 f.) vorgeschlagene Typologie der Sachtexte beweist. Es wird hierbei auf Sachtexte abgehoben, die: erstens vorwiegend allgemeinsprachlichen Charakter haben und grundsätzlich der nicht-fachlichen Kommunizierung dienen (Gebrauchstexte unterschiedlicher Art), zweitens allgemeinsprachlichen und fachsprachlichen Charakter haben und der fachlichen Kommunizierung unter und mit Nicht-Fachleuten, teilweise aber auch unter und mit Fachleuten dienen (Einführungswerke in Fachbereiche, populärwissenschaftliche Schriften – sog. Fachtexte im weiteren Sinne) und drittens spezifisch fachsprachlichen Charakter haben und der Kommunizierung unter Spezialisten dienen (wissenschaftlich-technische Fachliteratur – sog. Fachtexte im engeren Sinne) (vgl. ebd.). Als Klassen bzw. Typen von konkrete Realisierungen der Fachsprachen dargebotenen Fachtexten werden Fachtextsorten verstanden, die Gläser (1990: 29) folgendermaßen definiert:

> „Die Fachtextsorte ist ein Bildungsmuster für die geistig sprachliche Verarbeitung eines tätigkeitsspezifischen Sachverhalts, das in Abhängigkeit vom Spezialisierungsgrad von kommunikativen Normen bestimmt ist, die einzelsprachlich unterschiedlich ausgeprägt sein können.“
>
> Gläser 1990: 29

Mit dem oben Zitierten korrespondiert auch weithin die von Brinker (2005: 144) angetragene Definition von Fachtextsorten, denn sie sind

> „konventionell geltende Muster für komplexe sprachliche Handlungen und lassen sich als jeweils typische Verbindungen von kontextuellen (situativen), kommunikativ-funktionalen und strukturellen (grammatischen und thematischen) Merkmalen beschreiben. [Sie] besitzen zwar eine normierende Wirkung, erleichtern aber zugleich den kommunikativen Umgang, indem sie den Kommunizierenden mehr oder weniger feste Orientierungen für die Produktion und Rezeption von Texten geben.“
>
> Brinker 2005: 144

Anhand der Erwägungen von Weinreich (vgl. 2010: 114) kann geschlussfolgert werden, dass zu medizinischen Fachtextsorten im Allgemeinen diejenigen gehören, welche medizinisches Fachwissen in gewisser Weise enthalten. Eckkrammer (2015: 29) bestimmt medizinische Fachtextsorten näher als „aus sozialer Notwendigkeit heraus etablierte, funktional abgrenzbare kommunikative Handlungsmuster mit medizinischem Inhalt". Historisch betrachtet werden z. B. im späten Mittelalter solche medizinischen Textsorten populär, wie sog. Gesundheitsregeln – für Laien konzipierte Anweisungstexte, welche darüber informierten, wie man sich gesund erhält (vgl. Seyferth 2006: 252). Bekanntermaßen weist die Medizin ein sehr breites Spektrum an Graden der Fachlichkeit, Kommunikationssituationen und demzufolge auch spezifischen Fachtextsorten auf (vgl. Feyrer 2010: 274). Die Einstufung von Fachtextsorten ist „ein Unterfangen, das – wenngleich [...] mit Vehemenz betrieben – keiner befriedigenden Lösung zugeführt werden konnte" (Eckkrammer 2015: 33). Dies, dass die Klassifizierung von medizinischen Fachtextsorten nicht eindeutig ist und dass verschiedene Klassifikationsversuche unternommen wurden, lässt sich aus dem unten Stehenden ersehen.

Gemäß Roelcke (vgl. 2010: 47) gehören zu den wesentlichsten Textsorten der medizinischen Fachkommunikation Hand- und Lehrbücher, Aufsätze, Tagungs- und Fallberichte, Wörterbücher sowie Krankengeschichten und Arztbriefe. Jede Fachtextsorte hat in der Regel ihren eigenen Rezipienten. So richtet sich z. B. ein Lehrbuch der Inneren Medizin besonders an Studierende und Assistenzärzte, das medizinische Handbuch an Spezialisten usw. (vgl. ebd.).

Wie Gierzyńska (vgl. 2015: 150) richtig bemerkt, findet man im Expertenkreis u.a. die in den Fachzeitschriften veröffentlichten Originalarbeiten, kommentierte Referate, Übersichtsarbeiten, Kaustiken; der Weiter- und Ausbildung dienen Nachschlagewerke, Atlasse, Lexika, Leitfäden; innerhalb der medizinischen Praxis spielen Krankenscheine, Krankengeschichten, Arzneimittelrezepte eine wichtige Rolle; zu den laienorientierten medizinischen Fachtextsorten zählen dagegen: medizinische Aufklärungstexte in Zeitungen, Merkblätter bzw. Aufklärungsbögen, Ratgeber, Medikamentenpackungsbeilagen oder Broschüren.

Möhn und Pelka (vgl. 1984: 116 ff.) geben auch Beispiele medizinischer Texte an, wie etwa: Schreiben eines Arztes an einen Kollegen, Schreiben einer Klinik an einen Facharzt, Operationsbericht, Hals-Nasen-Ohrenärztliches Gutachten, Begriffsdefinitionen, Operationsanleitung, wissenschaftliche Diskussion, deren Erörterung den „engen Zusammenhang zwischen einer arbeitsteiligen Fachorganisation und den durch sie bedingten Textfunktionen (Unterrichten, Dokumentieren) [aufzeigt]" (ebd.: 124). Riecke (vgl. 2004: 207) macht darauf aufmerksam, dass verschiedene Fachtextsorten, z. B. das Rezept, nicht nur auf medizinische Inhalte bezogen sein müssen, da im Rahmen dieser Fachtextsorte auch andere Themen behandelt werden können.

Fachtextsorten im Bereich der Medizin unterteilen sich laut Weinreich (vgl. 2010: 115) in mündliche und schriftliche, die sowohl an der internen als auch an der externen Kommunikation zu erkennen sind. Den mündlichen medizinischen Textsorten sind innerhalb der internen Kommunikation Kurvenvisite, Kongressvortrag, klinisch-pathologische Konferenz und Kollegen-Gespräch angehörig; innerhalb der externen Kommunikation dagegen Visite, Arzt-Patienten-Gespräch, Therapiegespräch und Beratungsgespräch. Zu den schriftlichen medizinischen Textsorten innerhalb der internen Kommunikation zählen Entlassungsbrief, Originalaufsatz, Studie, Operationsbericht, Facharztgutachten, Mediquiz, Laborbefund, Kasuistik, Sektionsprotokoll, Krankenakte und Kongressbericht; innerhalb der externen Kommunikation wiederum Ernährungsplan, Beipackzettel und Patienten-Fragebogen.

Eckkrammer (vgl. 2015: 27) stellt fest, dass fachmedizinische Inhalte überwiegend in Monographien, Zeitschriften, Kongressakten, Handbüchern und Lexika publiziert werden. Handbücher, Lehrbücher und Manuale vermitteln die erforderliche Sachkunde einem Publikum, das beruflich informiert ist. Öffentlichkeitsorientierte Texte verschiedener Art – Divulgative – „vom onkologischen Ratgeber-Comic für Kinder bis zum umfangreichen leinenmedizinischen Lexikon oder Spezialratgeber“ (ebd.), zersetzen Fachinformationen in häufig multimodale, verdauliche Informationseinheiten. Das Internet punktet mit medizinischen Chats, Websites, elektronischen Hilfeforen, Archiven – für Laien und Experten.

Wie aus dem Obengenannten hervorgeht, herrscht in der sprachwissenschaftlichen Literatur keineswegs Einigkeit darüber, wie man medizinische Fachtextsorten eindeutig klassifizieren soll. Beim ersten Hinsehen ist zu beobachten, dass Fachtextsorten im Medizinbereich an unterschiedliche Rezipientenkreise gerichtet werden, wovon auch der Fachlichkeitsgrad einzelner medizinischer Fachtextsorten zeugt.

5 Auswertung von substantivischen Mehrfachkomposita aus der Medizinsprache und ihre Ergebnisse

Die Unterkapitel 5.1, in dem gezielt das Forschungskorpus dargestellt wird, und 5.2, in dem das Methodologische, d.h. die Forschungsmethode, erarbeitet wird, bilden eine Übergangsstufe in das Empirische, das in weiteren Unterkapiteln zur Sprache gebracht wird und wo die extrahierten substantivischen Mehrfachkomposita aus der Medizinsprache nach entsprechenden Kriterien ausgewertet werden.

5.1 Darstellung des Forschungskorpus

Zur richtigen Erfassung der präsentierten Inhalte hinsichtlich des herausgefilterten Forschungskorpus, ist es von Belang, eine Korpusdefinition anzuführen:

> „Sammlung einer möglichst hohen, notwendigerweise aber immer begrenzten Anzahl möglichst zusammenhängender sprachlicher Äußerungen (gesprochen oder/und geschrieben) aus möglichst natürlichen Kommunikationssituationen. […] Korpora dienen zur Ermittlung und Beschreibung sprachlicher Regularitäten bzw. zur Überprüfung von Hypothesen und Theorien und sind Grundlage der Korpusanalyse."
>
> Glück 2005: 357

Das zum Zwecke dieser Dissertation bearbeitete Korpus wird als „eine selbst zusammengestellte Sammlung" (Albert/Koster 2002: 68) von Wörtern – substantivischen Mehrfachkomposita – verstanden, welche einer linguistischen Auswertung zu unterziehen ist. Welche Rolle die Erforschung des Korpus in der Linguistik spielt, zeigt Dargiewicz (2013: 133) wie folgt auf:

> „Die linguistische Erforschung des Korpus […] führt zu konkreten Ergebnissen, die der Beschreibung und Analyse der in der Sprache auftretenden Phänomene dient. Und aus dem Grunde, dass sich die Sprache ständig entwickelt, sind korpusgestützte Forschungen innerhalb der Linguistik von enormer Bedeutung und erlauben die in der Sprache stattfindenden Entwicklungsprozesse und ihre Folgen sachkundig nachzuvollziehen."
>
> Dargiewicz 2013: 133

Die seit ein paar Jahren begleitende ungestillte Neugierde auf formidable Änderungen in der Sprache, die um mehrfach zusammengesetzte Wörter oszillieren, legt nahe, nach Texten aus verschiedenen Bereichen zu greifen. Die für die

Untersuchung gewählte Sprache wird absichtlich wegen der hohen Frequenz der langen Wortkombinationen an der Medizinsprache orientiert. Der saliente Wortschatz der Medizinsprache erregt die Aufmerksamkeit, deutet auf die Sprachflexibilität an sich hin, nimmt angesichts der Komplexität zahlreicher Wortschatzbereicherungsmittel Fachgestalt an und erlaubt ferner, Krankheitssymptome, Erkrankungen, Medikamente, diagnostische Verfahren, Therapien, chirurgische Eingriffe, Organe u.ä. kondensiert auszudrücken, sodass alle periphrastischen scheinbar für die Bestimmung notwendigen Formen sehr häufig völlig vermieden werden können. Die Medizinsprache wurde hauptsächlich in Hinblick auf inhaltliche Präzision und sprachliche Auffälligkeiten ausgewählt, denn Mehrfachkomposita, die eben diese Präzision indizieren, finden in den medizinischen Zeitschriften eklatante Anwendung. Sich der Thematik anzunehmen, lohnt sich umso mehr, da exakte, infolge einer Verknüpfung unterschiedlicher Einheiten oder Wörter entstandene Bezeichnungen für Krankheiten, Arzneimittel oder andere mit der Medizin verbundene bedeutungsmäßige Gruppen im Folgenden für unerlässlich gehalten werden.

Aus der Vielzahl der an Fachleute gerichteten Publikationen wurden zur Erstellung des Forschungskorpus Beiträge aus 20 Fachzeitschriften mit dem Titel „MMW – Fortschritte der Medizin“[6] aus dem Zeitraum Januar – November 2018 ausgewählt[7], denn das sprachliche Phänomen kann flüchtig sein und sich nicht länger als nur einen ganz kurzen Moment festhalten und nur für diesen kurzen Moment definieren lassen (vgl. Derecka 2019: 60). Die gewählte Fachzeitschrift ist ein crossmediales medizinisches Fortbildungsorgan, das für niedergelassene Ärzte gedacht ist. Sie präsentiert in Print und Online wissenschaftlich seriöse, lesefreundlich und kompetent aufbereitete Inhalte mit hohem Praxisnutzen[8]. Diese medizinische Fachzeitschrift wird als Fusion des Periodikums „Münchener Medizinische Wochenschrift“, das im Jahre 1853 in München gegründet wurde und von J. F. Lehmanns Verlag herausgegeben wurde, mit der Zeitschrift „Fortschritte der Medizin“, die 1882 u.a. durch Robert Koch begründet wurde, seit 1999 verlegt. „MMW – Fortschritte

6 Zur Korpuserstellung wurde „MMW – Fortschritte der Medizin“ in der familiären Umgebung und unter deutschen Freunden, die das Medizinstudium abschlossen und über zahlreiche Ausgaben dieser medizinischen Fachzeitschrift disponieren, erhoben.

7 Es wurde die Mehrheit der Ausgaben von „MMW – Fortschritte der Medizin“ aus 2018 gewählt, um eine „sprachliche Momentaufnahme“ (Jaspers 2012: 50) zu registrieren.

8 Vgl. https://www.springer.com/journal/15006 (Zugriff am 17.04.2020 um 12:16).

der Medizin“ erscheint im Umfang von 22 Ausgaben und 6 Sonderheften pro Jahr in einer Auflage von 58.000 Exemplaren im Verlag Urban & Vogel, der 100 %ige Tochtergesellschaft des Springer Medizin Verlags ist. Dies war die erste deutsche Fachzeitschrift aus dem Medizinbereich, welche ihren Lesern die Zertifikation ärztlicher Fortbildung (CME – Continuing Medical Education) anbot. „MMW – Fortschritte der Medizin“ kooperiert mit folgenden wissenschaftlichen Gesellschaften/Verbänden: Bundesverband der Pneumologen (BdP), Bundesverband Niedergelassener Kardiologen (BNK), Deutsche Migräne- und Kopfschmerz-Gesellschaft, Deutsche Liga zur Bekämpfung von Gefäßerkrankungen, Deutsche Hochdruckliga – Deutsche Hypertoniegesellschaft, Deutsche Gesellschaft zum Studium des Schmerzes, Fachkommission Diabetes in Bayern, Gesellschaft für Gastroenterologie in Bayern und Deutsche Gesellschaft für Endokrinologie (DGE)[9].

Wie schon deutlich gemacht wurde, ist die ausgewählte medizinische Fachzeitschrift einzig für beruflich tätige Mediziner bestimmt. In Anbetracht dessen, dass die in ihr enthaltenen Inhalte zu einer sprachwissenschaftlichen Analyse beobachteten Sprachphänomens – substantivischer Mehrfachkomposita – dienen, war eine Erlaubnis notwendig, um dieses Material aus der Sicht des Linguisten, und nicht des niedergelassenen Arztes nutzen zu können. Nach der Kontaktaufnahme mit Permission-Assistenten von Springer Nature (The Campus, 4 Crinan Street, London N1 9XW, Großbritannien) wurde am 19.12.2018 um 11:38 auf elektronischem Wege die offizielle Genehmigung[10] zur Nutzung von 20 Ausgaben der medizinischen Fachzeitschrift „MMW – Fortschritte der Medizin“ erteilt. Es muss dabei unterstrichen werden, dass ausschließlich eine Exzerption der erfassten Mehrfachzusammensetzungen erlaubt wurde, ohne die in der gewählten Fachzeitschrift beinhaltenen längeren Passus oder Grafiken zu verwenden.

Dafür, dass diese und keine andere medizinische Fachzeitschrift ausgewählt wurden, waren verschiedene Gründe ausschlaggebend. Viele sprachwissenschaftliche Publikationen, die die Medizinsprache thematisieren, enthalten Analysen der beobachteten Phänomene aufgrund allgemein greifbarer Zeitschriften, welche sich Gesundheitsfragen zum Ziel setzen. Von Belang war bei der Auswahl der entsprechenden medizinbezogenen Zeitschrift deren

9 Vgl. https://de.wikipedia.org/wiki/MMW-Fortschritte_der_Medizin (Zugriff am 17.04.2020 um 12:37).

10 Die gesamte Korrespondenz mit entsprechender Einrichtung wird im privaten E-Mail-Archiv aufbewahrt. Sie kann erforderlichenfalls zur Verfügung gestellt werden.

Rezipientenkreis. Es wird nämlich von einer bereits vorneweg beschlossenen Voraussetzung ausgegangen, die medizinische Fachsprache anhand von einem nur für hoch qualifizierte Mediziner bestimmten Magazin zu analysieren. Wie oben erwähnt, hat nicht jeder einen Zugang zu Texten solcher Art. Ein Interesse, der lediglich an Fachleute gebundenen Sprache der Medizin nachzuforschen, trug zur, zwar eingeschränkten, Befugniserteilung zur Auswertung der in der nicht allgemein zugänglichen Fachtextsorte enthaltenen sprachlichen Erscheinungen bei. Die Möglichkeit, solch eine Fachzeitschrift aus dem linguistischen Blickwinkel zu explorieren, kann ein neues Bild hinsichtlich der sich da widerspiegelnden Spracherscheinungen vermitteln sowie die Untersuchungen zur Kommunikation zwischen Experten und zur Medizinsprache an sich bereichern. Die Spezifik der aufgefundenen Fachzeitschrift ermöglicht es, die lebendige und authentische medizinische Fachsprache zu untersuchen.

„MMW – Fortschritte der Medizin" bietet zahlreiche Informationen zu Krankheiten, Beschwerden, diagnostischen Verfahren, Therapien, Diagnosen, Symptomen, Syndromen, Arzneimitteln, Medikation, komplexen chemischen Prozessen, Durchführung von Tests und Analysen, Strategien etc. Das hier implizierte medizinische Sujet stellt einen Querschnitt durch unterschiedliche medizinische Fachgebiete dar, wie etwa: Allgemeinmedizin, Chirurgie, Orthopädie, Urologie, Radiologie, Endokrinologie, Diabetologie, Gastroenterologie, Hämatologie, Rheumatologie, Proktologie, Kardiologie, Neurologie, Nephrologie, Gynäkologie, Pädiatrie u.v.a. Das Redakteursteam bilden Medizinjournalisten und hoch ausgebildete Ärzte – am meisten Professoren der medizinischen Wissenschaften –, dank derer sich die Fachzeitschrift durch sachliche Richtigkeit der Beitragstexte und der Illustrationen auszeichnet. Die Beiträge bestehen primär aus fachlichen Kommentaren, Interviews, medizinischen Beschreibungen, Zusammenfassungen, Präsentationen der neuesten medizinischen Entdeckungen, Empfehlungen, Diagnostikvorschlägen, medizinischen Reporten, Beratungen, Geschichten aus der Praxis, aktuellen Berichten, Meinungen, Fortbildungstexten, Krankheitsübersichten, Kritikschreiben u. dgl.

„MMW – Fortschritte der Medizin" ist sehr reich an Diagrammen, Tabellen, Statistiken, Abbildungen, Symbolbildern mit Fotomodellen, welche besprochene Themen visualisieren. Die Sprache kann für nicht Eingeweihte/Laien zweifellos unverständlich sein, aber dies ist nicht das Wichtigste, da sich der Rezipientenkreis auf Mediziner beschränkt. Das Auffallendste aus der Perspektive des Laien, hier: des Sprachwissenschaftlers, ist nicht die Syntax, die des Öfteren dem Lesenden große Konzentration abverlangt, sondern das Wortgut, dessen richtiges Verständnis, was sich an der Mehrzahl der Textpassagen erkennen lässt, mit dem medizinischen Fachwissen einhergehen soll. Von der

Annahme ausgehend, dass lediglich Ärzte auf diese Fachzeitschrift zugreifen können, ist jedoch die Sichtweise der erschwerenden Lesbarkeit im Hinblick auf die Sprache nicht objektiv, weil die Beiträge nur die Kommunikation zwischen Experten berücksichtigen. Zielgemäß dient „MMW – Fortschritte der Medizin" dem Informationsaustausch zwischen Spezialisten, weswegen die Tatsache, ob dieses Magazin Verständnisprobleme sprachlicher, und dadurch auch sachlicher Natur bereitet, im Nachfolgenden nicht detailliert angeschnitten werden soll. Genauso sieht es auch mit der Frage des Fachlichkeitsgrades aus, denn keiner der Texte hat einen nichtwissenschaftlichen/populärwissenschaftlichen Charakter. Natürlich variiert der Fachlichkeitsgrad einzelner Beiträge, aber es ist unmöglich, dies in Bezug auf andere Adressaten einzuschätzen. Jeder Rezipient verfügt nämlich über medizinisches fachliches Wissen. Die Bewertung dieses Faktums wäre von einem laienhaften Standpunkt aus unglaubwürdig. Es können selbstverständlich unterschiedliche Phänomene beobachtet und analysiert werden, was in der vorliegenden Dissertation zustande kommt, dennoch ist die Einschätzung der Variation von einem niedrigen, über den mittleren bis zu einem hohen Fachlichkeitsgrad der geschilderten medizinischen Inhalte schwierig anzugeben. Was für einen Linguisten interessant sein und von ihm untersucht werden kann, ist eine große Palette an abwechslungsreichen Spracherscheinungen, die in der Medizinzeitschrift vorkommen. „MMW – Fortschritte der Medizin" bildet einen attraktiven Apparat zur Analyse auf Ebenen recht vieler Sprachwissenschaftsbereiche. Die Untersuchung des ausgefilterten Sprachmaterials wird in dieser Dissertation auf die Wortbildungsauswertung der konkreten Art der Wörter gegründet. „Die Wortbildung als produktiver Prozess eignet sich perfekt für korpusgestützte Untersuchungen. Tagtäglich werden zahlreiche neue Wörter gebildet, die dann in verschiedenen Texten gebraucht werden" (Dargiewicz 2013: 134). Namentlich anhand der Medizinsprache, die jeden Tag mitsamt dem Fund neuer Konzeptionen dynamisch fortschreitet, lohnt es sich, solche Studien durchzuführen.

5.2 Erarbeitung der Forschungsmethode

Die Methodologie der Sprachwissenschaft „ließe sich in einem recht engen Sinne verstehen, in dem man zunächst den Gegenstand der Linguistik einschränkt [...] und außerdem nur die fachspezifischen Verfahren und Methodiken relativ zu diesem Gegenstand erörtert [...]" (Wunderlich 1981: 49). Die Methodologie der Linguistik könnte man ohne Ende referieren. Da die Linguistik eine empirische Wissenschaft ist (vgl. ebd.) und aus vielen Zweigen besteht, ist es ratsam, ausschließlich die ausgewählte Untersuchungsmethode auszurollen. Empirische Forschungsmethoden fasst man als solche Methoden auf, welche zur Informationsgewinnung über die Realität einzusetzen sind (vgl. Stier 1996: 5). Sie lassen sich durch vielfältige Datenerhebungsinstrumente konkretisieren, wie z. B. Inhaltsanalyse, Befragung, Beobachtung oder Skalierungsverfahren. Wie aus dem Unterkapitel 5.1 resultiert, wird in dieser Dissertation eine korpusbasierte linguistische Untersuchung durchgeführt. „Zur Gewinnung wissenschaftlich fundierter Erkenntnisse ist [...] systematisches Vorgehen erforderlich. Dies ist möglich, wenn man mit einem konkreten Korpus arbeitet, das aus konkreten Texten gewonnen wurde" (Dargiewicz 2016b: 245). Die Suche nach interessanten Belegen in einem Korpus bedeutet, „dass jeder einzelne Beleg, der für die untersuchte Fragestellung einschlägig ist, durch sorgfältiges Lesen ausfindig gemacht werden muss" (Scherer 2006: 60). Analysiert werden die aufgrund der medizinischen Fachzeitschrift „MMW – Fortschritte der Medizin" registrierten substantivischen Mehrfachkomposita. Angewendet wird hier die qualitative Forschungsmethode. Es ist an dieser Stelle auch notwendig, in ein paar kurzen Worten zu erläutern, was sich hinter der für die Auswertung gewählten Methode definitionsgemäß verbirgt. Qualitative Forschungsmethoden sind nämlich Methoden, „welche die Tiefe des Verständnisses [...] betonen und die das Ziel haben, theoretisch reichere Beobachtungen zu schaffen" (Romanenkova 2006: 25).

Ein wesentlicher Baustein jeder Untersuchung ist es, Kriterien auszuarbeiten, nach denen die Analyse verläuft, sowie Hypothesen aufzustellen und sie zu hinterfragen. Die Auswertung der aus der medizinischen Fachzeitschrift „MMW – Fortschritte der Medizin" gezogenen substantivischen Mehrfachkomposita wird mittels fünf festgelegter Kriterien durchgeführt, deren hypothesenhafte Feststellungen[11] begleiten:

- Morphologisches Kriterium: es wird ergründet, durch welche Formen die Determinantien der recherchierten substantivischen Mehrfachkomposita vertreten werden.
    - Hypothese: Die Bestimmungswörter der ausgefilterten substantivischen Mehrfachkomposita werden durch unterschiedliche Formen repräsentiert.

11 Es soll an dieser Stelle betont werden, dass die Hypothesen vor der Durchführung der Analyse der substantivischen Mehrfachkomposita in Anbetracht der im theoretischen Teil der Dissertation präsentierten Inhalte aufgestellt wurden.

- Räumliches Kriterium: es wird untersucht, aus wie vielen Teilen sich die exzerpierten substantivischen Mehrfachkomposita zusammensetzen.
    - o Hypothese: Die ausgewählten substantivischen Mehrfachkomposita bestehen aus sehr vielen Gliedern.
- Semantisches Kriterium: es wird geprüft, welchen bedeutungsmäßigen Gruppen die gefundenen substantivischen Mehrfachkomposita zuzuordnen sind.
    - o Hypothese: Die herausgefilterten substantivischen Mehrfachkomposita fügen sich in viele medizinbezogene semantische Felder ein.
- Orthografisches Kriterium: es wird der Tatsache nachgegangen, ob die ausgesuchten substantivischen Mehrfachkomposita einheitlich oder uneinheitlich geschrieben werden.
    - o Hypothese: Die registrierten substantivischen Mehrfachkomposita werden auf verschiedene Art und Weise geschrieben.
- (Fremd)linguales Kriterium[12]: es wird erforscht, ob die gewählten substantivischen Mehrfachkomposita sowohl hybridischen als auch indigenen und exogenen Charakter haben.
    - o Hypothese: Die exzerpierten substantivischen Mehrfachkomposita weisen hybridischen, indigenen und exogenen Charakter auf.

12 (Fremd)linguales Kriterium (vgl. Choromański 2020b: 52 f.) ist ein Kriterium, das sich auf die Beteiligung der Sprachen an der Bildung der substantivischen Mehrfachkomposita bezieht. (Fremd) wurde in Klammern geschrieben, denn während der Korpusanalyse wird überprüft, ob die substantivischen Mehrfachzusammensetzungen aus dem Medizinbereich möglichst rein eigensprachliche (d.h. deutsche) oder fremdsprachliche/hybridische Bestandteile aufweisen. Bei dem Kriterium geht es um den sprachlichen Status der exzerpierten Korpusmehrfachkomposita, der im Folgenden eben als (fremd)lingualer Status bezeichnet wird.

Die Herkunft der Bestandteile der extrahierten substantivischen Mehrfachkomposita wurde anhand der folgenden Internetquellen festgestellt: https://de.wiktionary.org/, https://www.duden.de/, https://www.dwds.de/ und https://www.wikipedia.de/.

5.3 Analyse der substantivischen Mehrfachkomposita nach festgelegten Kriterien

Aus dem anhand der medizinischen Fachzeitschrift „MMW – Fortschritte der Medizin“ zusammengestellten Forschungskorpus wurden insgesamt 1205 substantivische Mehrfachkomposita gezogen, welche in der unten stehenden Tabelle[13] anhand der fünf festgelegten Kriterien analysiert werden:

13 Die unter der Tabelle platzierten Fußnoten haben hauptsächlich zum Ziel, die Bedeutungen der sich innerhalb der ausgewählten substantivischen Mehrfachkomposita befindenden Abkürzungen, Formeln, Kombinationen von Buchstaben und Zahlen, Präfixe, Suffixe und der anderen ermittelten Einheiten darzubieten. Im Übrigen werden hier auch die zum Zwecke der gerafften Darstellung der Analyseergebnisse bestimmten Abkürzungen mit einbezogen und erläutert.

Tabelle 1 Analyse der substantivischen Mehrfachkomposita nach festgelegten Kriterien

Substantivisches Mehrfachkompositum	Form	Gliederanzahl	Bedeutung	Schreibweise	(Fremd)-lingualer Status
„Atemwegs-Fluorchinolone“	S[a]+S+S+S	4	Substanz	BMk[b], Anführungszeichen, Fugenelement[c] -*s*-	hMk[d]
„Eisenmangelanämie“	S+S+S	3	Krankheit/Erkrankung	zMk[e], Anführungszeichen	hMk
„Engstellen-Chirurgie“	A[f]+S+S	3	medizinische Sparte	BMk, Anführungszeichen, Fugenelement -*n*-	hMk
„Health-in-all-Policies-Strategie“	S+Pr.[g]+Adv.[h]+S+S	5	Gemischtes	BMk, Anführungszeichen	eMk[i]
„Kohlenhydratintoleranz“	S+S+präfigiertes Substantiv[j]	3	Krankheit/Erkrankung	zMk, Anführungszeichen, Fugenelement -*n*-	hMk
„Real-world-Analyse“	A+S+S	3	Analyseart	BMk, Anführungszeichen, Minuskel	eMk
„Tennisarm“-Beschwerden	S+S+S	3	Beschwerde	BMk, Anführungszeichen	hMk
„Wassermelonenmagen“	S+S+S	3	Syndrom	zMk, Anführungszeichen, Fugenelement -*n*-	hMk

(*fortgeführt*)

Tabelle 1 Fortsetzung

Substantivisches Mehrfachkompositum	Form	Gliederanzahl	Bedeutung	Schreibweise	(Fremd)-lingualer Status
„Weißkittelhypertonie“[k]	A+S+S	3	Syndrom	zMk, Anführungszeichen	hMk
„Werferellenbogen“	S+S+S	3	Krankheit/Erkrankung	zMk, Anführungszeichen, Fugenelement *-n-*	iMk[l]
µ-Opioid-Rezeptor[m]	griechischer Buchstabe+S+S	3	Rezeptortyp	BMk	eMk
10-g-Monofilament[n]	Zahl+Abkürzung+Konfix+S	4	Gerät	BMk	hMk
10-Jahre-Risiko	Zahl+S+S	3	Risikoart	BMk	hMk
10-Jahres-Frakturrisiko	Zahl+S+S+S	4	Risikoart	BMk, Fugenelement *-es-*	hMk
10-Jahres-Framingham-kardiovaskulärer-Risikoscore[o]	Zahl+S+Toponym+präfigiertes Adjektiv[p]+S+S	6	Score	BMk, Fugenelement *-es-*	hMk
10-Jahres-Morbidität	Zahl+S+S	3	Gemischtes[q]	BMk, Fugenelement *-es-*	hMk
10-Jahres-Mortalität	Zahl+S+S	3	Gemischtes	BMk, Fugenelement *-es-*	hMk
^{13}C-Atemtest[r]	hochgestellte Zahl+Buchstabe+S+S	4	Testart	BMk	hMk

^{14}C-Glykocholat-Atemtest[s]	hochgestellte Zahl+Buchstabe+präfigiertes Substantiv+S+S	5	Testart	BMk	hMk
15-MHz-Sonde[t]	Zahl+Abkürzung+S	3	Gerät	BMk	hMk
16-h-Pflaster[u]	Zahl+Abkürzung+S	3	Gemischtes	BMk	hMk
1-Jahres-Mortalität	Zahl+S+S	3	Gemischtes	BMk, Fugenelement *-es-*	hMk
24-h-Blutdruck	Zahl+Abkürzung+S+S	4	Gemischtes	BMk	hMk
24-h-Messung	Zahl+Abkürzung+S	3	Untersuchungsverfahren	BMk	hMk
24-h-Pflaster	Zahl+Abkürzung+S	3	Gemischtes	BMk	hMk
24-Stunden-Blutdruck	Zahl+S+S+S	4	Gemischtes	BMk	iMk
24-Stunden-Butdruckmessung	Zahl+S+S+S+S	5	Untersuchungsverfahren	BMk	iMk
24-Stunden-Messung	Zahl+S+S	3	Untersuchungsverfahren	BMk	iMk
25-Hydroxyvitamin-D-Ausgangswert[v]	Zahl+präfigiertes Substantiv+Buchstabe+S+S	5	Wert	BMk, Fugenelement *-s-*	hMk
25-Hydroxyvitamin-D-Serumspiegel	Zahl+präfigiertes Substantiv+Buchstabe+S+S	5	Gemischtes	BMk	hMk

(*fortgeführt*)

Tabelle 1 Fortsetzung

Substantivisches Mehrfachkompositum	Form	Gliederanzahl	Bedeutung	Schreibweise	(Fremd)-lingualer Status
2-Stufen-Diagnostik	Zahl+S+S	3	Gemischtes	BMk	hMk
30-Tages-Mortalität	Zahl+S+S	3	Gemischtes	BMk, Fugenelement *-es-*	hMk
30-Tages-Sterblichkeit	Zahl+S+S	3	Gemischtes	BMk, Fugenelement *-es-*	iMk
3-Jahres-Inzidenz	Zahl+S+S	3	Gemischtes	BMk, Fugenelement *-es-*	hMk
3-Jahres-Risiko	Zahl+S+S	3	Risikoart	BMk, Fugenelement *-es-*	hMk
40-mg-Kristallsuspension[w]	Zahl+Abkürzung+S+S	4	Prozess	BMk	hMk
5-Apha-Reduktase-Inhibitoren[x]	Zahl+S+S+S	4	Substanz	BMk	hMk
5-HT_{2c}-Rezeptorantagonist[y]	Zahl+Abkürzung+tiefgestellte Zahl+tiefgestellter Buchstabe+S+präfigiertes Substantiv	6	Substanz	BMk	hMk
5-HT_{3}-Antagonisten	Zahl+Abkürzung+tiefgestellte Zahl+präfigiertes Substantiv	4	Substanz	BMk	hMk
6-Minuten-Gehtest	Zahl+S+V^{z}+S	4	Testart	BMk	hMk
6-Minuten-Gehtest-Strecke	Zahl+S+V+S+S	5	Gemischtes	BMk	hMk

7/5-mg-Dosis	Zahl+Abkürzung+S	3	Gemischtes	BMk	hMk
8-MHz-Sonde	Zahl+Abkürzung+S	3	Gerät	BMk	hMk
900-mg-Johanniskraut-Extrakt	Zahl+Abkürzung+S+S+S	5	Arzneimittel	BMk	hMk
A1-AT-Mangel[aa]	Buchstabe+Zahl+Abkürzung+S	4	Mangel	BMk	hMk
Abdomenübersichtsaufnahme	S+S+S	3	Gemischtes	zMk, Fugenelement *-s-*	hMk
Abdomen-Übersichtsaufnahme	S+S+S	3	Gemischtes	BMk, Fugenelement *-s-*	hMk
Acetylcholinesterase-Inhibitor	S+S+S+S	4	Substanz	BMk	eMk
Achillessehnenreflex[ab]	Anthroponym+S+S	3	Gemischtes	zMk, Fugenelement *-n-*	hMk
Adenosin-A2-Rezeptor[ac]	S+Buchstabe+Zahl+S	4	Rezeptortyp	BMk	hMk
Afferent-loop-Syndrom	A+S+S	3	Syndrom	BMk	eMk
Ahornsirupkrankheit	S+S+S	3	Krankheit/Erkrankung	zMk	hMk
Akute-Phase-Proteine	A+S+S	3	Gemischtes	BMk	eMk
Alfa-1-Antitrypsin-Mangel[ad]	S+Zahl+präfigiertes Substantiv+S	4	Mangel	BMk	hMk
Alkoholentzugssymptome	S+S+S	3	Symptom	zMk, Fugenelement *-s-*	hMk
Alpha-1-Antitrypsin	S+Zahl+präfigiertes Substantiv	3	Gemischtes	BMk	hMk

(*fortgeführt*)

Tabelle 1 Fortsetzung

Substantivisches Mehrfachkompositum	**Form**	**Gliederanzahl**	**Bedeutung**	**Schreibweise**	**(Fremd)-lingualer Status**
Alpha-1-Antitrypsin-Mangel	S+Zahl+ präfigiertes Substantiv+S	4	Mangel	BMk	hMk
Alpha-2-Adrenozeptor-Antagonisten[ae]	S+Zahl+S+ präfigiertes Substantiv	4	Substanz	BMk	hMk
Amöben-Leberabszess	S+S+S	3	Krankheit/Erkrankung	BMk, Fugenelement *-n-*	hMk
Anaphylaxie-Notfallset[af]	S+S+S+S	4	Gemischtes	BMk	hMk
Aneurysmasackdurchmesser	S+S+S	3	Gemischtes	zMk	hMk
Aneurysmasack-Rupturen	S+S+S	3	Gemischtes	BMk	eMk
Angina-pectoris-Anfall	S+S+S	3	Gemischtes	BMk, Minuskel	hMk
Angina-pectoris-Beschwerde	S+S+S	3	Beschwerde	BMk, Minuskel	hMk
Angiotensin-Converting-Enzyme-Hemmer[ag]	präfigiertes Substantiv+S+S+S	4	Substanz	BMk, Fugenelement *-e-*	hMk
Angiotensin-Rezeptor-Antagonist	präfigiertes Substantiv+ S+präfigiertes Substantiv	3	Substanz	BMk	eMk
Angiotensin-Rezeptor-Blocker	präfigiertes Substantiv+S+S	3	Substanz	BMk	eMk
Angiotensin-Rezeptor-Neprilysin-Inhibitor	präfigiertes Substantiv+S+S+S	4	Substanz	BMk	eMk
Antibiotikaresistenzgene	S+S+S	3	Gemischtes	zMk	eMk

Antibiotika-Resistenzgene	S+S+S	3	Gemischtes	BMk	eMk
Antibiotika-Resistenz-Reservoir	S+S+S	3	Gemischtes	BMk	eMk
Anti-EBNA-Antikörper[ah]	fremdsprachliches Präfix+ Abkürzung+ präfigiertes Substantiv	3	Antikörpertyp	BMk	eMk
Anti-TNF-alpha-Blocker[ai]	fremdsprachliches Präfix+ Abkürzung+S+S	4	Substanz	BMk, Minuskel	eMk
Antitoxin-B-Antikörper	präfigiertes Substantiv+ Buchstabe+ präfigiertes Substantiv	3	Antikörpertyp	BMk	hMk
Aortenklappeninsuffizienz[aj]	S+S+präfigiertes Substantiv	3	Krankheit/Erkrankung	zMk, Fugenelement *-en-*, Fugenelement *-n-*	hMk
Aortenklappenintervention	S+S+S	3	Untersuchungsverfahren	zMk, Fugenelement *-en-*, Fugenelement *-n-*	hMk
Aortenklappenstenose[ak]	S+S+S	3	Fehler	zMk, Fugenelement *-en-*, Fugenelement *-n-*	hMk
Apnoe-Hypopnoe-Index	S+S+S	3	Gemischtes	BMk	eMk
Argon-Laser-Koagulation	S+S+S	3	Untersuchungsverfahren	BMk	eMk
Argon-Plasma-Koagulation	S+S+S	3	Untersuchungsverfahren	BMk	eMk
Arnold Chiari Malformation[al]	Anthroponym+ Anthroponym+S	3	Fehler	BMk	eMk

(*fortgeführt*)

Tabelle 1 Fortsetzung

Substantivisches Mehrfachkompositum	**Form**	**Gliederanzahl**	**Bedeutung**	**Schreibweise**	**(Fremd)-lingualer Status**
Artemisinin-Kombinationspräparate	S+S+S	3	Arzneimittel	BMk, Fugenelement *-s-*	eMk
Arzneimittelanamnese[am]	S+S+S	3	Gemischtes	zMk	hMk
Arzneimittelexanthem	S+S+S	3	Symptom	zMk	hMk
Arzneimittel-Innovation	S+S+S	3	Gemischtes	BMk	hMk
Arzneimittelinteraktion	S+S+S	3	Gemischtes	zMk	hMk
Arzneimittelnebenwirkungen	S+S+Pr.+S	4	Gemischtes	zMk	iMk
Arzneimittelreaktionen	S+S+S	3	Gemischtes	zMk	hMk
Arzneimitteltherapie	S+S+S	3	Therapie	zMk	hMk
Arzneimittelwirkungen	S+S+S	3	Gemischtes	zMk	iMk
Arzt-Patienten-Beziehung	S+S+S	3	Gemischtes	BMk	hMk
Arzt-Patienten-Kontakt	S+S+S	3	Gemischtes	BMk	eMk
Arzt-Patienten-Verhältnis	S+S+S	3	Gemischtes	BMk	hMk
Aspirin-Langzeittherapie	S+A+S+S	4	Therapie	BMk	hMk
Asthma-COPD-Overlap-Syndrom[an]	S+Abkürzung+S+S	4	Syndrom	BMk	eMk
AT_1-Antagonist	Abkürzung+ tiefgestellte Zahl+ präfigiertes Substantiv	3	Substanz	BMk	hMk
AT_1-Rezeptorantagonisten	Abkürzung+ tiefgestellte Zahl+ S+präfigiertes Substantiv	4	Substanz	BMk	hMk

AT_1-Rezeptorblocker	Abkürzung+ tiefgestellte Zahl+ S+S	4	Substanz	BMk	hMk
Atemstillstand	S+A+S	3	Symptom	zMk	iMk
Atemtherapiegerät	S+S+S	3	Gerät	zMk	hMk
Atemwegserkrankung	S+S+S	3	Krankheit/Erkrankung	zMk, Fugenelement *-s-*	iMk
Atemwegsinfekt	S+S+S	3	Infektion	zMk, Fugenelement *-s-*	hMk
Atemwegsinfektion	S+S+S	3	Infektion	zMk, Fugenelement *-s-*	hMk
Atemwegsobstruktion	S+S+S	3	Symptom	zMk, Fugenelement *-s-*	hMk
Atemwegssymptome	S+S+S	3	Symptom	zMk, Fugenelement *-s-*	hMk
Augenbindehaut	S+V+S	3	Organteil	zMk, Fugenelement *-n-*	iMk
Augendruckmessung	S+S+S	3	Untersuchungsverfahren	zMk, Fugenelement *-n-*	iMk
Augenheilkunde	S+V+S	3	medizinische Sparte	zMk, Fugenelement *-n-*	iMk
Augeninnendruck	S+Adv.+S	3	Symptom	zMk, Fugenelement *-n-*	iMk
Augeninnendruckmessung	S+Adv.+S+S	4	Untersuchungsverfahren	zMk, Fugenelement *-n-*	iMk
Ausgangs-LDL-Cholesterin[ao]	S+Abkürzung+ präfigiertes Substantiv	3	Substanz	BMk, Fugenelement *-s-*	hMk
Ausgangsthrombozytenwert	S+S+S	3	Wert	zMk, Fugenelement *-s-*, Fugenelement *-en-*	hMk
Bacille-Calmette-Guérin-Vakzin[ap]	S+Anthroponym+ Anthroponym+S	4	Impfstoffart	BMk	eMk
Bajonett-Fehlstellung	S+V+S	3	Symptom	BMk	hMk
Ballaststoffanteil	S+S+S	3	Gemischtes	zMk	hMk
Ballaststoffzufuhr	S+S+S	3	Gemischtes	zMk	hMk

(*fortgeführt*)

Tabelle 1 Fortsetzung

Substantivisches Mehrfachkompositum	Form	Gliederanzahl	Bedeutung	Schreibweise	(Fremd)-lingualer Status
Bandscheibenoperation	S+S+S	3	Eingriff	zMk, Fugenelement -*n*-	hMk
Bandscheibenvorfall	S+S+S	3	Krankheit/Erkrankung	zMk, Fugenelement -*n*-	iMk
Basistherapiekombination	S+S+S	3	Gemischtes	zMk	eMk
Bauchaortenaneurysma	S+S+S	3	Krankheit/Erkrankung	zMk, Fugenelement -*en*-	hMk
Bauchaorten-Screening	S+S+S	3	Untersuchungsverfahren	BMk, Fugenelement -*en*-	hMk
Bauchspeicheldrüsen-Insuffizienz	S+S+S+präfigiertes Substantiv	4	Krankheit/Erkrankung	BMk, Fugenelement -*n*-	hMk
Beckenbodenmuskulatur	S+S+S	3	Organteil	zMk	hMk
Beinlängendifferenz	S+S+S	3	Gemischtes	zMk, Fugenelement -*n*-	hMk
Beinvenenthrombose	S+S+S	3	Krankheit/Erkrankung	zMk, Fugenelement -*n*-	hMk
Beobachtungszeitraum	S+S+S	3	Gemischtes	zMk, Fugenelement -*s*-	iMk
Bernard-Soulier-Syndrom[aq]	Anthroponym+ Anthroponym+S	3	Syndrom	BMk	hMk
Beschwerdetagebuch	S+S+S	3	Gemischtes	zMk, Fugenelement -*e*-	iMk
Beta-2-Agonist[ar]	S+Zahl+S	3	Substanz	BMk	hMk
Beta-3-Adrenozeptoren	S+Zahl+S	3	Rezeptortyp	BMk	hMk
Betablockertherapie	S+S+S	3	Therapie	zMk	eMk
Betalaktamasehemmer	S+S+S	3	Substanz	zMk	hMk
Betalaktamaseinhibitor	S+S+S	3	Substanz	zMk	eMk
Bettwanzenstiche	S+S+S	3	Gemischtes	zMk, Fugenelement -*n*-	iMk

Bienengiftallergiker	S+S+S	3	Gemischtes	zMk, Fugenelement *-n-*	hMk
Billroth-II-Resektion[as]	Anthroponym+ römische Zahl+ präfigiertes Substantiv	3	Eingriff	BMk	eMk
Blasenentleerungsstörung	S+S+S	3	Störung	zMk, Fugenelement *-n-*, Fugenelement *-s-*	iMk
Blickrichtungsnystagmus	S+S+S	3	Krankheit/Erkrankung	zMk, Fugenelement *-s-*	hMk
Blutbildkontrolle	S+S+S	3	Untersuchungsverfahren	zMk	hMk
Blutbildveränderungen	S+S+S	3	Gemischtes	zMk	iMk
Blutdruckabfall	S+S+S	3	Symptom	zMk	iMk
Blutdruckanstieg	S+S+S	3	Symptom	zMk	iMk
Blutdruckdifferenz	S+S+S	3	Gemischtes	zMk	hMk
Blutdruckeinstellung	S+S+S	3	Prozess	zMk	iMk
Blutdruckerhöhung	S+S+S	3	Symptom	zMk	iMk
Blutdruckgrenze	S+S+S	3	Gemischtes	zMk	hMk
Blutdruckkontrolle	S+S+S	3	Untersuchungsverfahren	zMk	hMk
Blutdrucklangzeitmessung	S+S+A+S+S	5	Untersuchungsverfahren	zMk	iMk
Blutdruckmanschette	S+S+S	3	Gemischtes	zMk	hMk
Blutdruckmedikamente	S+S+S	3	Arzneimittel	zMk	hMk
Blutdruckmessgerät	S+S+V+S	4	Gerät	zMk	iMk
Blutdruckmessung	S+S+S	3	Untersuchungsverfahren	zMk	iMk
Blutdruck-Monitoring	S+S+S	3	Untersuchungsverfahren	BMk	hMk
Blutdrucknormalisierung	S+S+S	3	Prozess	zMk	hMk

(*fortgeführt*)

Tabelle 1 Fortsetzung

Substantivisches Mehrfachkompositum	Form	Gliederanzahl	Bedeutung	Schreibweise	(Fremd)-lingualer Status
Blutdruckoptimierung	S+S+S	3	Prozess	zMk	hMk
Blutdruckreduktion	S+S+S	3	Prozess	zMk	hMk
Blutdruckschwankungen	S+S+S	3	Symptom	zMk	iMk
Blutdrucksenkung	S+S+S	3	Symptom	zMk	iMk
Blutdruck-Senkung	S+S+S	3	Symptom	BMk	iMk
Blutdruckwert	S+S+S	3	Wert	zMk	iMk
Blutdruckzielwert	S+S+S+S	4	Wert	zMk	iMk
Blutdruck-Zielwert	S+S+S+S	4	Wert	BMk	iMk
Blutfettwerte	S+S+S	3	Wert	zMk	iMk
Blutgasanalyse	S+S+S	3	Analyseart	zMk	hMk
Blutglukoseeinstellung	S+S+S	3	Prozess	zMk	hMk
Blutglukoseerhöhung	S+S+S	3	Symptom	zMk	hMk
Blutglukosekontrolle	S+S+S	3	Untersuchungsverfahren	zMk	hMk
Blutglukosekonzentration	S+S+S	3	Gemischtes	zMk	hMk
Blutglukosespiegel	S+S+S	3	Gemischtes	zMk	hMk
Blutglukosestoffwechsel	S+S+S+S	4	Prozess	zMk	hMk
Blutglukoseverlauf	S+S+S	3	Prozess	zMk	hMk
Blutglukosewert	S+S+S	3	Wert	zMk	hMk
Blutglukose-Wert	S+S+S	3	Wert	BMk	hMk
Blut-Hirn-Schranke	S+S+S	3	Gemischtes	BMk	iMk
Bluthochdruck	S+A+S	3	Krankheit/Erkrankung	zMk	iMk
Bluthochdruck-Patienten	S+A+S+S	4	Patientenkategorie	BMk	hMk

Blutplättchenfunktion	S+S+S	3	Gemischtes	zMk	hMk
Blutsenkungsbeschleunigung	S+S+S	3	Prozess	zMk, Fugenelement *-s-*	iMk
Blut-Spritzen-Verletzungs-Phobie	S+S+S+S	4	Störung	BMk, Fugenelement *-n-*, Fugenelement *-s-*	hMk
Blutstillungsverfahren	S+S+S	3	Prozess	zMk, Fugenelement *-s-*	iMk
Blutstrominfektionen	S+S+S	3	Infektion	zMk	hMk
Blutungs-Risikoscore	S+S+S	3	Score	BMk, Fugenelement *-s-*	hMk
Blut-Volumen-Puls-Biofeedback	S+S+S+Konfix+S	5	Gemischtes	BMk	hMk
Blutzuckeranstieg	S+S+S	3	Symptom	zMk	hMk
Blutzuckereinstellung	S+S+S	3	Prozess	zMk	hMk
Blutzuckerkontrolle	S+S+S	3	Untersuchungsverfahren	zMk	hMk
Blutzuckermessung	S+S+S	3	Untersuchungsverfahren	zMk	hMk
Blutzuckerschwankungen	S+S+S	3	Symptom	zMk	hMk
Blutzuckerspiegel	S+S+S	3	Gemischtes	zMk	hMk
Blutzuckerteststreifen	S+S+S+S	4	Gemischtes	zMk	hMk
Blutzuckerverlauf	S+S+S	3	Prozess	zMk	hMk
Blutzuckerwert	S+S+S	3	Wert	zMk	hMk
Body-Mass-Index	S+S+S	3	Gemischtes	BMk	eMk
Bosniak-III-Zyste[at]	Anthroponym+ römische Zahl+S	3	Gemischtes	BMk	eMk
Brain-Imaging-Studie	S+S+S	3	Studie	BMk	eMk
Braun'sche-Fußpunktanastomose[au]	Anthroponym in adjektivischer Form+S+S+S	4	Gemischtes	BMk	hMk

(*fortgeführt*)

Tabelle 1 Fortsetzung

Substantivisches Mehrfachkompositum	Form	Gliederanzahl	Bedeutung	Schreibweise	(Fremd)-lingualer Status
Braun'sche-Fußpunkt-Anastomose	Anthroponym in adjektivischer Form+S+S+S	4	Gemischtes	BMk	hMk
Breitspektrumantibiotika	A+S+S	3	Substanz	zMk	hMk
Breitspektrum-Antibiotika	A+S+S	3	Substanz	BMk	hMk
Broken-Heart-Syndrom	A+S+S	3	Syndrom	BMk	eMk
Brustkorbseite	S+S+S	3	Gemischtes	zMk	hMk
Brustkrebsrisiko	S+S+S	3	Risikoart	zMk	hMk
Brustwirbelkörper	S+S+S	3	Organ	zMk	hMk
Budd-Chiari-Syndrom[av]	Anthroponym+ Anthroponym+S	3	Syndrom	BMk	eMk
Budesonid-1mg-Schmelztablette	S+Zahl+ Abkürzung+V+S	5	Arzneimittel	BMk	hMk
B-Vitamin-Mangel[aw]	Buchstabe+S+S	3	Mangel	BMk	hMk
Café-au-lait-Fleck	S+Pr.+S+S	4	Symptom	BMk	hMk
Cauda-equina-Syndrom	S+A+S	3	Syndrom	BMk, Minuskel	eMk
CD8-T-Zellen[ax]	Abkürzung+Zahl+ Buchstabe+S	4	Gemischtes	BMk	hMk
CGRP-Rezeptor-Antikörper[ay]	Abkürzung+ S+präfigiertes Substantiv	3	Antikörpertyp	BMk	eMk

Checkmate-214-Nivolumab-plus-Ipilimumab-Kombinationsstudie	S+Zahl+S+Konjunktion+S+S+S	7	Studie	BMk, Fugenelement *-s-*	hMk
Cholesterinaufnahmehemmer	präfigiertes Substantiv+S+S	3	Substanz	zMk	hMk
Cholesterinresorptionshemmer	präfigiertes Substantiv+präfigiertes Substantiv+S	3	Substanz	zMk, Fugenelement *-s-*	hMk
Churg-Strauss-Syndrom[az]	Anthroponym+Anthroponym+S	3	Syndrom	BMk	hMk
Citrat-Probenröhrchen	S+S+S	3	Gerät	BMk, Fugenelement *-n-*	hMk
Clostridium-difficile-Infektion	S+A+S	3	Infektion	BMk	eMk
Clostridium-difficile-Infektion	S+A+S	3	Infektion	BMk, Kursivschrift	eMk
CO_2-Elimination[ba]	Buchstabe+Buchstabe+tiefgestellte Zahl+S	4	Prozess	BMk	hMk
CO_2-Intoxikation	Buchstabe+Buchstabe+tiefgestellte Zahl+S	4	Gemischtes	BMk	hMk
Colitis-ulcerosa-Patienten	S+A+S	3	Patientenkategorie	BMk, Minuskel	eMk
Computertomogramm-Angiografie[bb]	S+S+S	3	Untersuchungsverfahren	BMk	eMk
COPD-Dauertherapie[bc]	Abkürzung+S+S	3	Therapie	BMk	hMk
Corner-Stretch-Übung	S+S+S	3	Gemischtes	BMk	hMk

(*fortgeführt*)

Tabelle 1 Fortsetzung

Substantivisches Mehrfachkompositum	Form	Gliederanzahl	Bedeutung	Schreibweise	(Fremd)-lingualer Status
COX-2-Inhibitoren[bd]	Abkürzung+Zahl+S	3	Substanz	BMk	hMk
CPAP-Maskentoleranz[be]	Abkürzung+S+S	3	Gemischtes	BMk, Fugenelement -*n*-	eMk
Crigler-Najjar-Syndrom[bf]	Anthroponym+Anthroponym+S	3	Syndrom	BMk	eMk
Cytomegalie-Virus-Pneumonie	S+S+S	3	Krankheit/Erkrankung	BMk	eMk
Darm-Hirn-Achse	S+S+S	3	Gemischtes	BMk	iMk
Darmkrebsfrüherkennung	S+S+A+S	4	Gemischtes	zMk	iMk
Darmkrebsprävention	S+S+S	3	Gemischtes	zMk	hMk
D-Dimer-Test[bg]	Buchstabe+S+S	3	Testart	BMk	eMk
DECLARE-TIMI-58-Studie[bh]	Abkürzung+Abkürzung+Zahl+S	4	Studie	BMk	hMk
Delir-Risikofaktor	S+S+S	3	Gemischtes	BMk	eMk
Demenz-Frühstadium	S+A+S	3	Gemischtes	BMk	hMk
Depressions-Tiermodelle	S+S+S	3	Gemischtes	BMk, Fugenelement -*s*-	hMk
Desinfektionsmittelanstrich	S+S+S	3	Gemischtes	zMk, Fugenelement -*s*-	hMk
Diabetes-Neuerkrankungen	S+A+S	3	Gemischtes	BMk	hMk
Diabetes-Schutzschuhe	S+S+S	3	Gemischtes	BMk	hMk
Dickdarmpassage	A+S+S	3	Untersuchungsverfahren	zMk	hMk
Differenzialblutbild	A+S+S	3	Untersuchungsverfahren	zMk	hMk
Differenzial-Blutbild	A+S+S	3	Untersuchungsverfahren	BMk	hMk

Diphtherie-Toxinproduktion	S+S+S	3	Prozess	BMk	eMk
Diuretika-Betablocker-Kombinationen	S+S+S+S	4	Gemischtes	BMk	eMk
Dix-Hallpike-Manöver[bi]	Anthroponym+Anthroponym+S	3	Untersuchungsverfahren	BMk	eMk
Donnerschlagkopfschmerzen	S+S+S+S	4	Schmerz	zMk	hMk
Donnerschlag-Kopfschmerzen	S+S+S+S	4	Schmerz	BMk	hMk
Dosis-Wirkungsbeziehung	S+S+S	3	Gemischtes	BMk, Fugenelement *-s-*	hMk
Dosis-Wirkungs-Beziehung	S+S+S	3	Gemischtes	BMk, Fugenelement *-s-*	hMk
DPP-4-Hemmer[bj]	Abkürzung+Zahl+S	3	Substanz	BMk	hMk
DPP-4-Inhibitor	Abkürzung+Zahl+S	3	Substanz	BMk	hMk
Dreifachfixkombination	Zahlwort+A+S	3	Gemischtes	zMk	hMk
Dreifach-Fixkombination	Zahlwort+A+S	3	Gemischtes	BMk	hMk
Dreifachimpfstoffe	Zahlwort+V+S	3	Impfstoffart	zMk	hMk
Dreilinien-Zytopenie[bk]	Zahlwort+S+S	3	Prozess	BMk	hMk
Druckkopfschmerz	S+S+S	3	Schmerz	zMk	hMk
Drug-Eluting-Stent	S+S+S	3	Gerät	BMk	eMk
Dubin-Johnson-Syndrom[bl]	Anthroponym+Anthroponym+S	3	Syndrom	BMk	eMk
Dünndarm-Manometrie	A+S+S	3	Untersuchungsverfahren	BMk	hMk
Dünndarmperforation	A+S+S	3	Prozess	zMk	hMk
Dünnschicht-Computertomografie	A+S+S+S	4	Untersuchungsverfahren	BMk	hMk

(*fortgeführt*)

Tabelle 1 Fortsetzung

Substantivisches Mehrfachkompositum	Form	Gliederanzahl	Bedeutung	Schreibweise	(Fremd)-lingualer Status
Ehlers-Danlos-Syndrom[bm]	Anthroponym+ Anthroponym+S	3	Syndrom	BMk	eMk
Ein-Jahres-Mortalität	Zahlwort+S+S	3	Gemischtes	BMk, Fugenelement *-es-*	hMk
Ein-Tabletten-Regime	Zahlwort+S+S	3	Gemischtes	BMk, Fugenelement *-n-*	hMk
Eisen(III)-Kohlenhydratkomplexe	S+römische Zahl+ S+S+S	5	Gemischtes	BMk, Fugenelement *-n-*, Schrift in Klammern	hMk
Eisenmangelanämie[bn]	S+S+S	3	Krankheit/Erkrankung	zMk	hMk
Eisenstoffwechsel	S+S+S	3	Prozess	zMk	hMk
Eisentabletten-Obstipation	S+S+S	3	Symptom	BMk, Fugenelement *-n-*	hMk
Eiweißstoffwechsel	S+S+S	3	Prozess	zMk	hMk
EKG-Saugelektrode[bo]	Abkürzung+V+S	3	Gerät	BMk	hMk
Ellenbogengelenk	S+S+S	3	Gemischtes	zMk, Fugenelement *-n-*	iMk
Endurance-Shuttle-Walk-Test	S+S+S+S	4	Testart	BMk	eMk
Enzymersatztherapie	S+S+S	3	Therapie	zMk	hMk
Epstein-Barr-Virus[bp]	Anthroponym+ Anthroponym+S	3	Virus	BMk	eMk
Ergometer-Ausdauertraining[bq]	S+S+S	3	Gemischtes	BMk	hMk
Ernährungsfragebogen	S+S+S	3	Gemischtes	zMk, Fugenelement *-s-*	iMk
Ernährungs-Interventionsstudien	S+S+S	3	Studie	BMk, Fugenelemente *-s-*	hMk
Erregungsleitungsgeschwindigkeit	S+S+S	3	Gemischtes	zMk, Fugenelemente *-s-*	iMk
Erste-Hilfe-Diabetesberatung	Zahlwort+S+S+S	4	Gemischtes	BMk	hMk

Faktor-VIII-Antikörper	S+römische Zahl+präfigiertes Substantiv	3	Antikörpertyp	BMk	eMk
Faktor-VIII-Hemmkörper	S+römische Zahl+ V+S	4	Antikörpertyp	BMk	hMk
Faktor-XIII-Aktivität	S+römische Zahl+ S	3	Gemischtes	BMk	eMk
Feinnadelbiopsie	A+S+S	3	Untersuchungsverfahren	zMk	hMk
Feinnadelpunktion	A+S+S	3	Untersuchungsverfahren	zMk	hMk
Feinstaubbelastung	A+S+S	3	Gemischtes	zMk	iMk
Felsenbeinfraktur	S+S+S	3	Schädigung	zMk	hMk
Fentanyl-Nasenspray	S+S+S	3	Arzneimittel	BMk, Fugenelement *-n-*	hMk
Fentanyl-Sublingualtablette[br]	S+präfigiertes Adjektiv+S	3	Arzneimittel	BMk	eMk
Fertigarzneimittel	A+S+S	3	Arzneitmittel	zMk	iMk
Fibroblasten-Wachstumsfaktor[bs]	präfigiertes Substantiv+S+S	3	Gemischtes	BMk, Fugenelement *-en-*, Fugenelement *-s-*	hMk
Fingerkuppendruck	S+S+S	3	Symptom	zMk, Fugenelement *-n-*	hMk
Fingermittelgelenk	S+S+S	3	Gemischtes	zMk	iMk
Fingermittel-Gelenk	S+S+S	3	Gemischtes	BMk	iMk
Finger-Nase-Versuch	S+S+S	3	Untersuchungsverfahren	BMk	iMk
First-Line-Medikation	Zahlwort+S+S	3	Prozess	BMk	eMk
First-line-Therapie	Zahlwort+S+S	3	Therapie	BMk, Minuskel	eMk
First-Line-Therapie	Zahlwort+S+S	3	Therapie	BMk	eMk
First-line-Therapiestrategie	Zahlwort+S+S+S	4	Gemischtes	BMk	eMk
Fischöl-Präparate	S+S+S	3	Arzneimittel	BMk	hMk

(*fortgeführt*)

Tabelle 1 Fortsetzung

Substantivisches Mehrfachkompositum	Form	Gliederanzahl	Bedeutung	Schreibweise	(Fremd)-lingualer Status
Fischöl-Supplementation	S+S+S	3	Prozess	BMk	hMk
Flash-Glukose-Monitoring-System	S+S+S+S	4	System	BMk	eMk
Flohsamenschalen-Präparat	S+S+S+S	4	Arzneimittel	BMk, Fugenelement *-n-*	hMk
Flüssig-Sauerstoffsysteme	A+A+S+S	4	System	BMk	hMk
FRAILTY-AVR-Studie[bt]	S+Abkürzung+S	3	Studie	BMk, Druckschrift	eMk
Fremdkörperentfernung	A+S+S	3	Prozess	zMk	iMk
Fremdkörpergranulom	A+S+S	3	Gemischtes	zMk	hMk
Frühdumping-Syndrom	A+A+S	3	Syndrom	BMk	hMk
Früherkennungsuntersuchung	A+S+S	3	Gemischtes	zMk, Fugenelement *-s-*	iMk
Frühsommer-Meningoenzephalitis[bu]	A+S+präfigiertes Substantiv	3	Krankheit/Erkrankung	BMk	hMk
Frühsommer-Meningoenzephalitis-Virus	A+S+präfigiertes Substantiv+S	4	Virus	BMk	hMk
FSME-Risikogebiete[bv]	Abkürzung+S+S	3	Gemischtes	BMk	hMk
Fünf-Jahres-Mortalität	Zahlwort+S+S	3	Gemischtes	BMk, Fugenelement *-es-*	hMk
Fußsohlenbereich	S+S+S	3	Gemischtes	zMk, Fugenelement *-n-*	hMk
FUTURE-5-Studie	S+Zahl+S	3	Studie	BMk, Druckschrift	hMk
Gallenblasensteine	S+S+S	3	Krankheit/Erkrankung	zMk, Fugenelemente *-n-*	iMk
Gallensalzbinder	S+S+S	3	Arzneimittel	zMk, Fugenelement *-n-*	iMk
Gallensäurebinder	S+S+S	3	Arzneimittel	zMk, Fugenelement *-n-*	iMk

Gallensäuremetabolismus	S+S+S	3	Prozess	zMk, Fugenelement *-n-*	hMk
Gallensäurerezeptor	S+S+S	3	Rezeptortyp	zMk, Fugenelement *-n-*	hMk
Gallensäuresynthese	S+S+S	3	Prozess	zMk, Fugenelement *-n-*	hMk
Gallensäureverlust-Syndrom	S+S+S+S	4	Syndrom	BMk, Fugenelement *-n-*	hMk
Gallensäurevorrat	S+S+S	3	Gemischtes	zMk, Fugenelement *-n-*	iMk
Gamma-Herpesviren	S+S+S	3	Virus	BMk	eMk
Gammanagel-Osteosynthese[bw]	S+S+präfigiertes Substantiv	3	Prozess	BMk	hMk
Ganzbein-Standaufnahme	A+S+S+S	4	Gemischtes	BMk	iMk
Ganzkörper-Pigmentation	A+S+S	3	Prozess	BMk	hMk
Ganzkörperuntersuchung	A+S+S	3	Untersuchungsverfahren	zMk	iMk
Gebärmutterhalskrebs	V+S+S+S	4	Krankheit/Erkrankung	zMk	iMk
Gelenkkapselverdickung	S+S+S	3	Symptom	zMk	hMk
Gelenkspaltverschmälerung	S+S+S	3	Symptom	zMk	iMk
Gelenkspalt-Verschmälerung	S+S+S	3	Symptom	BMk	iMk
Genexpressionsänderungen	S+S+S	3	Gemischtes	zMk, Fugenelement *-s-*	hMk
Genotyp-1-Infektion	S+S+Zahl+S	4	Infektion	BMk, Fugenelement *-o-*	hMk
Gesamtinsulinmenge	A+S+S	3	Gemischtes	zMk	hMk
Gesamt-Vitamin-B_{12}-Konzentration	A+S+Buchstabe+ tiefgestellte Zahl+S	5	Gemischtes	BMk	hMk
Gewichtsreduktionsstudien	S+S+S	3	Studie	zMk, Fugenelemente *-s-*	hMk
Gilbert-Meulengracht-Syndrom[bx]	Anthroponym+ Anthroponym+S	3	Syndrom	BMk	eMk
Ginkgo-biloba-Extrakt	S+A+S	3	Arzneimittel	BMk, Minuskel	eMk

(fortgeführt)

Tabelle 1 Fortsetzung

Substantivisches Mehrfachkompositum	Form	Gliederanzahl	Bedeutung	Schreibweise	(Fremd)-lingualer Status
Ginkgo-Spezialextrakt	S+A+S	3	Arzneimittel	BMk	eMk
GLP-1-Analoga[by]	Abkürzung+Zahl+S	3	Substanz	BMk	hMk
GLP21-Agonisten	Abkürzung+Zahl+S	3	Substanz	BMk	hMk
Glucose-6-Phosphat-Dehydrogenase-Mangel[bz]	S+Zahl+S+präfigiertes Substantiv+S	5	Mangel	BMk	hMk
Glukokortikoid-Stoßtherapie[ca]	präfigiertes Substantiv+S+S	3	Therapie	BMk	hMk
Glukosemessmethoden	S+V+S	3	Gemischtes	zMk	hMk
Glukosestoffwechsel	S+S+S	3	Prozess	zMk	hMk
Glukosestoffwechsellage	S+S+S+S	4	Gemischtes	zMk	hMk
Goldmann-Applanationstonometer[cb]	Anthroponym+S+S	3	Gerät	BMk, Fugenelement *-s-*	hMk
Gonadotropin-Releasing-Hormon[cc]	präfigiertes Substantiv+S+S	3	Substanz	BMk, Fugenelement *-o-*	eMk
Grad-1-Hypertonie	S+Zahl+S	3	Krankheit/Erkrankung	BMk	hMk
Grad-I-Hypertonie	S+römische Zahl+S	3	Krankheit/Erkrankung	BMk	eMk
Green-Nail-Syndrom	A+S+S	3	Syndrom	BMk	eMk
Grippe-Impfstoff	S+V+S	3	Impfstoffart	BMk	eMk
Großgefäßvaskulitis	A+S+S	3	Krankheit/Erkrankung	zMk	hMk

Großgefäßwandelastizität	A+S+S+S	4	Gemischtes	zMk	hMk
Großhirnschädigungen	A+S+S	3	Schädigung	zMk	iMk
Großzehengrundgelenk	A+S+S+S	4	Gemischtes	zMk, Fugenelement *-n-*	iMk
Großzehennägel	A+S+S	3	Gemischtes	zMk, Fugenelement *-n-*	iMk
Großzehennagelplatten	A+S+S+S	4	Gemischtes	zMk, Fugenelement *-n-*	hMk
Grünteeextrakt	A+S+S	3	Arzneimittel	zMk	hMk
Guillain-Barré-Syndrom[cd]	Anthroponym+ Anthroponym+S	3	Syndrom	BMk	eMk
H.-pylori-Eradikation[ce]	Abkürzung+S+S	3	Therapie	BMk, Punktsetzung	eMk
H.-pylori-Infektion	Abkürzung+S+S	3	Infektion	BMk, Punktsetzung	eMk
Haferflockentest	S+S+S	3	Testart	zMk, Fugenelement *-n-*	hMk
Hakenwurminfektion	S+S+S	3	Infektion	zMk	hMk
Hals-Nasen-Ohrenheilkunde	S+S+S+V+S	5	medizinische Sparte	BMk, Fugenelement *-n-*, Fugenelement *-en-*	iMk
Hals-Nasen-Ohren-Heilkunde	S+S+S+V+S	5	medizinische Sparte	BMk, Fugenelement *-n-*, Fugenelement *-en-*	iMk
Halswirbelsäule	S+S+S	3	Organteil	zMk	iMk
Hamstringsehnen-Refixation[cf]	S+S+präfigiertes Substantiv	3	Prozess	BMk, Fugenelement *-n-*	hMk
Hamstringsehnenruptur	S+S+S	3	Gemischtes	zMk, Fugenelement *-n-*	hMk
Hand-Fuß-Mund-Krankheit	S+S+S+S	4	Krankheit/Erkrankung	BMk	iMk
Hand-Fuß-Syndrom	S+S+S	3	Syndrom	BMk	hMk
Handgelenksbeuger	S+S+S	3	Organteil	zMk, Fugenelement *-s-*	iMk
Handgelenksfraktur	S+S+S	3	Schädigung	zMk, Fugenelement *-s-*	hMk
Handgelenksmessung	S+S+S	3	Untersuchungsverfahren	zMk, Fugenelement *-s-*	iMk

(*fortgeführt*)

Tabelle 1 Fortsetzung

Substantivisches Mehrfachkompositum	**Form**	**Gliederanzahl**	**Bedeutung**	**Schreibweise**	**(Fremd)-lingualer Status**
Handwurzelbereich	S+S+S	3	Gemischtes	zMk	iMk
Handwurzelknochen	S+S+S	3	Organ	zMk	iMk
Harnblasendauerkatheter	S+S+S+S	4	Gerät	zMk, Fugenelement *-n-*	hMk
Harnblasendivertikel	S+S+S	3	Beschwerde	zMk, Fugenelement *-n-*	hMk
Harnblasenkatheter	S+S+S	3	Gerät	zMk, Fugenelement *-n-*	hMk
Harnblasentumor	S+S+S	3	Krankheit/Erkrankung	zMk, Fugenelement *-n-*	hMk
Harnröhrenstrikturen	S+S+S	3	Beschwerde	zMk, Fugenelement *-n-*	hMk
Harnröhrenverletzung	S+S+S	3	Beschwerde	zMk, Fugenelement *-n-*	iMk
Harnsäurespiegel	S+S+S	3	Gemischtes	zMk	hMk
Harnsäuretransporter	S+S+S	3	Gemischtes	zMk	hMk
Harnsäurewerte	S+S+S	3	Wert	zMk	iMk
Harnwegsinfekt	S+S+S	3	Infektion	zMk, Fugenelement *-s-*	hMk
Harnwegsinfektion	S+S+S	3	Infektion	zMk, Fugenelement *-s-*	hMk
Hartstrahltechnik	A+S+S	3	Infektion	zMk	hMk
HAS-BLED-Score[cg]	Abkürzung+ Abkürzung+S	3	Score	BMk	eMk
Hashimoto-Thyreoiditis-Autoantikörper[ch]	Anthroponym+ S+Konfix+ präfigiertes Substantiv	4	Antikörpertyp	BMk	eMk
Hausarzt-Internist	S+S+S	3	Gemischtes	BMk	hMk
Hausarztmedizin	S+S+S	3	medizinische Sparte	zMk	hMk

Hausarztpraxis	S+S+S	3	Gemischtes	zMk	hMk
Hausstaubmilbenallergie	S+S+S+S	4	Allergie	zMk, Fugenelement *-n-*	hMk
Hautkrebsscreening	S+S+S	3	Untersuchungsverfahren	zMk	hMk
Hautleitwert-Biofeedback	S+V+S+Konfix+S	5	Gemischtes	BMk	hMk
HbA_{1c}-Absenkung[ci]	Abkürzung+ Buchstabe+ tiefgestellte Zahl+ tiefgestellter Buchstabe+S	5	Prozess	BMk	hMk
HbA_{1c}-Reduktion	Abkürzung+ Buchstabe+ tiefgestellte Zahl+ tiefgestellter Buchstabe+S	5	Prozess	BMk	hMk
HbA_{1c}-Werte	Abkürzung+ Buchstabe+ tiefgestellte Zahl+ tiefgestellter Buchstabe+S	5	Wert	BMk	hMk
HbA_{1c}-Wert-Reduktion	Abkürzung+ Buchstabe+ tiefgestellte Zahl+ tiefgestellter Buchstabe+S+S	6	Prozess	BMk	hMk
HbA_{1c}-Wert-Zielwert	Abkürzung+ Buchstabe+ tiefgestellte Zahl+ tiefgestellter Buchstabe+S+S+S	7	Wert	BMk	hMk

(*fortgeführt*)

Tabelle 1 Fortsetzung

Substantivisches Mehrfachkompositum	Form	Gliederanzahl	Bedeutung	Schreibweise	(Fremd)-lingualer Status
HbA_{1c}-Ziel-Korridor	Abkürzung+ Buchstabe+ tiefgestellte Zahl+ tiefgestellter Buchstabe+S+S	6	Gemischtes	BMk	hMk
HCV-Vermehrungszyklus[cj]	Abkürzung+S+S	3	Gemischtes	BMk, Fugenelement *-s-*	hMk
HDL-Cholesterinspiegel[ck]	Abkürzung+ präfigiertes Substantiv+S	3	Gemischtes	BMk	eMk
Heilmittelbedarf	V+S+S	3	Gemischtes	zMk	iMk
Heilpflanzenextrakte	V+S+S	3	Arzneimittel	zMk, Fugenelement *-n-*	hMk
Hemmkörperhämophilie[cl]	V+S+S	3	Störung	zMk	hMk
Hepatitis-A-Impfung[cm]	S+Buchstabe+S	3	Gemischtes	BMk	hMk
Hepatitis-B-Impfung	S+Buchstabe+S	3	Gemischtes	BMk	hMk
Hepatitis-C-Therapie	S+Buchstabe+S	3	Therapie	BMk	hMk
Hepatitis-C-Virus	S+Buchstabe+S	3	Virus	BMk	hMk
Herpesvirusinfektionen	S+S+S	3	Infektion	zMk	eMk
Herpes-Zoster-Reaktivierung	S+S+präfigiertes Substantiv	3	Prozess	BMk	eMk
Herpes-Zoster-Schmerzen	S+S+S	3	Schmerz	BMk	hMk
Herzbeuteltamponade	S+S+S	3	Prozess	zMk	hMk
Herzfrequenzreserve	S+S+S	3	Gemischtes	zMk	hMk
Herzfrequenzvariabilität	S+S+S	3	Gemischtes	zMk	hMk

Herz-Gefäß-Risiko	S+S+S	3	Risikoart	BMk	hMk
Herzinfarktrisiko	S+S+S	3	Risikoart	zMk	hMk
Herzinsuffizienznetzwerke	S+präfigiertes Substantiv+S+S	4	Gemischtes	zMk	hMk
Herzinsuffizienzpatienten	S+präfigiertes Substantiv+S	3	Patientenkategorie	zMk	hMk
Herzinsuffizienz-Patienten	S+präfigiertes Substantiv+S	3	Patientenkategorie	BMk	hMk
Herzinsuffizienz-Risiko	S+präfigiertes Substantiv+S	3	Risikoart	BMk	hMk
Herzinsuffizienztherapie	S+präfigiertes Substantiv+S	3	Therapie	zMk	hMk
Herzkatheter-Therapie	S+S+S	3	Therapie	BMk	hMk
Herzkatheteruntersuchung	S+S+S	3	Untersuchungsverfahren	zMk	hMk
Herzklappenerkrankung	S+S+S	3	Krankheit/Erkrankung	zMk, Fugenelement -*n*-	iMk
Herzklappenersatz	S+S+S	3	Gerät	zMk, Fugenelement -*n*-	iMk
Herz-Kreislauf-Erkrankungen	S+S+S+S	4	Krankheit/Erkrankung	BMk	iMk
Herz-Kreislauf-Funktion	S+S+S+S	4	Gemischtes	BMk	hMk
Herz-Kreislauf-Komplikationen	S+S+S+S	4	Gemischtes	BMk	hMk
Herz-Kreislauf-Krankheiten	S+S+S+S	4	Krankheit/Erkrankung	BMk	iMk
Herzkreislaufmedizin	S+S+S+S	4	medizinische Sparte	zMk	hMk
Herz-Kreislauf-Risiko	S+S+S+S	4	Risikoart	BMk	hMk
Herz-Kreislauf-Störung	S+S+S+S	4	Störung	BMk	iMk
Herz-Kreislauf-System	S+S+S+S	4	System	BMk	hMk
Herz-Kreislauf-Versagen	S+S+S+S	4	Gemischtes	BMk	iMk

(*fortgeführt*)

Tabelle 1 Fortsetzung

Substantivisches Mehrfachkompositum	Form	Gliederanzahl	Bedeutung	Schreibweise	(Fremd)-lingualer Status
Herzmuskelgewebe	S+S+S	3	Gemischtes	zMk	hMk
Herzrhythmusstörungen	S+S+S	3	Störung	zMk	hMk
Herzschlagvolumen	S+S+S	3	Gemischtes	zMk	hMk
Herzschrittmacher	S+S+S	3	Gerät	zMk	iMk
Herzstillstand	S+A+S	3	Gemischtes	zMk	iMk
Herzzeitvolumen	S+S+S	3	Gemischtes	zMk	hMk
Heuschnupfenpatienten	S+S+S	3	Patientenkategorie	zMk	hMk
High-Flow-O_2-Gabe[cn]	A+S+Buchstabe+ tiefgestellte Zahl+S	5	Gemischtes	BMk	hMk
High-Flow-Sauerstoffgabe	A+S+A+S+S	5	Gemischtes	BMk	hMk
High-risk-Patienten	A+S+S	3	Patientenkategorie	BMk, Minuskel	eMk
High-risk-Typ	A+S+S	3	Gemischtes	BMk, Minuskel	eMk
Hinterohrregion	Pr.+S+S	3	Gemischtes	zMk	hMk
Histamin-H_1-Rezeptorenblocker[co]	S+Buchstabe+ tiefgestellte Zahl+ S+S	5	Substanz	BMk, Fugenelement *-en-*	hMk
Histamin-H_2-Rezeptorenblocker	S+Buchstabe+ tiefgestellte Zahl+ S+S	5	Substanz	BMk, Fugenelement *-en-*	hMk
Hitzeschmerzreiz	S+S+S	3	Gemischtes	zMk	iMk
HIV-1-Infektion[cp]	Abkürzung+Zahl+ S	3	Infektion	BMk	hMk
HIV-Neudiagnose	Abkürzung+A+S	3	Gemischtes	BMk	hMk

Hochdosisgruppe	A+S+S	3	Gemischtes	zMk	hMk
Hochdosisimpfstoffe	A+S+V+S	4	Impfstoffart	zMk	hMk
Hochdosis-Radiojodtherapie[cq]	A+S+präfigiertes Substantiv+S	4	Therapie	BMk	hMk
Hochdruckmedikament	A+S+S	3	Arzneimittel	zMk	hMk
Hoch-Renin-Patienten	A+S+S	3	Patientenkategorie	BMk	hMk
Hoch-Risiko-Bereich	A+S+S	3	Gemischtes	BMk	hMk
Hochrisikopatienten	A+S+S	3	Patientenkategorie	zMk	hMk
Hochrisiko-Patienten	A+S+S	3	Patientenkategorie	BMk	hMk
Hochrisikopersonen	A+S+S	3	Gemischtes	zMk	hMk
Hodenfehllagen	S+V+S	3	Fehler	zMk	iMk
Hodenhochstand	S+A+S	3	Fehler	zMk	iMk
Hoffmann-Tinel-Zeichen[cr]	Anthroponym+ Anthroponym+S	3	Symptom	BMk	hMk
Honigwaben-Lunge	S+S+S	3	Krankheit/Erkrankung	BMk, Fugenelement *-n-*	iMk
Hormonersatztherapie	S+S+S	3	Therapie	zMk	hMk
Hormonmangelsymptome	S+S+S	3	Symptom	zMk	hMk
Hornhautbildung	S+S+S	3	Prozess	zMk	iMk
Hörwahrnehmungsstörungen	V+S+S	3	Störung	zMk, Fugenelement *-s-*	iMk
HPV-Impfquote[cs]	Abkürzung+V+S	3	Gemischtes	BMk	eMk
Hufeisenniere	S+S+S	3	Störung	zMk	iMk
Humeruskopfzentrierung	S+S+S	3	Gemischtes	zMk	eMk
Hunger-Appetit-Hormon	S+S+S	3	Substanz	BMk	hMk
Hunger-Sättigungs-Regulation	S+S+S	3	Prozess	BMk, Fugenelement *-s-*	hMk
Hustenkopfschmerz	S+S+S	3	Schmerz	zMk	hMk

(*fortgeführt*)

Tabelle 1 Fortsetzung

Substantivisches Mehrfachkompositum	**Form**	**Gliederanzahl**	**Bedeutung**	**Schreibweise**	**(Fremd)-lingualer Status**
Hyoid-Larynx-Elevation	S+S+S	3	Prozess	BMk	eMk
Hypertonie-Leitlinie	S+V+S	3	Gemischtes	BMk	hMk
Hypothalamus-Hypophysen-Nebennierenrinden-Achse[ct]	präfigiertes Substantiv+S+Pr.+S+S+S	6	Gemischtes	BMk, Fugenelemente *-n-*	hMk
Iberis-amara-Kombination	S+A+S	3	Gemischtes	BMk	eMk
IgG-Antikörpertiter[cu]	Abkürzung+Buchstabe+präfigiertes Substantiv+S	4	Gemischtes	BMk	hMk
IL-17A-Blocker[cv]	Abkürzung+Zahl+Buchstabe+S	4	Substanz	BMk	hMk
IL1-ß-Blocker	Abkürzung+Zahl+griechischer Buchstabe+S	4	Substanz	BMk	hMk
IL-1ß-Hemmer	Abkürzung+Zahl+griechischer Buchstabe+S	4	Substanz	BMk	hMk
IL-5-Rezeptor-Antikörper	Abkürzung+Zahl+S+präfigiertes Substantiv	4	Antikörpertyp	BMk	hMk
Immun-Checkpointkombination	A+S+S	3	Gemischtes	BMk	eMk
Immundefizienzsyndrom	A+S+S	3	Syndrom	zMk	eMk
Immundefizienzvirus	A+S+S	3	Virus	zMk	eMk

Immundefizienz-Virus	A+S+S	3	Virus	BMk	eMk
Immunsystem-Booster	A+S+S	3	Gemischtes	BMk	eMk
Immuntoleranztherapie	A+S+S	3	Therapie	zMk	eMk
Impfstoff-Wirksamkeit	V+S+S	3	Gemischtes	BMk	hMk
Infektionsschutzmaßnahmen	S+S+S	3	Gemischtes	zMk, Fugenelement *-s-*	hMk
Influenza-Impfstoffe	S+V+S	3	Impfstoffart	BMk	eMk
Innenbandläsionen	Adv.+S+S	3	Schädigung	zMk	hMk
Innenknöchelfrakturen	Adv.+S+S	3	Schädigung	zMk	hMk
Innenrotationsfähigkeit	Adv.+S+S	3	Gemischtes	zMk, Fugenelement *-s-*	hMk
Insektengiftallergie	S+S+S	3	Allergie	zMk, Fugenelement *-en-*	hMk
Insektenstichreaktion	S+S+S	3	Gemischtes	zMk, Fugenelement *-en-*	hMk
Insomnie-Schweregrad-Score	S+S+S+S	4	Score	BMk	hMk
In-Stent-Restenose	Pr.+S+präfigiertes Substantiv	3	Prozess	BMk	eMk
Insulinpumpentherapie	S+S+S	3	Therapie	zMk, Fugenelement *-n-*	eMk
Insulinsekretionsreserven	S+S+S	3	Gemischtes	zMk, Fugenelement *-s-*	eMk
Insulinsekretionsverlust	S+S+S	3	Gemischtes	zMk, Fugenelement *-s-*	hM
Interferon-Gamma-Release-Assay	S+S+S+S	4	Testart	BMk	eMk
Interferon-gamma-Spiegel	S+S+S	3	Gemischtes	BMk, Minuskel	eMk
Interleukin-17A-Antikörper[cw]	präfigiertes Substantiv+ Zahl+Buchstabe+ präfigiertes Substantiv	4	Antikörpertyp	BMk	hMk

(*fortgeführt*)

Tabelle 1 Fortsetzung

Substantivisches Mehrfachkompositum	**Form**	**Gliederanzahl**	**Bedeutung**	**Schreibweise**	**(Fremd)-lingualer Status**
Interleukin-1ß-Hemmer	präfigiertes Substantiv+Zahl+ griechischer Buchstabe+S	4	Substanz	BMk	hMk
Interleukin-2-Rezeptor	präfigiertes Substantiv+Zahl+S	3	Rezeptortyp	BMk	hMk
Interleukin-5-Rezeptor	präfigiertes Substantiv+Zahl+S	3	Rezeptortyp	BMk	hMk
Interleukin-6-Rezeptorantagonist	präfigiertes Substantiv+Zahl+ S+präfigiertes Substantiv	4	Substanz	BMk	hMk
Intima-Media-Dicke	S+S+S	3	Gemischtes	BMk	hMk
In-vitro-Bestimmung	Pr.+S+S	3	Untersuchungsverfahren	BMk, Minuskel	hMk
In-vitro-Effekt	Pr.+S+S	3	Gemischtes	BMk, Minuskel	eMk
In-vitro-Studien	Pr.+S+S	3	Studie	BMk, Minuskel	eMk
Kaiserschnittentbindung	S+S+S	3	Prozess	zMk	iMk
Kalksalzminderung	S+S+S	3	Prozess	zMk	hMk
Kalziumkanalblocker	S+S+S	3	Substanz	zMk	eMk
Kalziumsorbitolkomplex	S+S+S	3	Gemischtes	zMk	eMk
Kaplan-Meier-Analyse[cx]	Anthroponym+ Anthroponym+S	3	Analyseart	BMk	eMk

Kaplan-Meier-Methode	Anthroponym+ Anthroponym+S	3	Gemischtes	BMk	eMk
Kapsel-Endoskopie-Aufnahme[cy]	S+S+S	3	Gemischtes	BMk	hMk
Kationen-Austauscher-Polymer	S+S+S	3	Substanz	BMk, Fugenelement *-en-*	hMk
Katzenkratzkrankheit	S+V+S	3	Krankheit/Erkrankung	zMk, Fugenelement *-n-*	iMk
Keuchhusten-Erreger	V+S+S	3	Gemischtes	BMk	iMk
Keuchhusten-Infektion	V+S+S	3	Infektion	BMk	hMk
Keuchhustenpatienten	V+S+S	3	Patientenkategorie	zMk	hMk
KHK-Überschussrisiko[cz]	Abkürzung+S+S	3	Risikoart	BMk	hMk
Kiefergelenksverspannungen	S+S+S	3	Beschwerde	zMk, Fugenelement *-s-*	iMk
Klammernahtgerät	S+S+S	3	Gerät	zMk	iMk
Kleinhirninfarkte	A+S+S	3	Krankheit/Erkrankung	zMk	hMk
Kleinhirnschädigung	A+S+S	3	Schädigung	zMk	iMk
Kniegelenkerkrankungen	S+S+S	3	Krankheit/Erkrankung	zMk	iMk
Kniegelenkluxation	S+S+S	3	Schädigung	zMk	hMk
Kniegelenkserkrankungen	S+S+S	3	Krankheit/Erkrankung	zMk, Fugenelement *-s-*	iMk
Knie-Hacken-Versuch	S+S+S	3	Untersuchungsverfahren	BMk	iMk
Knöchel-Arm-Index	S+S+S	3	Gemischtes	BMk	hMk
Knöchelarteriendrücke	S+S+S	3	Beschwerde	zMk, Fugenelement *-n-*	hMk
Knochendichtemessung	S+S+S	3	Untersuchungsverfahren	zMk	iMk
Knochendichtewerte	S+S+S	3	Wert	zMk	iMk
Knochen-Knorpel-Therapie	S+S+S	3	Therapie	BMk	hMk
Knochen-Knorpel-Zylinder	S+S+S	3	Gerät	BMk	hMk
Knochenleitungshörgerät	S+S+V+S	4	Gerät	zMk, Fugenelement *-s-*	iMk

(*fortgeführt*)

Tabelle 1 Fortsetzung

Substantivisches Mehrfachkompositum	Form	Gliederanzahl	Bedeutung	Schreibweise	(Fremd)-lingualer Status
Knochenmarkdiagnostik	S+S+S	3	Gemischtes	zMk	hMk
Knochenmarkerkrankung	S+S+S	3	Krankheit/Erkrankung	zMk	iMk
Knochenmarkkarzinose	S+S+S	3	Prozess	zMk	hMk
Knochenmarködem	S+S+S	3	Krankheit/Erkrankung	zMk	hMk
Knochenmarkpunktion	S+S+S	3	Untersuchungsverfahren	zMk	hMk
Knochenmark-Punktion	S+S+S	3	Untersuchungsverfahren	BMk	hMk
Knochenmarksdiagnostik	S+S+S	3	Gemischtes	zMk, Fugenelement *-s-*	hMk
Knochenmarksfibrose	S+S+S	3	Prozess	zMk, Fugenelement *-s-*	hMk
Knochenmarkshistologie	S+S+S	3	Untersuchungsverfahren	zMk, Fugenelement *-s-*	hMk
Knochenmarksuppression	S+S+S	3	Prozess	zMk	hMk
Knochenmarksveränderungen	S+S+S	3	Gemischtes	zMk, Fugenelement *-s-*	iMk
Knochenmarkszytologie	S+S+S	3	Untersuchungsverfahren	zMk, Fugenelement *-s-*	hMk
Knochenneubildung	S+A+S	3	Prozess	zMk	iMk
Knollenblätterpilz-Intoxikation	S+S+S+S	4	Beschwerde	BMk, Fugenelement *-n-*	hMk
Knorpel-Labrum-Komplex	S+S+S	3	Gemischtes	BMk	eMk
Kochsalzlösung	V+S+S	3	Substanz	zMk	iMk
Kohlenhydrataufnahme	S+S+S	3	Gemischtes	zMk, Fugenelement *-n-*	hMk
Kohlenhydratbeschränkung	S+S+S	3	Gemischtes	zMk, Fugenelement *-n-*	hMk
Kohlenhydratmenge	S+S+S	3	Gemischtes	zMk, Fugenelement *-n-*	hMk
Kohlenhydratzufuhr	S+S+S	3	Gemischtes	zMk, Fugenelement *-n-*	hMk
Kohlenhydrat-Zufuhr	S+S+S	3	Gemischtes	BMk, Fugenelement *-n-*	hMk

Kohlenstoff-Isotopenwerte	S+S+S+S	4	Wert	BMk, Fugenelement -*n*-, Fugenelement -*en*-	hMk
Kolon-J-Pouch[da]	S+Buchstabe+S	3	Gemischtes	BMk	hMk
Kontrastmittelallergie	S+S+S	3	Allergie	zMk	hMk
Kontrastmittelbelastung	S+S+S	3	Gemischtes	zMk	hMk
Kontrastmittelgabe	S+S+S	3	Gemischtes	zMk	hMk
Kontrastmittel-Hyperenhancement	S+S+präfigiertes Substantiv	3	Gemischtes	BMk	hMk
Kontrastmittelsonografie	S+S+S	3	Untersuchungsverfahren	zMk	hMk
Kontrastmittel-Sonografie	S+S+S	3	Untersuchungsverfahren	BMk	hMk
Kontrastmittel-Verhalten	S+S+S	3	Gemischtes	BMk	hMk
Kopf-Hals-Bereich	S+S+S	3	Gemischtes	BMk	hMk
Kopf-Hals-Bestrahlung	S+S+S	3	Prozess	BMk	hMk
Kopf-Hals-Übergang	S+S+S	3	Gemischtes	BMk	hMk
Kopfschmerzexperten	S+S+S	3	Gemischtes	zMk	hMk
Kopfschmerz-Klassifikation	S+S+S	3	Gemischtes	BMk	hMk
Kopfschmerzpatienten	S+S+S	3	Patientenkategorie	zMk	hMk
Kopfschmerzzentrum	S+S+S	3	Gemischtes	zMk	hMk
Koronararterienaneurysma	A+S+S	3	Krankheit/Erkrankung	zMk, Fugenelement -*n*-	eMk
Koronararterienverkalkung	A+S+S	3	Beschwerde	zMk, Fugenelement -*n*-	eMk
Koronargefäßinterventionen	A+S+S	3	Untersuchungsverfahren	zMk	hMk
Körpergewichtsoptimierungf	S+S+S	3	Prozess	zMk, Fugenelement -*s*-	hMk
Körperkerntemperatur	S+S+S	3	Gemischtes	zMk	hMk
Kortikosteroid-Langzeittherapie[db]	präfigiertes Substantiv+A+S+S	4	Therapie	BMk	hMk

(*fortgeführt*)

Tabelle 1 Fortsetzung

Substantivisches Mehrfachkompositum	**Form**	**Gliederanzahl**	**Bedeutung**	**Schreibweise**	**(Fremd)-lingualer Status**
Krallenzehenbildung	S+S+S	3	Prozess	zMk, Fugenelemente *-n-*	iMk
Kreislauf-Beschwerden	S+S+S	3	Beschwerde	BMk	iMk
Kreislaufprobleme	S+S+S	3	Gemischtes	zMk	hMk
Kreislaufstillstand	S+S+A+S	4	Gemischtes	zMk	iMk
Kreislauf-Störungen	S+S+S	3	Störung	BMk	iMk
Krematoriumsleichenschau	S+S+S	3	Gemischtes	zMk, Fugenelement *-s-*, Fugenelement *-n-*	hMk
Kreuzband-Test	S+S+S	3	Testart	BMk	hMk
Kreuzschmerzpatienten	S+S+S	3	Patientenkategorie	zMk	hMk
Kreuzschmerz-Patienten	S+S+S	3	Patientenkategorie	BMk	hMk
Kreuzschmerztherapie	S+S+S	3	Therapie	zMk	hMk
Krim-Kongo-Fieber	Toponym+ Toponym+S	3	Krankheit/Erkrankung	BMk	eMk
LABA-ICS-Kombination[dc]	Abkürzung+ Abkürzung+S	3	Gemischtes	BMk	eMk
Landarztmedizin	S+S+S	3	medizinische Sparte	zMk	hMk
Langzeitbeobachtung	A+S+S	3	Gemischtes	zMk	iMk
Langzeit-Blutdruck	A+S+S+S	4	Gemischtes	BMk	iMk
Langzeitblutdruckmessung	A+S+S+S+S	5	Untersuchungsverfahren	zMk	iMk
Langzeit-Blutdruck-Messung	A+S+S+S+S	5	Untersuchungsverfahren	BMk	iMk
Langzeiteffekte	A+S+S	3	Gemischtes	zMk	hMk

Langzeit-EKG-Untersuchungen	A+S+Abkürzung+S	4	Untersuchungsverfahren	BMk	hMk
Langzeitkomplikationen	A+S+S	3	Gemischtes	zMk	hMk
Langzeitmessung	A+S+S	3	Untersuchungsverfahren	zMk	iMk
Langzeit-O_2-Therapie	A+S+Buchstabe+ tiefgestellte Zahl+S	5	Therapie	BMk	hMk
Langzeit-PPI-Therapie[dd]	A+S+Abkürzung+S	4	Therapie	BMk	hMk
Langzeitsauerstofftherapie	A+S+A+S+S	5	Therapie	zMk	hMk
Langzeit-Sauerstofftherapie	A+S+A+S+S	5	Therapie	BMk	hMk
Langzeitschmerztherapie	A+S+S+S	4	Therapie	zMk	hMk
Langzeittherapie	A+S+S	3	Therapie	zMk	hMk
Langzeituntersuchungen	A+S+S	3	Gemischtes	zMk	iMk
Läuserückfallfieber	S+S+S	3	Krankheit/Erkrankung	zMk	hMk
LDL-Cholesterin-Einstellung	Abkürzung+ präfigiertes Substantiv+S	3	Prozess	BMk	hMk
LDL-Cholesterin-Partikel	Abkürzung+ präfigiertes Substantiv+S	3	Gemischtes	BMk	eMk
LDL-Cholesterinsenkung	Abkürzung+ präfigiertes Substantiv+S	3	Prozess	BMk	hMk

(fortgeführt)

Tabelle 1 Fortsetzung

Substantivisches Mehrfachkompositum	Form	Gliederanzahl	Bedeutung	Schreibweise	(Fremd)-lingualer Status
LDL-Cholesterin-Senkung	Abkürzung+ präfigiertes Substantiv+S	3	Prozess	BMk	hMk
LDL-Cholesterinspiegel	Abkürzung+ präfigiertes Substantiv+S	3	Gemischtes	BMk	eMk
LDL-Cholesterin-Spiegel	Abkürzung+ präfigiertes Substantiv+S	3	Gemischtes	BMk	eMk
LDL-Cholesterinwert	Abkürzung+ präfigiertes Substantiv+S	3	Wert	BMk	hMk
LDL-Cholesterin-Wert	Abkürzung+ präfigiertes Substantiv+S	3	Wert	BMk	hMk
LDL-Cholesterinzielwert	Abkürzung+ präfigiertes Substantiv+S+S	4	Wert	BMk	hMk
LDL-Cholesterin-Zielwert	Abkürzung+ präfigiertes Substantiv+S+S	4	Wert	BMk	hMk
LDL-C-Senkung	Abkürzung+ Buchstabe+S	3	Prozess	BMk	hMk

LDL-C-Wert	Abkürzung+ Buchstabe+S	3	Wert	BMk	hMk
Leading-Edge-to-Leading-Edge-Methode	S+S+Pr.+S+S+S	6	Gemischtes	BMk	eMk
Lebensmittelallergie	S+S+S	3	Allergie	zMk, Fugenelement *-s-*	hMk
Leberfettgehalt	S+S+S	3	Gemischtes	zMk	iMk
Leberkrebsdiagnose	S+S+S	3	Gemischtes	zMk	hMk
Leberkrebs-Diagnose	S+S+S	3	Gemischtes	BMk	hMk
Leberkrebsinzidenz	S+S+S	3	Gemischtes	zMk	hMk
Leberkrebsrisiko	S+S+S	3	Risikoart	zMk	hMk
Leberkrebs-Risiko	S+S+S	3	Risikoart	BMk	hMk
Leber-Raumforderungen	S+S+S	3	Krankheit/Erkrankung	BMk	iMk
Leberwerterhöhung	S+S+S	3	Gemischtes	zMk	iMk
Legionellen-Antigentest	S+präfigiertes Substantiv+S	3	Testart	BMk, Fugenelement *-n-*	eMk
Lendenwirbelsäule	S+S+S	3	Organteil	zMk, Fugenelement *-n-*	iMk
Lendenwirbelsäulen-Syndrom	S+S+S+S	4	Syndrom	BMk, Fugenelemente *-n-*	hMk
Lesch Nyhan Syndrom[de]	Anthroponym+ Anthroponym+S	3	Syndrom	BMk	hMk
Limbusstammzellen-Insuffizienz	S+S+S+präfigiertes Substantiv	4	Krankheit/Erkrankung	BMk, Fugenelement *-n-*	hMk
Lipidspezialambulanz	S+A+S	3	Gemischtes	zMk	eMk
Lipidstoffwechsel	S+S+S	3	Prozess	zMk	hMk
Lipidstoffwechselstörung	S+S+S+S	4	Störung	zMk	hMk

(*fortgeführt*)

Tabelle 1 Fortsetzung

Substantivisches Mehrfachkompositum	Form	Gliederanzahl	Bedeutung	Schreibweise	(Fremd)-lingualer Status
Liquorunterdrucksyndrom	S+S+S	3	Syndrom	zMk	hMk
Low-Anterior-Resection-Syndrom	A+A+präfigiertes Substantiv+S	4	Syndrom	BMk	eMk
Low-anterior-resection-Syndrom	A+A+präfigiertes Substantiv+S	4	Syndrom	BMk, Minuskeln	eMk
Low-Density-Lipoproteine[df]	A+S+präfigiertes Substantiv	3	Gemischtes	BMk	eMk
Low-risk-Patienten	A+S+S	3	Patientenkategorie	BMk, Minuskel	eMk
Lungenarterienembolie	S+S+S	3	Krankheit/Erkrankung	zMk, Fugenelemente *-n-*	hMk
Lungenbindegewebe	S+V+S	3	Gemischtes	zMk, Fugenelement *-n-*	iMk
Lungenfunktionsanalyse	S+S+S	3	Analyseart	zMk, Fugenelement *-n-*, Fugenelement *-s-*	hMk
Lungenfunktionsuntersuchung	S+S+S	3	Untersuchungsverfahren	zMk, Fugenelement *-n-*, Fugenelement *-s-*	hMk
Lungenkrebsoperation	S+S+S	3	Eingriff	zMk, Fugenelement *-n-*	hMk
Lungenparenchymresektionen	S+S+präfigiertes Substantiv	3	Eingriff	zMk, Fugenelement *-n-*	hMk
Lungentransplantationszentrum	S+S+S	3	Gemischtes	zMk, Fugenelement *-n-*, Fugenelement *-s-*	hMk
Lungenvolumenreduktion	S+S+S	3	Prozess	zMk, Fugenelement *-n-*	hMk
Magenbypass-Operation	S+S+S	3	Eingriff	BMk	hMk
Magen-Darm-Beschwerden	S+S+S	3	Beschwerde	BMk	iMk

Magen-Darm-Erkrankung	S+S+S	3	Krankheit/Erkrankung	BMk	iMk
Magen-Darm-Grippe	S+S+S	3	Krankheit/Erkrankung	BMk	hMk
Magen-Darm-Infekt	S+S+S	3	Infektion	BMk	hMk
Magen-Darm-Infektion	S+S+S	3	Infektion	BMk	hMk
Magen-Darm-Krämpfe	S+S+S	3	Beschwerde	BMk	iMk
Magen-Darm-Krankheiten	S+S+S	3	Krankheit/Erkrankung	BMk	iMk
Magen-Darm-Passage	S+S+S	3	Untersuchungsverfahren	BMk	hMk
Magen-Darm-Störungen	S+S+S	3	Störung	BMk	iMk
Magen-Darm-Trakt	S+S+S	3	Gemischtes	BMk	hMk
Magenschleimhaut	S+S+S	3	Gemischtes	zMk	iMk
Magenschleimhautatrophie	S+S+S+S	4	Krankheit/Erkrankung	zMk	hMk
Magnetfeldtherapie	S+S+S	3	Therapie	zMk	hMk
Magnetresonanz-Angiografie	S+S+S	3	Untersuchungsverfahren	BMk	eMk
Mahlzeiten-Ersatztherapie	S+S+S+S	4	Therapie	BMk, Fugenelement *-en-*	hMk
May-Hegglin-Anomalie[dg]	Anthroponym+ Anthroponym+S	3	Krankheit/Erkrankung	BMk	eMk
Medikamentenübergebrauchs-Kopfschmerzen	S+S+S+S	4	Schmerz	BMk, Fugenelement *-en-*, Fugenelement *-s-*	hMk
Medikamentenwechselwirkungen	S+S+S	3	Gemischtes	zMk, Fugenelement *-en-*	hMk
Memorial-Kettering-Cancer-Center-Score[dh]	A+Anthroponym+ S+S+S	5	Score	BMk	eMk

(*fortgeführt*)

Tabelle 1 Fortsetzung

Substantivisches Mehrfachkompositum	**Form**	**Gliederanzahl**	**Bedeutung**	**Schreibweise**	**(Fremd)-lingualer Status**
Meningokokken-C-Konjugatvakzine	präfigiertes Substantiv+ Buchstabe+S+S	4	Impfstoffart	BMk, Fugenelement *-n-*	hMk
Mikrobiomdiversität	Konfix+S+S	3	Gemischtes	zMk	eMk
Mikrobiomkonstellationen	Konfix+S+S	3	Gemischtes	zMk	eMk
Mikrobiom-Modulation	Konfix+S+S	3	Prozess	BMk	eMk
Mikrobiomschädigungen	Konfix+S+S	3	Schädigung	zMk	hMk
Mikrobiomstörungen	Konfix+S+S	3	Störung	zMk	hMk
Mikrobiomveränderung	Konfix+S+S	3	Gemischtes	zMk	hMk
Mikrobiomverschiebung	Konfix+S+S	3	Gemischtes	zMk	hMk
Mikronährstoffkombination	Konfix+V+S+S	4	Gemischtes	zMk	hMk
Mikronährstoff-Supplementation	Konfix+V+S+S	4	Prozess	BMk	hMk
Mikrozirkulationsstörungen	Konfix+S+S	3	Störung	zMk, Fugenelement *-s-*	hMk
Milbenallergenkonzentration	S+S+S	3	Gemischtes	zMk, Fugenelement *-n-*	hMk
Milzvenenthrombose	S+S+S	3	Krankheit/Erkrankung	zMk, Fugenelement *-n-*	hMk
Mind-Body-Medizin	S+S+S	3	medizinische Sparte	BMk	eMk
Mineralkortikoid-Antagonist	S+S+präfigiertes Substantiv	3	Substanz	BMk	eMk
Mineralocorticoidrezeptorantagonist	S+S+S+präfigiertes Substantiv	4	Substanz	zMk, Fugenelement *-o-*	eMk
Mini-Mental-Status-Test	Konfix+A+S+S	4	Testart	BMk	eMk
Mini-Mental-Test	Konfix+A+S	3	Testart	BMk	eMk

Mitomycin-Frühinstillation	S+A+S	3	Prozess	BMk	hMk
MitraClip-Verfahren	S+S+S	3	Eingriff	BMk, Majuskel	hMk
Mitralklappen-Clip	A+S+S	3	Gerät	BMk, Fugenelement *-n-*	hMk
Mitralklappenerkrankungen	A+S+S	3	Krankheit/Erkrankung	zMk, Fugenelement *-n-*	hMk
Mitralklappenprothese	A+S+S	3	Gerät	zMk, Fugenelement *-n-*	hMk
Mitralklappenstenose	A+S+S	3	Fehler	zMk, Fugenelement *-n-*	hMk
Mittelmeer-Zeckenbissfieber	S+S+S+S	4	Krankheit/Erkrankung	BMk, Fugenelement *-n-*	hMk
Monozyten-Makrophagen-System	S+Konfix+S+S	4	System	BMk, Fugenelement *-en-*, Fugenelement *-n-*	eMk
Morbus-Basedow-Patienten[di]	S+Anthroponym+S	3	Patientenkategorie	BMk	eMk
Morbus-Crohn-Patienten[dj]	S+Anthroponym+S	3	Patientenkategorie	BMk	eMk
Multicenterstudie[dk]	Konfix+S+S	3	Studie	zMk	eMk
Multicenter-Studie	Konfix+S+S	3	Studie	BMk	eMk
Multi-Center-Studie	Konfix+S+S	3	Studie	BMk	eMk
Mundschleimhaut	S+S+S	3	Gemischtes	zMk	iMk
Muskelaufbaupräparat	S+S+S	3	Arzneimittel	zMk	hMk
Muskelbündelriss	S+S+S	3	Schädigung	zMk	hMk
Muskeldehnungstest	S+S+S	3	Testart	zMk, Fugenelement *-s-*	hMk
Muskel-Skeletterkrankungen	S+S+S	3	Krankheit/Erkrankung	BMk	hMk
Muskelstrecker-Übung	S+S+S	3	Gemischtes	BMk	hMk
Nagelpilzerkrankung	S+S+S	3	Krankheit/Erkrankung	zMk	iMk
Nagelpilzinfektionen	S+S+S	3	Infektion	zMk	hMk
Nagelplattenanteile	S+S+S	3	Gemischtes	zMk, Fugenelement *-n-*	hMk

(*fortgeführt*)

Tabelle 1 Fortsetzung

Substantivisches Mehrfachkompositum	Form	Gliederanzahl	Bedeutung	Schreibweise	(Fremd)-lingualer Status
Nährstoffresorption	V+S+präfigiertes Substantiv	3	Prozess	zMk	hMk
Nährstoffsupplementation	V+S+S	3	Prozess	zMk	hMk
Nahrungsbestandteile	S+S+S	3	Gemischtes	zMk, Fugenelement *-s-*	iMk
Nahrungsergänzungsmittel	S+S+S	3	Gemischtes	zMk, Fugenelemente *-s-*	iMk
Nahrungsergänzungsstoffe	S+S+S	3	Gemischtes	zMk, Fugenelemente *-s-*	hMk
Nahrungsmittelallergie	S+S+S	3	Allergie	zMk, Fugenelement *-s-*	hMk
Nahrungsmittelintoleranz	S+S+präfigiertes Substantiv	3	Krankheit/Erkrankung	zMk, Fugenelement *-s-*	hMk
Nahrungsmittel-Sensitivität	S+S+S	3	Beschwerde	zMk, Fugenelement *-s-*	hMk
Nahrungsmittelunverträglichkeit	S+S+S	3	Krankheit/Erkrankung	zMk, Fugenelement *-s-*	iMk
Nasenatmungsbehinderung	S+S+S	3	Symptom	zMk, Fugenelement *-n-*, Fugenelement *-s-*	iMk
Nasenklappenstenose	S+S+S	3	Fehler	zMk, Fugenelemente *-n-*	hMk
Nasenmuschelhyperplasie	S+S+S	3	Beschwerde	zMk, Fugenelement *-n-*	hMk
Nasennebenhöhle	S+Pr.+S	3	Organteil	zMk, Fugenelement *-n-*	iMk
Nasennebenhöhlenentzündung	S+Pr.+S+S	3	Beschwerde	zMk, Fugenelemente *-n-*	iMk
Nasenschleimhaut	S+S+S	3	Gemischtes	zMk, Fugenelement *-n-*	iMk
Nasenseptumdeviation	S+S+S	3	Fehler	zMk, Fugenelement *-n-*	hMk
Naturheilkunde	S+V+S	3	medizinische Sparte	zMk	hMk

Nebennierenrindeninsuffizienz	Pr.+S+S+ präfigiertes Substantiv	4	Krankheit/Erkrankung	zMk, Fugenelemente *-n-*	hMk
Nebenschilddrüsen-Chirurgie	Pr.+S+S+S	4	medizinische Sparte	BMk, Fugenelement *-n-*	hMk
Nebenwirkungsrisiko	Pr.+S+S	3	Risikoart	zMk, Fugenelement *-s-*	hMk
Nervenaustrittspunkt-Druckschmerz	S+S+S+S+S	5	Schmerz	zMk, Fugenelement *-en-*, Fugenelement *-s-*	hMk
Nervenfaserdichte	S+S+S	3	Gemischtes	zMk, Fugenelement *-en-*	hMk
Nervenfasereigenschaften	S+S+S	3	Gemischtes	zMk, Fugenelement *-en-*	hMk
Nervenleitgeschwindigkeit	S+V+S	3	Gemischtes	zMk, Fugenelement *-en-*	hMk
Nervenwurzelentzündung	S+S+S	3	Beschwerde	zMk, Fugenelement *-en-*	hMk
Nervus-medianus-Symptomatik	S+A+S	3	Gemischtes	BMk, Minuskel	eMk
Netzhautablösung	S+S+S	3	Krankheit/Erkrankung	zMk	iMk
Netzwerk-Metanalyse[dl]	S+S+präfigiertes Substantiv	3	Analyseart	BMk	hMk
Neurokinin-1-Antagonisten[dm]	präfigiertes Substantiv+ Zahl+präfigiertes Substantiv	3	Substanz	BMk	hMk
Neuropathie-Defizit-Score	S+S+S	3	Score	BMk	eMk
Neuropathie-Symptom-Score	S+S+S	3	Score	BMk	eMk
Neutral-Null-Methode	A+Zahlwort+S	3	Gemischtes	BMk	eMk

(*fortgeführt*)

Tabelle 1 Fortsetzung

Substantivisches Mehrfachkompositum	Form	Gliederanzahl	Bedeutung	Schreibweise	(Fremd)-lingualer Status
Nicht-Influenza-Impfungen	Partikel+S+S	3	Gemischtes	BMk	hMk
Nicht-Nüchtern-Glukose	Partikel+A+S	3	Gemischtes	BMk	hMk
Nicht-Opioid-Analgetikum	Partikel+S+S	3	Arzneimittel	BMk	hMk
Nicht-Opioid-Therapie	Partikel+S+S	3	Therapie	BMk	hMk
Nicht-Purin-Hemmer	Partikel+S+S	3	Substanz	BMk	hMk
Nicht-Standardtherapie	Partikel+S+S	3	Therapie	BMk	hMk
Nichttumor-Schmerz	Partikel+S+S	3	Schmerz	BMk	hMk
Nicht-Tumor-Schmerz	Partikel+S+S	3	Schmerz	BMk	hMk
Nichttumor-Schmerzpatienten	Partikel+S+S+S	4	Patientenkategorie	BMk	hMk
Nicht-Zöliakie-Weizensensitivität	Partikel+S+S+S	4	Beschwerde	BMk	hMk
Niedrig-Kohlenhydrat-Diät	A+S+S+S	4	Gemischtes	BMk, Fugenelement *-n-*	hMk
Niedrig-Risiko-Bereich	A+S+S	3	Gemischtes	BMk	hMk
Niedrig-Risiko-Patienten	A+S+S	3	Patientenkategorie	BMk	hMk
Niedrig-Risiko-Tumoren	A+S+S	3	Gemischtes	BMk	hMk
Nierenarterienabgänge	S+S+S	3	Gemischtes	zMk, Fugenelemente *-n-*	hMk
Nierenarterienstenose	S+S+S	3	Fehler	zMk, Fugenelemente *-n-*	hMk
Nierenbeckensteine	S+S+S	3	Krankheit/Erkrankung	zMk, Fugenelement *-n-*	hMk
Nierenfunktionsstörung	S+S+S	3	Störung	zMk, Fugenelement *-n-*, Fugenelement *-s-*	hMk

Nierenretentionsparameter	S+S+S	3	Gemischtes	zMk, Fugenelement -*n*-, Fugenelement -*s*-	hMk
Nierensteinträger	S+S+S	3	Gemischtes	zMk, Fugenelement -*n*-	iMk
Nierenteilresektion	S+S+präfigiertes Substantiv	3	Eingriff	zMk, Fugenelement -*n*-	hMk
Nikotinersatztherapie	S+S+S	3	Therapie	zMk	hMk
Nikotinkaugummi	S+V+S	3	Gemischtes	zMk	hMk
Nikotinmundspray	S+S+S	3	Gemischtes	zMk	hMk
NIV-Therapieversagen[dn]	Abkürzung+S+S	3	Gemischtes	BMk	hMk
Non-HDL-Cholesterin	Partikel+ Abkürzung+ präfigiertes Substantiv	3	Substanz	BMk	eMk
non-HDL-Cholesterinwert	Partikel+ Abkürzung+ präfigiertes Substantiv+S	4	Wert	BMk, Minuskel	hMk
Noradrenalin-Wiederaufnahme-Hemmer[do]	präfigiertes Substantiv+Adv.+ S+S	4	Substanz	BMk	hMk
Noradrenalin-Wiederaufnahmehemmung	präfigiertes Substantiv+Adv.+ S+S	4	Prozess	BMk	hMk
Norepinephrin-Wiederaufnahmehemmer	präfigiertes Substantiv+Adv.+ S+S	4	Substanz	BMk	hMk

(*fortgeführt*)

Tabelle 1 Fortsetzung

Substantivisches Mehrfachkompositum	**Form**	**Gliederanzahl**	**Bedeutung**	**Schreibweise**	**(Fremd)-lingualer Status**
Notarztbegleitung	S+S+S	3	Gemischtes	zMk	hMk
Notfall-Kontrazeption	S+S+S	3	Gemischtes	BMk	hMk
Nüchtern-BG-Wert[dp]	A+Abkürzung+S	3	Wert	BMk	hMk
Nüchternblutglukose	A+S+S	3	Gemischtes	zMk	hMk
Nüchtern-Blutglukose	A+S+S	3	Gemischtes	BMk	hMk
Nüchternblutglukosewert	A+S+S+S	4	Wert	zMk	hMk
Nüchternblutzucker	A+S+S	3	Gemischtes	zMk	hMk
Nüchtern-Blutzuckermessung	A+S+S+S	4	Untersuchungsverfahren	BMk	hMk
Nüchternblutzuckerwert	A+S+S+S	4	Wert	zMk	hMk
Nüchternglukosespiegel	A+S+S	3	Gemischtes	zMk	hMk
Nüchternglukosewert	A+S+S	3	Wert	zMk	hMk
Nüchternplasmaglukose	A+S+S	3	Gemischtes	zMk	hMk
Nüchternplasmaglukosewert	A+S+S+S	4	Wert	zMk	hMk
Nukleinsäureamplifikations-Test	S+S+S+S	4	Testart	BMk, Fugenelement *-s-*	hMk
O_2-Fluss	Buchstabe+ tiefgestellte Zahl+S	3	Gemischtes	BMk	hMk
O_2-Gabe	Buchstabe+ tiefgestellte Zahl+S	3	Gemischtes	BMk	hMk
O_2-Sättigung	Buchstabe+ tiefgestellte Zahl+S	3	Gemischtes	BMk	hMk
ODYSSEY-OUTCOMES-Studie[dq]	S+S+S	3	Studie	BMk, Druckschrift	eMk
ODYSSEY-Outcomes-Studie	S+S+S	3	Studie	BMk, Druckschrift	eMk

Offenwinkelglaukom	A+S+S	3	Krankheit/Erkrankung	zMk	hMk
Off-label-Therapie	Adv.+S+S	3	Therapie	BMk, Minuskel	eMk
Off-label-Therapieversuch	Adv.+S+S+S	4	Gemischtes	BMk, Minuskel	hMk
Ohrknorpelanteile	S+S+S	3	Gemischtes	zMk	iMk
Ohrläppchen-Reibe-Test	S+S+V+S	4	Testart	BMk	hMk
Ohrmuschelekzem	S+S+S	3	Krankheit/Erkrankung	zMk	hMk
Ohrmuschelrückseite	S+S+S	3	Gemischtes	zMk	hMk
Omega-3-Fettsäure[dr]	S+Zahl+S+S	4	Substanz	BMk	hMk
Omega-3-Fettsäuren-Markt	S+Zahl+S+S+S	5	Gemischtes	BMk, Fugenelement *-n-*	hMk
Omega-3-Fettsäuren-Therapie	S+Zahl+S+S+S	5	Therapie	BMk, Fugenelement *-n-*	hMk
Omega-3-Fettsäure-Supplementierung	S+Zahl+S+S+S	5	Prozess	BMk	hMk
Online-CBIT-Therapie-Verfahren[ds]	Adv.+Abkürzung+S+S	4	Gemischtes	BMk	hMk
Op.-Zeitpunkt[dt]	Abkürzung+S+S	3	Gemischtes	BMk, Punktsetzung	hMk
Opioid-Langzeittherapie	S+A+S+S	4	Therpie	BMk	hMk
Opioid-Rezeptor-Antagonisten	S+S+präfigiertes Substantiv	3	Substanz	BMk	eMk
Opioid-Tagesdosis	S+S+S	3	Gemischtes	BMk, Fugenelement *-es-*	hMk
Out-of-body-Gefühl	Adv.+Pr.+S+S	4	Gemischtes	BMk, Minuskeln	hMk
Out-of-office-Blutdruckmessung	Adv.+Pr.+S+S+S+S	6	Untersuchungsverfahren	BMk, Minuskeln	hMk
Partydrogen-Intoxikation	S+S+S	3	Gemischtes	BMk, Fugenelement *-n-*	eMk
Patellarsehnenreflex	A+S+S	3	Gemischtes	zMk, Fugenelement *-n-*	hMk

(*fortgeführt*)

Tabelle 1 Fortsetzung

Substantivisches Mehrfachkompositum	Form	Gliederanzahl	Bedeutung	Schreibweise	(Fremd)-lingualer Status
pCO_2-Anstieg[du]	Buchstabe+ Buchstabe+ Buchstabe+ tiefgestellte Zahl+S	5	Gemischtes	BMk, Minuskel	hMk
PCSK9-Antikörper-Therapie[dv]	Abkürzung+ Zahl+präfigiertes Substantiv+S	4	Therapie	BMk	hMk
PCSK9-Hemmer	Abkürzung+Zahl+ S	3	Substanz	BMk	hMk
PCSK9-Inhibitor	Abkürzung+Zahl+ S	3	Substanz	BMk	hMk
PDE-5-Hemmer[dw]	Abkürzung+Zahl+ S	3	Substanz	BMk	hMk
PEGASUS-TIMI-54-Studie[dx]	Abkürzung+ Abkürzung+Zahl+ S	4	Studie	BMk	hMk
Pelargonium-sidoides-Extrakt	S+A+S	3	Arzneimittel	BMk, Minuskel	eMk
Penetrations-Aspirations-Skala	S+S+S	3	Gemischtes	BMk, Fugenelemente *-s-*	eMk
Pflanzeninhaltsstoffe	S+S+S	3	Gemischtes	zMk, Fugenelement *-n-*, Fugenelement *-s-*	hMk
P-Glykoprotein-System[dy]	Buchstabe+ präfigiertes Substantiv+S	3	System	BMk	hMk

Phagenbestandteile	S+S+S	3	Gemischtes	zMk, Fugenelement -*n*-	hMk
Phase-IIIa-Studien	S+römische Zahl+ Buchstabe+S	4	Studie	BMk	hMk
Phase-III-Nichtunterlegenheitsstudie	S+römische Zahl+ Partikel+S+S	5	Studie	BMk, Fugenelement -*s*-	hMk
Phase-III-Studie	S+römische Zahl+ S	3	Studie	BMk	eMk
Phase-II-Studie	S+römische Zahl+ S	3	Studie	BMk	eMk
Phase-IV-Studie	S+römische Zahl+ S	3	Studie	BMk	eMk
PHQ-9-Wert[dz]	Abkürzung+Zahl+ S	3	Wert	BMk	hMk
Pivot-Shift-Test	S+S+S	3	Testart	BMk	eMk
Plättchenfunktionsanalytik	S+S+S	3	Untersuchungsverfahren	zMk, Fugenelement -*s*-	hMk
Plattenepithelkarzinom	S+S+S	3	Krankheit/Erkrankung	zMk, Fugenelement -*n*-	eMk
Plattenepithelzelle	S+S+S	3	Gemischtes	zMk, Fugenelement -*n*-	eMk
Pneumokokkenimpfstoff[ea]	präfigiertes Substantiv+V+S	3	Impfstoffart	zMk, Fugenelement -*n*-	eMk
Pneumokokken-Konjugat-Impfstoff	präfigiertes Substantiv+S+V+S	4	Impfstoffart	BMk, Fugenelement -*n*-	eMk
Pneumokokken-Polysaccharidimpfstoff	präfigiertes Substantiv+ Konfix+S+V+S	5	Impfstoffart	BMk, Fugenelement -*n*-	eMk
Pneumokokkenschnelltest	präfigiertes Substantiv+A+S	3	Testart	zMk, Fugenelement -*n*-	hMk

(*fortgeführt*)

Tabelle 1 Fortsetzung

Substantivisches Mehrfachkompositum	Form	Gliederanzahl	Bedeutung	Schreibweise	(Fremd)-lingualer Status
Point-of-Care-Ultraschall[eb]	S+Pr.+S+ präfigiertes Substantiv	4	Untersuchungsverfahren	BMk, Minuskel	hMk
Pollenflugsituation	S+S+S	3	Gemischtes	zMk	hMk
Polymerasekettenreaktion	S+S+S	3	Gemischtes	zMk, Fugenelement *-n-*	eMk
Polymerase-Kettenreaktion	S+S+S	3	Gemischtes	BMk, Fugenelement *-n-*	eMk
Polysaccharid-Impfstoff	Konfix+S+V+S	4	Impfstoffart	BMk	eMk
Poplitealarterienaneurysma	A+S+S	3	Krankheit/Erkrankung	zMk, Fugenelement *-n-*	eMk
Positivdruckbeatmung	A+S+S	3	Gemischtes	zMk	hMk
Positivdruck-Beatmungstherapie	A+S+S+S	4	Therapie	BMk, Fugenelement *-s-*	hMk
Positronenemissions-Tomografie	S+S+S	3	Untersuchungsverfahren	BMk, Fugenelement *-en-*, Fugenelement *-s-*	eMk
Positronen-Emissionstomografie	S+S+S	3	Untersuchungsverfahren	BMk, Fugenelement *-en-*, Fugenelement *-s-*	eMk
PPI-Absetzversuch	Abkürzung+V+S	3	Gemischtes	BMk	hMk
PPI-Dauertherapie	Abkürzung+S+S	3	Therapie	BMk	hMk
PPI-Langzeittherapie	Abkürzung+A+ S+S	4	Therapie	BMk	hMk
Praxisblutdruckmessung	S+S+S+S	4	Untersuchungsverfahren	zMk	hMk
Prednisolon-Erhaltungsdosis	S+S+S	3	Gemischtes	BMk, Fugenelement *-s-*	hMk
Propylenglykol-Belastung	S+S+S	3	Gemischtes	BMk	hMk
Prostaglandin-E2-Synthese	S+Buchstabe+ Zahl+S	4	Prozess	BMk	hMk

Prostatakarzinomfälle	S+S+S	3	Gemischtes	zMk	hMk
Prostatakarzinomrisiko	S+S+S	3	Risikoart	zMk	eMk
Prostatakrebs-Screening-Studie	S+S+S+S	4	Studie	BMk	hMk
Prothrombinkomplex-Konzentrat[ec]	präfigiertes Substantiv+S+S	3	Arzneimittel	BMk	eMk
Protonenpumpenhemmer	S+S+S	3	Substanz	zMk, Fugenelement *-en-*, Fugenelement *-n-*	hMk
Protonenpumpenhemmer-Therapie	S+S+S+S	4	Therapie	BMk, Fugenelement *-en-*, Fugenelement *-n-*	hMk
Protonenpumpeninhibitoren	S+S+S	3	Substanz	zMk, Fugenelement *-en-*, Fugenelement *-n-*	eMk
Psoriasis-Hautläsionen	S+S+S	3	Schädigung	BMk	hMk
Psoriasis-Nagelläsionen	S+S+S	3	Schädigung	BMk	hMk
Pulswellengeschwindigkeit	S+S+S	3	Gemischtes	zMk, Fugenelement *-n-*	hMk
RAAS-Inhibitor-Therapie[ed]	Abkürzung+S+S	3	Therapie	BMk	eMk
Radiojodganzkörperszintigrafie	präfigiertes Substantiv+A+S+S	4	Untersuchungsverfahren	zMk	hMk
Radiopaque-Marker-ROM-Test[ee]	A+S+Abkürzung+S	4	Testart	BMk	eMk
Real Time Messgeräte	A+S+V+S	4	Gerät	BMk	hMk
Real-world-Studie	A+S+S	3	Studie	BMk, Minuskel	eMk
Rechtsherzbelastung	Adv.+S+S	3	Gemischtes	zMk	iMk
Rechtsherzinsuffizienz	Adv.+S+ präfigiertes Substantiv	3	Krankheit/Erkrankung	zMk	hMk
Rechtsschenkelblock	Adv.+S+S	3	Störung	zMk	hMk

(*fortgeführt*)

Tabelle 1 Fortsetzung

Substantivisches Mehrfachkompositum	Form	Gliederanzahl	Bedeutung	Schreibweise	(Fremd)-lingualer Status
Rechtsschenkelblock-Tachykardie	Adv.+S+S+S	4	Störung	BMk	hMk
Reflux-Thorax-Schmerz-Syndrom	S+S+S+S	4	Syndrom	BMk	hMk
Reisevenenthrombose	S+S+S	3	Krankheit/Erkrankung	zMk, Fugenelement *-n-*	hMk
Reizdarmbeschwerden	S+S+S	3	Beschwerde	zMk	iMk
Reizdarmpatienten	S+S+S	3	Patientenkategorie	zMk	hMk
Reizdarm-Patienten	S+S+S	3	Patientenkategorie	BMk	hMk
Reizdarm-Schweregrad-Skala	S+S+S+S+S	5	Gemischtes	BMk	hMk
Reizdarmsyndrom	S+S+S	3	Syndrom	zMk	hMk
Reizdarm-Syndrom	S+S+S	3	Syndrom	BMk	hMk
Reizmagensyndrom	S+S+S	3	Syndrom	zMk	hMk
Rektalschleimhaut	A+S+S	3	Gemischtes	zMk	hMk
Renin-Angiotensin-Aldosteron	S+präfigiertes Substantiv+S	3	Substanz	BMk	eMk
Restharngefühl	S+S+S	3	Beschwerde	zMk	hMk
Restless-Legs-Syndrom	A+S+S	3	Syndrom	BMk	eMk
Restless-legs-Syndrom	A+S+S	3	Syndrom	BMk, Minuskel	eMk
Reverse-Transkriptase-Inhibitor	A+S+S	3	Substanz	BMk	eMk
Rezepturarzneimittel	S+S+S	3	Arzneimittel	zMk	hMk
Rezidiv-Ulkusblutung	S+S+S	3	Krankheit/Erkrankung	BMk	hMk
Rheumafaktor-Titer	S+S+S	3	Gemischtes	BMk	eMk
Rheumafaktorwerte	S+S+S	3	Wert	zMk	hMk
Risiko-Biomarker	S+Konfix+S	3	Gemischtes	BMk	eMk

Risiko-Strukturausgleich	S+S+S	3	Gemischtes	BMk	hMk
Rocky-Mountain-Fleckfieber	A+S+S+S	4	Krankheit/Erkrankung	BMk	hMk
Romberg-Stehversuch[ef]	Anthroponym+ V+S	3	Untersuchungsverfahren	BMk	iMk
Röntgenabdomenaufnahme	S+S+S	3	Gemischtes	zMk	hMk
Röntgen-Kontrastmittel	S+S+S	3	Substanz	BMk	hMk
Röntgen-Kontrastmittel-Gabe	S+S+S+S	4	Gemischtes	BMk	hMk
Röntgenthorax-Aufnahme	S+S+S	3	Gemischtes	BMk	hMk
Röntgen-Thorax-Aufnahme	S+S+S	3	Gemischtes	BMk	hMk
Routine-Labordiagnostik	S+S+S	3	Gemischtes	BMk	eMk
Routine-Laborwert	S+S+S	3	Wert	BMk	hMk
Rückenmarksbahnen	S+S+S	3	Gemischtes	zMk, Fugenelement *-s-*	iMk
Rückenschmerzepisode	S+S+S	3	Gemischtes	zMk	hMk
Rückenschmerzpatienten	S+S+S	3	Patientenkategorie	zMk	hMk
Rückfallfieber-Borreliosen	S+S+S	3	Krankheit/Erkrankung	BMk	hMk
Ruhe-Blutdruck	S+S+S	3	Gemischtes	BMk	iMk
Ruhe-Herzfrequenz	S+S+S	3	Gemischtes	BMk	hMk
Ruhelungenfunktionswerte	S+S+S+S	4	Wert	zMk, Fugenelement *-n-*, Fugenelement *-s-*	hMk
Sauerstoffanteil	A+S+S	3	Gemischtes	zMk	hMk
Sauerstoffdruckflasche	A+S+S+S	4	Gerät	zMk	hMk
Sauerstoffgabe	A+S+S	3	Gemischtes	zMk	hMk
Sauerstoffgerät	A+S+S	3	Gerät	zMk	hMk
Sauerstoffkonzentratoren	A+S+S	3	Gerät	zMk	hMk
Sauerstoffmangel	A+S+S	3	Mangel	zMk	hMk

(*fortgeführt*)

Tabelle 1 Fortsetzung

Substantivisches Mehrfachkompositum	Form	Gliederanzahl	Bedeutung	Schreibweise	(Fremd)-lingualer Status
Sauerstoffmaske	A+S+S	3	Gerät	zMk	hMk
Sauerstoffmenge	A+S+S	3	Gemischtes	zMk	hMk
Sauerstoffsättigung	A+S+S	3	Gemischtes	zMk	hMk
Sauerstofftherapie	A+S+S	3	Therapie	zMk	hMk
Sauerstoffverbrauch	A+S+S	3	Gemischtes	zMk	hMk
Sauerstoffzufuhr	A+S+S	3	Gemischtes	zMk	hMk
Saug-Spül-Behandlung	V+V+S	3	Gemischtes	BMk	iMk
Schädelhirntrauma	S+S+S	3	Schädigung	zMk	hMk
Schädel-Hirn-Trauma	S+S+S	3	Schädigung	BMk	hMk
Schadstoffbelastung	V+S+S	3	Gemischtes	zMk	hMk
Schenkelhalsfraktur	S+S+S	3	Schädigung	zMk	hMk
Schichtarbeitersyndrom	S+S+S	3	Syndrom	zMk	hMk
Schilddrüsenautoantikörper	S+S+Konfix+ präfigiertes Substantiv	4	Antikörpertyp	zMk, Fugenelement *-n-*	hMk
Schilddrüsen-Autoantikörper	S+S+Konfix+ präfigiertes Substantiv	4	Antikörpertyp	BMk, Fugenelement *-n-*	hMk
Schilddrüsenautonomie	S+S+S	3	Prozess	zMk, Fugenelement *-n-*	hMk
Schilddrüsen-Check	S+S+S	3	Untersuchungsverfahren	BMk, Fugenelement *-n-*	hMk
Schilddrüsendiagnostik	S+S+S	3	Gemischtes	zMk, Fugenelement *-n-*	hMk
Schilddrüsenentzündung	S+S+S	3	Beschwerde	zMk, Fugenelement *-n-*	iMk

Schilddrüsenerkrankung	S+S+S	3	Krankheit/Erkrankung	zMk, Fugenelement -*n*-	iMk
Schilddrüsenfehlfunktion	S+S+V+S	4	Krankheit/Erkrankung	zMk, Fugenelement -*n*-	hMk
Schilddrüsenfunktion	S+S+S	3	Gemischtes	zMk, Fugenelement -*n*-	hMk
Schilddrüsenfunktionsstörung	S+S+S+S	4	Störung	zMk, Fugenelement -*n*-, Fugenelement -*s*-	hMk
Schilddrüsengewebe	S+S+S	3	Gemischtes	zMk, Fugenelement -*n*-	iMk
Schilddrüsenhormone	S+S+S	3	Substanz	zMk, Fugenelement -*n*-	hMk
Schilddrüsenhormonresistenz	S+S+S+S	4	Krankheit/Erkrankung	zMk, Fugenelement -*n*-	hMk
Schilddrüsenhormonrezeptoren	S+S+S+S	4	Rezeptortyp	zMk, Fugenelement -*n*-	hMk
Schilddrüsenhormonspiegel	S+S+S+S	4	Gemischtes	zMk, Fugenelement -*n*-	hMk
Schilddrüsenhormonsubstitution	S+S+S+S	4	Gemischtes	zMk, Fugenelement -*n*-	hMk
Schilddrüsenhormon-Substitution	S+S+S+S	4	Gemischtes	BMk, Fugenelement -*n*-	hMk
Schilddrüsenhormonsynthese	S+S+S+S	4	Prozess	zMk, Fugenelement -*n*-	hMk
Schilddrüsenkarzinom	S+S+S	3	Krankheit/Erkrankung	zMk, Fugenelement -*n*-	hMk
Schilddrüsenknoten	S+S+S	3	Krankheit/Erkrankung	zMk, Fugenelement -*n*-	iMk
Schilddrüsenkrebs	S+S+S	3	Krankheit/Erkrankung	zMk, Fugenelement -*n*-	iMk
Schilddrüsenperoxidase[eg]	S+S+präfigiertes Substantiv	3	Gemischtes	zMk, Fugenelement -*n*-	hMk
Schilddrüsenreste	S+S+S	3	Gemischtes	zMk, Fugenelement -*n*-	hMk
Schilddrüsenscreening	S+S+S	3	Untersuchungsverfahren	zMk, Fugenelement -*n*-	hMk
Schilddrüsen-Screening	S+S+S	3	Untersuchungsverfahren	BMk, Fugenelement -*n*-	hMk
Schilddrüsensonografie	S+S+S	3	Untersuchungsverfahren	zMk, Fugenelement -*n*-	hMk
Schilddrüsen-Sonografie	S+S+S	3	Untersuchungsverfahren	BMk, Fugenelement -*n*-	hMk
Schilddrüsenszintigrafie	S+S+S	3	Untersuchungsverfahren	zMk, Fugenelement -*n*-	hMk

(*fortgeführt*)

Tabelle 1 Fortsetzung

Substantivisches Mehrfachkompositum	Form	Gliederanzahl	Bedeutung	Schreibweise	(Fremd)-lingualer Status
Schilddrüsen-Ultraschall	S+S+präfigiertes Substantiv	3	Untersuchungsverfahren	BMk, Fugenelement -*n*-	hMk
Schilddrüsenveränderungen	S+S+S	3	Gemischtes	zMk, Fugenelement -*n*-	iMk
Schilddrüsenvolumina	S+S+S	3	Gemischtes	zMk, Fugenelement -*n*-	hMk
Schilddrüsenwerte	S+S+S	3	Wert	zMk, Fugenelement -*n*-	iMk
Schilddrüsenzellen	S+S+S	3	Gemischtes	zMk, Fugenelement -*n*-	hMk
Schilddrüse-Sonografie	S+S+S	3	Untersuchungsverfahren	BMk	hMk
Schimmelpilzsporen	S+S+S	3	Gemischtes	zMk	hMk
Schlafapnoe-Syndrom	V+S+S	3	Syndrom	BMk	hMk
Schlaflaboruntersuchung	V+S+S	3	Untersuchungsverfahren	zMk	hMk
Schlaganfallereignis	S+S+S	3	Gemischtes	zMk	iMk
Schlaganfall-Mortalität	S+S+S	3	Gemischtes	BMk	hMk
Schlaganfallpatienten	S+S+S	3	Patientenkategorie	zMk	hMk
Schlaganfallprävention	S+S+S	3	Gemischtes	zMk	hMk
Schlaganfall-Prävention	S+S+S	3	Gemischtes	BMk	hMk
Schlaganfallprophylaxe	S+S+S	3	Gemischtes	zMk	hMk
Schlaganfallrisiko	S+S+S	3	Risikoart	zMk	hMk
Schlaganfallschweregrad	S+S+S+S	4	Gemischtes	zMk	hMk
Schlaganfallsymptome	S+S+S	3	Symptom	zMk	hMk
Schleimhautatrophie	S+S+S	3	Krankheit/Erkrankung	zMk	hMk
Schleimhautblutung	S+S+S	3	Symptom	zMk	iMk

Schleimhautdysregulation[eh]	S+S+präfigiertes Substantiv	3	Störung	zMk	hMk
Schleimhauterkrankungen	S+S+S	3	Krankheit/Erkrankung	zMk	iMk
Schleimhautproben	S+S+S	3	Gemischtes	zMk	hMk
Schleimhautschädigung	S+S+S	3	Schädigung	zMk	iMk
Schleimhautveränderungen	S+S+S	3	Gemischtes	zMk	iMk
Schleimhautzellen	S+S+S	3	Gemischtes	zMk	hMk
Schließmuskeldruck	V+S+S	3	Beschwerde	zMk	hMk
Schmerzmittelverbrauch	S+S+S	3	Gemischtes	zMk	iMk
Schrittmacherimplantation	S+S+S	3	Eingriff	zMk	hMk
Schrittmacherkontrolle	S+S+S	3	Untersuchungsverfahren	zMk	hMk
Schrittmacher-Träger	S+S+S	3	Gerät	BMk	iMk
Schulter-Nackenbereich	S+S+S	3	Gemischtes	BMk	iMk
Schwellkörperirrigation	V+S+S	3	Prozess	zMk	hMk
SCOT-HEART-Studie[ei]	Abkürzung+S+S	3	Studie	BMk, Druckschrift	eMk
Screeningwerkzeug	S+V+S	3	Gerät	zMk	hMk
Second-line-Therapie	Zahlwort+S+S	3	Therapie	BMk, Minuskel	eMk
Selbstwirksamkeitserwartung	Pronomen+S+S	3	Gemischtes	zMk, Fugenelement *-s-*	iMk
Serotonin-Noradrenalin-Wiederaufnahmehemmer	S+präfigiertes Substantiv+Adv.+S+S	5	Substanz	BMk	hMk
Serotoninwiederaufnahmehemmer	S+Adv.+S+S	4	Substanz	zMk	hMk
Serotonin-Wiederaufnahmehemmer	S+Adv.+S+S	4	Substanz	BMk	hMk
Serum-Bilirubinwerte[ej]	S+präfigiertes Substantiv+S	3	Wert	BMk	hMk

(*fortgeführt*)

Tabelle 1 Fortsetzung

Substantivisches Mehrfachkompositum	Form	Gliederanzahl	Bedeutung	Schreibweise	(Fremd)-lingualer Status
Serum-Digoxin-Spiegel	S+S+S	3	Gemischtes	BMk	eMk
Serumeiweißelektrophorese	S+S+S	3	Untersuchungsverfahren	zMk	hMk
Serum-Ferritinwert	S+S+S	3	Wert	BMk	hMk
Serumkaliumspiegel	S+S+S	3	Gemischtes	zMk	eMk
Serum-Tryptasespiegel	S+S+S	3	Gemischtes	BMk	eMk
SGLT2-Hemmer[ek]	Abkürzung+Zahl+S	3	Substanz	BMk	hMk
SGLT-2-Hemmer	Abkürzung+Zahl+S	3	Substanz	BMk	hMk
SGLT-2-Hemmer-Gruppe	Abkürzung+Zahl+S+S	4	Gemischtes	BMk	hMk
SGLT2-Hemmer-Therapie	Abkürzung+Zahl+S+S	4	Therapie	BMk	hMk
SGLT2-Inhibitoren	Abkürzung+Zahl+S	3	Substanz	BMk	hMk
Sick-Sinus-Syndrom	A+S+S	3	Syndrom	BMk	eMk
SLCO1B1-Transporter-Gen[el]	Abkürzung+Zahl+Buchstabe+Zahl+S+S	6	Gemischtes	BMk	hMk
SMART-DATE-Studie[em]	Abkürzung+Abkürzung+S	3	Studie	BMk	eMk
Spannungskopfschmerz	S+S+S	3	Schmerz	zMk, Fugenelement *-s-*	hMk
Spätdumping-Syndrom	A+A+S	3	Syndrom	BMk	hMk

Speichereisenmangel	S+S+S	3	Mangel	zMk	hMk
Spinalkanaleinengung	A+S+S	3	Krankheit/Erkrankung	zMk	hMk
Spinalkanalstenose	A+S+S	3	Krankheit/Erkrankung	zMk	eMk
Spiral-Computertomogramm-Angiografie	A+S+S+S	4	Untersuchungsverfahren	BMk	eMK
Spray-zu-Gel-Technologie	S+Pr.+S+S	4	Gemischtes	BMk	hMk
Spritz-Ess-Abstand	V+V+S	3	Gemischtes	BMk	iMk
Stadium-I-Hypertonie	S+römische Zahl+S	3	Krankheit/Erkrankung	BMk	eMk
Stadium-II-Hypertonie	S+römische Zahl+S	3	Krankheit/Erkrankung	BMk	eMk
Stadium-III-Hypertonie	S+römische Zahl+S	3	Krankheit/Erkrankung	BMk	eMk
Standard-Röntgen-Untersuchung	S+S+S	3	Untersuchungsverfahren	BMk	hMk
Stevens-Johnson-Syndrom[en]	Anthroponym+Anthroponym+S	3	Syndrom	BMk	eMk
Stoffwechseleinstellung	S+S+S	3	Prozess	zMk	hMk
Stoffwechselentgleisung	S+S+S	3	Symptom	zMk	hMk
Stoffwechselerkrankung	S+S+S	3	Krankheit/Erkrankung	zMk	hMk
Stoffwechselkontrolle	S+S+S	3	Untersuchungsverfahren	zMk	hMk
Stoffwechselkrankheit	S+S+S	3	Krankheit/Erkrankung	zMk	hMk
Stoffwechsellage	S+S+S	3	Gemischtes	zMk	hMk
Stoffwechselmedizin	S+S+S	3	medizinische Sparte	zMk	hMk
Stoffwechselprobleme	S+S+S	3	Symptom	zMk	hMk
Stoffwechselprodukte	S+S+S	3	Gemischtes	zMk	hMk

(*fortgeführt*)

Tabelle 1 Fortsetzung

Substantivisches Mehrfachkompositum	Form	Gliederanzahl	Bedeutung	Schreibweise	(Fremd)-lingualer Status
Stoffwechselprozesse	S+S+S	3	Prozess	zMk	hMk
Stoffwechselregulation	S+S+S	3	Prozess	zMk	hMk
Stoffwechselschwankungen	S+S+S	3	Symptom	zMk	hMk
Stoffwechselstörung	S+S+S	3	Störung	zMk	hMk
Stressechokardiografie	S+S+S	3	Untersuchungsverfahren	zMk	eMk
Stuhlgangsveränderungen	S+S+S	3	Gemischtes	zMk, Fugenelement -*s*-	iMk
Stuhlprobenentnahmesystem	S+S+S+S	4	System	zMk, Fugenelement -*n*-	hMk
Substratreduktionstherapie	S+S+S	3	Therapie	zMk, Fugenelement -*s*-	eMk
Subunit-Totimpfstoff	präfigiertes Substantiv+A+V+S	4	Impfstoffart	BMk	hMk
Suchtmittelabusus	S+S+S	3	Gemischtes	zMk	hMk
Sulfonylharnstoff	S+S+S	3	Arzneimittel	zMk	hMk
Sulfonylharnstoffanaloga	S+S+S+S	4	Substanz	zMk	hMk
Sulfonylharnstoffrezeptor	S+S+S+S	4	Rezeptortyp	zMk	hMk
Sulfonylharnstofftherapie	S+S+S+S	4	Therapie	zMk	hMk
Tag-Nacht-Rhythmus	S+S+S	3	Gemischtes	BMk	hMk
Tarsaltunnelsyndrom	A+S+S	3	Syndrom	zMk	eMk
Therapiebausteine	S+V+S	3	Gemischtes	zMk	hMk
Therapie-Nebenwirkungen	S+Pr.+S	3	Gemischtes	BMk	hMk
Thoracic-outlet-Syndrom	A+S+S	3	Syndrom	BMk, Minuskel	eMk
Thrombopoietin-Rezeptor-Agonisten	S+S+S	3	Substanz	BMk	eMk

Thrombose-Embolierisiko-Einstufung	S+S+S+S	4	Gemischtes	BMk	hMk
Thromboxan-A2-Synthese	S+Buchstabe+Zahl+S	4	Prozess	BMk	hMk
Thrombozytenaggregationshemmer	S+S+S	3	Substanz	zMk, Fugenelement *-en-*, Fugenelement *-s-*	hMk
Thrombozytenaggregationshemmung	S+S+S	3	Prozess	zMk, Fugenelement *-en-*, Fugenelement *-s-*	hMk
Thrombozytenfunktionshemmer	S+S+S	3	Substanz	zMk, Fugenelement *-en-*, Fugenelement *-s-*	hMk
Thrombozytenfunktionsstörungen	S+S+S	3	Störung	zMk, Fugenelement *-en-*, Fugenelement *-s-*	hMk
Thymian-Efeu-Kombination	S+S+S	3	Gemischtes	BMk	hMk
Tiefenhirnstimulation	S+S+S	3	Eingriff	zMk, Fugenelement *-n-*	hMk
TNF-alpha-Blocker	Abkürzung+S+S	3	Substanz	BMk, Minuskel	eMk
TNF-alpha-Hemmer	Abkürzung+S+S	3	Substanz	BMk, Minuskel	hMk
TNFα-Blocker	Abkürzung+griechischer Buchstabe+S	3	Substanz	BMk	eMk
TNF-α-Blocker	Abkürzung+griechischer Buchstabe+S	3	Substanz	BMk	eMk
TNF-α-Therapie	Abkürzung+griechischer Buchstabe+S	3	Therapie	BMk	eMk

(*fortgeführt*)

Tabelle 1 Fortsetzung

Substantivisches Mehrfachkompositum	Form	Gliederanzahl	Bedeutung	Schreibweise	(Fremd)-lingualer Status
Triglyzerid-Cholesterinspiegel[eo]	präfigiertes Substantiv+ präfigiertes Substantiv+S	3	Gemischtes	BMk	hMk
Trockenblut-Test	A+S+S	3	Testart	BMk	hMk
Trockenbürstenmassage	A+S+S	3	Gemischtes	zMk, Fugenelement *-n-*	hMk
Trockenpulverinhalator	A+S+S	3	Gerät	zMk	hMk
Trommelfelldefekt	S+S+S	3	Schädigung	zMk	hMk
Troponinschnelltest	S+A+S	3	Testart	zMk	hMk
TSH-Rezeptor-Autoantikörper[ep]	Abkürzung+ S+Konfix+ präfigiertes Substantiv	4	Antikörpertyp	BMk	eMk
TSH-Rezeptor-Mutation	Abkürzung+S+S	3	Prozess	BMk	eMk
Tuberkulin-Hauttest	S+S+S	3	Testart	BMk	hMk
Tuberkuloseimpfstoff	S+V+S	3	Impfstoffart	zMk	eMk
Tumordurchbruchschmerzen	S+S+S	3	Schmerz	zMk	hMk
Tumormikromilieu	S+Konfix+S	3	Gemischtes	zMk	eMk
Tumormikroumgebung	S+Konfix+S	3	Gemischtes	zMk	hMk
Tumornekrosefaktor	S+S+S	3	Gemischtes	zMk	eMk
Tumorschmerztherapie	S+S+S	3	Therapie	zMk	hMk
Typ-1-Diabetes	S+Zahl+S	3	Krankheit/Erkrankung	BMk	hMk
Typ-1-Diabetiker	S+Zahl+S	3	Patientenkategorie	BMk	hMk

Typ-2-Diabetes	S+Zahl+S	3	Krankheit/Erkrankung	BMk	hMk
Typ-2-Diabetes-Fälle	S+Zahl+S+S	4	Gemischtes	BMk	hMk
Typ-2-Diabetespatienten	S+Zahl+S+S	4	Patientenkategorie	BMk	hMk
Typ-2-Diabetes-Risiko	S+Zahl+S+S	4	Risikoart	BMk	hMk
Typ-2-Diabetiker	S+Zahl+S	3	Patientenkategorie	BMk	hMk
Typ-A-Gastritis	S+Buchstabe+S	3	Krankheit/Erkrankung	BMk	hMk
Typ-B-Gastritis	S+Buchstabe+S	3	Krankheit/Erkrankung	BMk	hMk
Typ-I-Allergie	S+römische Zahl+S	3	Allergie	BMk	eMk
Typ-V-Hypersensitivität	S+römische Zahl+präfigiertes Substantiv	3	Beschwerde	BMk	eMk
Tyrosinkinaseinhibitoren	S+S+S	3	Substanz	zMk	eMk
Uhren-Zeichen-Test	S+S+S	3	Testart	BMk, Fugenelement *-en-*	hMk
Ursache-Wirkungs-Beziehung	S+S+S	3	Gemischtes	BMk, Fugenelement *-s-*	iMk
Vaginalschleimhaut	A+S+S	3	Gemischtes	zMk	hMk
Varicella-zoster-Virus	S+S+S	3	Virus	BMk, Minuskel	eMk
Varizella-Zoster-Virus	S+S+S	3	Virus	BMk	eMk
Varizellen-Kinderimpfstoff	S+S+V+S	4	Impfstoffart	BMk, Fugenelement *-er-*	hMk
Vasokonstriktionssyndrom[eq]	S+präfigiertes Substantiv+S	3	Syndrom	zMk, Fugenelement *-o-*, Fugenelement *-s-*	eMk
Vena-cava-superior-Syndrom	S+A+A+S	4	Syndrom	BMk, Minuskeln	eMk
Vernichtungskopfschmerz	S+S+S	3	Schmerz	zMk, Fugenelement *-s-*	hMk

(*fortgeführt*)

Tabelle 1 Fortsetzung

Substantivisches Mehrfachkompositum	Form	Gliederanzahl	Bedeutung	Schreibweise	(Fremd)-lingualer Status
Vierfach-Grippeimpfstoff	Zahlwort+S+V+S	4	Imfostoffart	BMk	hMk
Vierfach-Grippe-Impfstoff	Zahlwort+S+V+S	4	Impfstoffart	BMk	hMk
Vierfachimpfstoff	Zahlwort+V+S	3	Impfstoffart	zMk	hMk
Vierfach-Impfstoff	Zahlwort+V+S	3	Impfstoffart	BMk	hMk
Virus-A-Hepatitis	S+Buchstabe+S	3	Krankheit/Erkrankung	BMk	hMk
Virus-B-Hepatitis	S+Buchstabe+S	3	Krankheit/Erkrankung	BMk	hMk
Vitamin-A-Säure	S+Buchstabe+S	3	Substanz	BMk	hMk
Vitamin-B_{12}-Defizit	S+Buchstabe+ tiefgestellte Zahl+S	4	Mangel	BMk	hMk
Vitamin-B_{12}-Gabe	S+Buchstabe+ tiefgestellte Zahl+S	4	Gemischtes	BMk	hMk
Vitamin-B12-Mangel	S+Buchstabe+ Zahl+S	4	Mangel	BMk	hMk
Vitamin-B_{12}-Mangel	S+Buchstabe+ tiefgestellte Zahl+S	4	Mangel	BMk	hMk
Vitamin-B-12-Mangel	S+Buchstabe+ Zahl+S	4	Mangel	BMk	hMk
Vitamin-B_{12}-Serumkonzentration	S+Buchstabe+ tiefgestellte Zahl+ S+S	5	Gemischtes	BMk	hMk
Vitamin-B_{12}-Spiegel	S+Buchstabe+ tiefgestellte Zahl+S	4	Gemischtes	BMk	hMk

Vitamin-B12-Spiegel	S+Buchstabe+ Zahl+S	4	Gemischtes	BMk	hMk
Vitamin-B_{12}-Supplementierung	S+Buchstabe+ tiefgestellte Zahl+S	4	Prozess	BMk	hMk
Vitamin-B1-Mangel	S+Buchstabe+ Zahl+S	4	Mangel	BMk	hMk
Vitamin-B_1-Mangel	S+Buchstabe+ tiefgestellte Zahl+S	4	Mangel	BMk	hMk
Vitamin-B_1-Spiegel	S+Buchstabe+ tiefgestellte Zahl+S	4	Gemischtes	BMk	hMk
Vitamin-B_1-Vorstufe	S+Buchstabe+ tiefgestellte Zahl+S	4	Gemischtes	BMk	hMk
Vitamin-C-Spiegel	S+Buchstabe+S	3	Gemischtes	BMk	hMk
Vitamin-D_3-Tabletten	S+Buchstabe+ tiefgestellte Zahl+S	4	Arzneimittel	BMk	hMk
Vitamin-D-Aufnahme	S+Buchstabe+S	3	Gemischtes	BMk	hMk
Vitamin-D-Defizit	S+Buchstabe+S	3	Mangel	BMk	hMk
Vitamin-D-Gabe	S+Buchstabe+S	3	Gemischtes	BMk	hMk
Vitamin-D-Mangel	S+Buchstabe+S	3	Mangel	BMk	hMk
Vitamin-D-Präparat	S+Buchstabe+S	3	Arzneimittel	BMk	hMk
Vitamin-D-Spiegel	S+Buchstabe+S	3	Gemischtes	BMk	hMk
Vitamin-D-Substitution	S+Buchstabe+S	3	Gemischtes	BMk	hMk
Vitamin-D-Supplementierung	S+Buchstabe+S	3	Prozess	BMk	hMk
Vitamin-D-Versorgung	S+Buchstabe+S	3	Gemischtes	BMk	hMk
Vitamin-E-Zufuhr	S+Buchstabe+S	3	Gemischtes	BMk	hMk

(fortgeführt)

Tabelle 1 Fortsetzung

Substantivisches Mehrfachkompositum	**Form**	**Gliederanzahl**	**Bedeutung**	**Schreibweise**	**(Fremd)-lingualer Status**
Vitamin-K-Antagonisten	S+Buchstabe+ präfigiertes Substantiv	3	Substanz	BMk	hMk
Vollelektrolytlösung	A+S+S	3	Substanz	zMk	hMk
Vollhauttransplantat	A+S+S	3	Gemischtes	zMk	hMk
Vollwandresektion	A+S+präfigiertes Substantiv	3	Eingriff	zMk	hMk
von-Hippel-Lindau-Syndrom[er]	Pr.+ Anthroponym+ Anthroponym+S	4	Syndrom	BMk, Minuskel	hMk
von-Willebrand-Faktor[es]	Pr.+ Anthroponym+S	3	Gemischtes	BMk, Minuskel	hMk
von-Willebrand-Parameter	Pr.+ Anthroponym+S	3	Gemischtes	BMk, Minuskel	hMk
von-Willebrand-Syndrom	Pr.+ Anthroponym+S	3	Syndrom	BMk, Minuskel	hMk
Vorhofflatternformen	S+S+S	3	Gemischtes	zMk	hMk
Vorhofflimmern-Diagnose	S+S+S	3	Gemischtes	BMk	hMk
Vorhofflimmern-Patienten	S+S+S	3	Patientenkategorie	BMk	hMk
Vorsorge-Ultraschalluntersuchung	S+präfigiertes Substantiv+S	3	Untersuchungsverfahren	BMk	hMk
Waist-to-hip-Ratio	S+Pr.+S+S	4	Untersuchungsverfahren	BMk, Minuskeln	eMk
Wassermelonenmagen	S+S+S	3	Syndrom	zMk, Fugenelement -*n*-	hMk

Wechseljahresbeschwerden	S+S+S	3	Beschwerde	zMk, Fugenelement *-es-*	iMk
Weichgewebeinfektionen	A+S+S	3	Infektion	zMk	hMk
Weißdorn-Extrakt	A+S+S	3	Arzneimittel	BMk	hMk
Weißdornpräparate	A+S+S	3	Arzneimittel	zMk	hMk
Weißdorn-Präparate	A+S+S	3	Arzneimittel	BMk	hMk
Weißkitteleffekt	A+S+S	3	Syndrom	zMk	hMk
Weißkittelhypertonie	A+S+S	3	Syndrom	zMk	hMk
Wespengiftallergiker	S+S+S	3	Gemischtes	zMk, Fugenelement *-n-*	hMk
WHO-3-Opioidanalgetikum[et]	Abkürzung+Zahl+ S+S	4	Arzneimittel	BMk	hMk
Widal-Agglutinations-Test[eu]	Anthroponym+ präfigiertes Substantiv+S	3	Testart	BMk, Fugenelement *-s-*	eMk
Wiesengräserdermatitis	S+S+S	3	Beschwerde	zMk, Fugenelement *-n-*	hMk
Wirbelkörperfraktur	S+S+S	3	Schädigung	zMk	hMk
Wirbelkörper-Fraktur	S+S+S	3	Schädigung	BMk	hMk
Wirbelsäulenabschnitt	S+S+S	3	Gemischtes	zMk, Fugenelement *-n-*	iMk
Wirkstoffabgabe	V+S+S	3	Gemischtes	zMk	hMk
Wirkstofffreisetzung	V+S+S	3	Gemischtes	zMk	hMk
Wirkstoffgehalt	V+S+S	3	Gemischtes	zMk	hMk
Wirkstoffgruppe	V+S+S	3	Gemischtes	zMk	hMk
Wirkstoffkombination	V+S+S	3	Gemischtes	zMk	hMk
Wirkung-Nebenwirkung-Relation	S+Pr.+S+S	4	Gemischtes	BMk	hMk
Wiskott-Aldrich-Syndrom[ev]	Anthroponym+ Anthroponym+S	3	Syndrom	BMk	eMk

(fortgeführt)

Tabelle 1 Fortsetzung

Substantivisches Mehrfachkompositum	**Form**	**Gliederanzahl**	**Bedeutung**	**Schreibweise**	**(Fremd)-lingualer Status**
Wolff-Chaikoff-Effekt[ew]	Anthroponym+ Anthroponym+S	3	Gemischtes	BMk	eMk
Wolff-Parkinson-White-Syndrom[ex]	Anthroponym+ Anthroponym+ Anthroponym+S	4	Syndrom	BMk	eMk
Wurfsportler-Ellenbogen	S+S+S+S	4	Krankheit/Erkrankung	BMk, Fugenelement *-n-*	hMk
Yellow-nail-Syndrom	A+S+S	3	Syndrom	BMk, Minuskel	eMk
Roux-Y-Rekonstruktion[ey]	Anthroponym+ Buchstabe+ präfigiertes Substantiv	3	Eingriff	BMk	hMk
Zeckenstichfieber	S+S+S	3	Krankheit/Erkrankung	zMk, Fugenelement *-n-*	hMk
Zentralarterienverschluss	A+S+S	3	Beschwerde	zMk, Fugenelement *-n-*	hMk
Zentralnervensystem	A+S+S	3	System	zMk, Fugenelement *-en-*	eMk
Zervikalkanalstenose	A+S+S	3	Krankheit/Erkrankung	zMk	eMk
Zervix-Ca.-Prävention[ez]	S+Abkürzung+S	3	Gemischtes	BMk, Punktsetzung	eMk
Zervixkarzinom-Screening	S+S+S	3	Untersuchungsverfahren	BMk	eMk
Ziehl-Neelsen-Färbung[fa]	Anthroponym+ Anthroponym+S	3	Untersuchungsverfahren	BMk	hMk
Zielblutdruck	S+S+S	3	Gemischtes	zMk	iMk
Zielblutdruckkorridor	S+S+S+S	4	Gemischtes	zMk	hMk
Zielblutdruckwert	S+S+S+S	4	Wert	zMk	iMk

Zollinger-Ellison-Syndrom[fb]	Anthroponym+ Anthroponym+S	3	Syndrom	BMk	eMk
Zoster-Impfstoff	S+V+S	3	Impfstoffart	BMk	eMk
Zoster-Totimpfstoff	S+A+V+S	4	Impfstoffart	BMk	hMk
Zuckerstoffwechsel	S+S+S	3	Prozess	zMk	hMk
Zwei-Gefäß-Erkrankung	Zahlwort+S+S	3	Krankheit/Erkrankung	BMk	iMk
Zweilinien-Zytopenie	Zahlwort+S+S	3	Beschwerde	BMk	hMk
Zwischenrippenraum	Pr.+S+S	3	Gemischtes	zMk, Fugenelement *-n-*	iMk
Zwölffingerdarmgeschwür	Zahlwort+S+S+S	4	Krankheit/Erkrankung	zMk	iMk
Zytomegalie-Virus-Infektion	S+S+S	3	Infektion	BMk	eMk
α_1-Protease-Inhibitor-Mangel	griechischer Buchstabe+ tiefgestellte Zahl+ S+S+S	5	Mangel	BMk	hMk
$\alpha_4\beta_7$-Integrin-Antagonisten	griechischer Buchstabe+ tiefgestellte Zahl+ griechischer Buchstabe+ tiefgestellte Zahl+ S+präfigiertes Substantiv	6	Substanz	BMk	hMk
α-Glukosidase-Inhibitoren	griechischer Buchstabe+S+S	3	Substanz	BMk	eMk

(fortgeführt)

Tabelle 1 Fortsetzung

Substantivisches Mehrfachkompositum	Form	Gliederanzahl	Bedeutung	Schreibweise	(Fremd)-lingualer Status
β-2-Mimetikum	griechischer Buchstabe+Zahl+S	3	Substanz	BMk	hMk
β-Laktam-Antibiotikum	griechischer Buchstabe+S+S	3	Substanz	BMk	eMk

a *S* – Abkürzung für *Substantiv*.
b *BMk* – Abkürzung für *Bindestrich-Mehrfachkompositum*.
c Wennzwar die Fugenelemente im Unterkapitel 1.3 als Wortbildungseinheiten dargestellt wurden, werden sie während der Analyse der substantivischen Korpusmehrfachzusammensetzungen als eine Erscheinung im Rahmen der Schreibung wahrgenommen.
d *hMk* – Abkürzung für *hybridisches Mehrfachkompositum*.
e *zMk* – Abkürzung für *zusammengeschriebenes Mehrfachkompositum*.
f *A* – Abkürzung für *Adjektiv*.
g *Pr.* – Abkürzung für *Präposition*.
h *Adv.* – Abkürzung für *Adverb*.
i *eMk* – Abkürzung für *exogenes Mehrfachkompositum*.
j Unter präfigierten Substantiven werden solche Substantive begriffen, denen fremdsprachliche Präfixe vorangehen. Was dabei wesentlich ist, ist die Tatsache, dass die sich hinter dem fremdsprachlichen Präfix befindenden Substantive semantisch selbständig sind. Die Substantive, vor denen indigene Präfixe stehen, werden nicht als präfigierte Substantive, sondern ausschließlich als Substantive bezeichnet. Diese Klassifizierung wird in gewisser Hinsicht in Anlehnung an die im Unterkapitel 2.3 präsentierte Elsens (vgl. 2009: 60 ff.) Charakteristik der strukturellen Besonderheiten der Zusammensetzungen im modernen Deutsch vorgeschlagen, wo einzig die Präfixe exogener Natur berücksichtigt wurden. Es ist des Weiteren auch dies zu akzentuieren, dass die Auffassung dieser Charakteristik in Bezug auf fremdsprachliche Präfixe im empirischen Teil der vorliegenden Dissertation gewissermaßen modifiziert wurde, weil Elsen (vgl. 2009: 60 ff.) solche fremdsprachlichen Präfixe in Betracht zieht, welche den Wortstatus aufweisen. Da nicht alle in den Korpusmehrfachkomposita auftauchenden fremdsprachlichen Präfixe den Wortstatus haben, werden sie unter das Phänomen der präfigierten Substantive subsumiert, obgleich die Präfixe fremder Herkunft auch als separate, vor anderen Spracheinheiten stehende Glieder auftreten könnten, was im weiteren Verlauf der Auswertung geprüft wird. Das Ganze wurde aus dem Grunde auf solche Art und Weise aufgefasst, denn die fremdsprachlichen Präfixe determinieren markant die Bedeutung der exzerpierten substantivischen Mehrfachzusammensetzungen.
k *Hyper-* drückt die *Verstärkung*/die *Erhöhung* aus, *-tonie* weist auf den *Druck*/die *Spannung* hin. Um einen angemessenen Einblick in das Semantische zu gewinnen, werden im Analyseverlauf bei vielen substantivischen Mehrfachkomposita die Bedeutungen der sich in ihnen befindenden Präfixe oder Suffixe in Fußnoten entschlüsselt – unabhängig von Substantiven irgendwelcher Art.

l *iMk* – Abkürzung für *indigenes Mehrfachkompositum.*

m *μ* – Abkürzung für *Mikro-*. Obgleich in der Sprachwissenschaft von diversen Arten der Abkürzungen die Rede ist, werden die in den gesammelten substantivischen Mehrfachzusammensetzungen erscheinenden Abkürzungen auf diese Weise wiedergegeben, ohne ihre Art zu spezifizieren.

n *g* – Abkürzung für *Gramm*, *mono-* bedeutet *einzeln*, *einzig*, *allein.*

o *Kardio-* verweist auf das *Herz.*

p Unter präfigierten Adjektiven werden solche Adjektive aufgefasst, denen fremdsprachliche Präfixe vorangehen. Was hierbei wesentlich ist, ist die Tatsache, dass die sich hinter dem fremdsprachlichen Präfix befindenden Adjektive semantisch selbständig sind. Ob und welche fremdsprachlichen Präfixe als immanente Bestandteile gegebenen Ausdruckes oder als separate Glieder angesehen werden, wurde in der Fußnote *j* erklärt. Es lassen sich hier nämlich Parallelen aufzeigen.

q Zur Gruppe „Gemischtes“ (vgl. Choromański 2020b: 56), die hier als eine gewisse spezifische Art der Sammlung von Bedeutungsfeldern zu verstehen ist, gehören solche substantivischen Mehrfachkomposita, welche sich in die sonstigen vorgeschlagenen semantischen Klassen nicht einstufen lassen bzw. nicht simpel einzustufen sind.

r [13] – Isotopenzahl, *C* – Elementsymbol für *Kohlenstoff.*

s [14] – Isotopenzahl, *glyko-* bezieht sich auf etwas, das den *Zucker* enthält.

t *MHz* – Abkürzung für *Megahertz.*

u *h* – Abkürzung für *Stunde.*

v *Hydroxy-* verweist auf das Vorhandensein der *Hydroxylgruppe*, *D* weist auf die *Vitamingruppe* hin.

w *mg* – Abkürzung für *Milligramm.*

x *Alpha* – substantivische Form des ersten Buchstabens im griechischen Alphabet.

y *HT* – Abkürzung für *Hydroxytryptamin*, $_{2c}$ verweist auf eine *Art von Hydroxytryptamin*, *ant-* bedeutet *gegen*, *entgegen.*

z *V* – Abkürzung für *Verbstamm.*

aa Der Buchstabe *A* bedeutet *Alpha*, *AT* – Abkürzung für *Antitrypsin.*

ab Beim Anthroponym *Achilles* geht es um einen Heros der Griechen.

ac *Adeno-* bedeutet *von Drüsen abkommend*, *A2* – verweist auf eine *Gruppe von Adenosinrezeptoren.*

ad *Alfa* – substantivische Form des ersten Buchstabens im griechischen Alphabet, *anti-* bedeutet *nicht*, *gegen[über]*, *entgegen.*

ae *Adreno-* bedeutet *die Nebennieren betreffend.*

af *Ana-* bedeutet *[hin]auf*, *-phylaxie* bezieht sich auf den *Zustand des Geschütztseins.*

ag *Angio* bezieht sich auf das *Gefäß.*

ah *EBNA* bedeutet *Epstein-Barr-Nukleäres Antigen.* Bei dem substantivischen Mehrfachkompositum *Anti-EBNA-Antikörper* wird das fremdsprachliche Präfix *Anti-* als separates Glied betrachtet, weil es sich sowohl unter die präfigierten Substantive als auch die präfigierten Adjektive nicht subsumieren lässt.

(*fortgeführt*)

Tabelle 1 Fortsetzung

ai *TNF* – Abkürzung für *Tumornekrosefaktor*. Bei der substantivischen Mehrfachzusammensetzung *Anti-TNF-alpha-Blocker* wird das fremdsprachliche Präfix im Sinne des in der Fußnote *ah* erläuterten Prinzips angesehen.
aj *In-* verneint in Bildungen solcher Art deren Bedeutung.
ak *Steno-* bedeutet *eng*.
al Anthroponyme von *Julius Arnold* und *Hans Chiari*.
am *-mnese* bezieht sich auf das *Gedächtnis*, die *Erinnerung*.
an *COPD* – Abkürzung für *Chronic Obstructive Pulmonary Disease*.
ao *LDL* – Abkürzung für *Low Density Lipoprotein*, *chole-* bezieht sich auf die *Galle*.
ap Anthroponyme von *Albert Calmette* und *Camille Guérin*.
aq Anthroponyme von *Jean Bernard* und *Jean-Pierre Soulier*.
ar *Beta* – substantivische Form des zweiten Buchstabens im griechischen Alphabet.
as Anthroponym von *Christian Albert Theodor Billroth*.
at Anthroponym von *Morton Bosniak*, die römische Zahl *III* verweist auf den *Typ der Zyste*.
au Anthroponym von *Heinrich Braun*.
av Anthroponyme von *George Budd* und *Hans Chiari*.
aw Der Buchstabe *B* verweist auf die *Vitamingruppe*.
ax *CD* – Abkürzung für *Cluster of Differentiation*.
ay *CGRP* – Abkürzung für *Calcitonin-Gene-Related-Peptide*.
az Anthroponyme von *Jakob Churg* und *Lotte Strauss*.
ba CO_2 – Formel von *Kohlendioxid* (*C – Kohlenstoff*, *O – Sauerstoff*).
bb *tomo-* bezieht sich auf den *Schnitt*/den *Abschnitt*, *-gramm* bedeutet das *Geschriebene*, *-grafie* deutet auf die *grafische Darstellung* hin.
bc *COPD* – Abkürzung für *Chronic Obstructive Pulmonary Disease*.
bd *COX* – Abkürzung für *Cyclooxygenase*.
be *CPAP* – Abkürzung für *Continuous Positive Airway Pressure*.
bf Anthroponyme von *John Fielding Crigler* und *Victor Assad Najjar*.
bg Der Buchstabe *D* bezieht sich auf den *Typ des Dimers*.
bh *DECLARE* – Abkürzung für *Dapagliflozin Effect on Cardiovascular Events*, *TIMI* – Abkürzung für *Thrombolysis in Myocardial Infarction*.
bi Anthroponyme von *Margaret Ruth Dix* und *Charles Skinner Hallpike*.
bj *DPP* – Abkürzung für *Dipeptidylpeptidase*.
bk *Zyto-* bezieht sich auf die *Zelle*, *-penie* verweist auf die *Verminderung*.
bl Anthroponyme von *Isadore Nathan Dubin* und *Frank Johnson*.
bm Anthroponyme von *Edvard Ehlers* und *Henri-Alexandre Danlos*.

bn *-ämie* verweist auf eine *Blutkrankheit*.
bo *EKG* – Abkürzung für *Elektrokardiogramm*.
bp Anthroponyme von *Michael Epstein* und *Yvonne Margaret Barr*.
bq *Ergo-* verweist auf die *funktionelle Tätigkeit von Organen*, *-meter* weist auf das *Messgerät* hin.
br *Sub-* bedeutet *sich unterhalb befindend, unter*.
bs *Fibro-* bezieht sich auf das *faserige Gewebe*.
bt *AVR* – Abkürzung für *Aortic Valve Replacement*.
bu *Meningo-* bezieht sich auf die *Hirnhaut*.
bv *FSME* – Abkürzung für *Frühsommer-Meningoenzephalitis*.
bw *Osteo-* verweist auf *Knochen*.
bx Anthroponyme von *Augustin Nicolas Gilbert* und *Einar Meulengracht*.
by *GLP* – Abkürzung für *Glucagon-like Peptide*.
bz *De-* verweist auf das *Rückgängigmachen eines Vorgangs*.
ca *Gluko-* bezieht sich auf die *Glukose*.
cb Anthroponym von *Hans Goldmann*, *tono-* verweist auf die *Spannung*, den *Druck*.
cc *Gonado-* bezieht sich auf *Gonaden*.
cd Anthroponyme von *Georges Charles Guillain* und *Jean-Alexandre Barré*.
ce *H.* – Abkürzung für *Helicobacter*.
cf *Re-* bedeutet *zurück*, *wieder*.
cg *HAS* – Abkürzung für *H – Hypertonie*, *A – Abnormale Leberfunktion/Nierenfunktion*, *S – Schlaganfall*, *BLED* – Abkürzung für *B – Blutung*, *L – labile INR(International Normalized Ratio)-Einstellung*, *E – elderly* (*Alter*), *D – drugs* (*Alkohol/Medikamente*).
ch Anthroponym von *Hakaru Hashimoto*, *auto-* bedeutet *eigen*, *selbst*; *unmittelbar*.
ci *Hb* – Abkürzung für *Hämoglobin*, A_{1c} weist auf die *blutzuckerbindende Eiweißkette* hin.
cj *HCV* – Abkürzung für *Hepatitis-C-Virus*.
ck *HDL* – Abkürzung für *High Density Lipoprotein*.
cl *Hämo-* verweist auf das *Blut*, *-philie* weist auf eine *Neigung* hin.
cm Der Buchstabe *A* verweist auf die *Hepatitisart*.
cn Die Formel O_2 bezieht sich auf den *molekularen Sauerstoff*.
co II_1 verweist auf den *Subtyp des Rezeptors*.
cp *HIV* – Abkürzung für *Human Immunodeficiency Virus*, die Zahl *1* verweist auf den *Typ von HIV*.
cq *Radio-* weist auf die *Strahlung*, den *Strahl* hin.

(*fortgeführt*)

Tabelle 1 Fortsetzung

cr Anthroponyme von *Paul Hoffmann* und *Jules Tinel.*
cs *HPV* – Abkürzung für *Humane Papillomviren.*
ct *Hypo-* bedeutet *darunter, unter, -physe* verweist auf das *Wachstum.*
cu *Ig* – Abkürzung für *Immunglobulin*, der Buchstabe *G* verweist auf den *Typ des Immunglobulins.*
cv *IL* – Abkürzung für *Interleukin.*
cw *Inter-* bedeutet *dazwischen, zwischen.*
cx Anthroponyme von *Edward Lynn Kaplan* und *Paul Meier.*
cy *Endo-* bedeutet *(von) innen, innerhalb, -skopie* verweist auf die *optische Untersuchung, genaue Beochatung.*
cz *KHK* – Abkürzung für *koronare Herzkrankheit.*
da Der Buchstabe *J* verweist auf die *Pouchart.*
db *Kortiko-* verweist auf die *Rinde.*
dc *LABA* – Abkürzung für *Long Acting Beta-Agonist, ICS* – Abkürzung für *Inhaled Corticosteroid.*
dd *PPI* – Abkürzung für *Protonenpumpeninhibitoren.*
de Anthroponyme von *Michael Lesch* und *William Leo Nyhan.*
df *Lipo-* bedeutet *fettähnlich, fetthaltig.*
dg Anthroponyme von *Richard May* und *Robert Hegglin.*
dh Anthroponym von *Charles Franklin Kettering.*
di Anthroponym von *Carl Adolph von Basedow.*
dj Anthroponym von *Burrill Bernard Crohn.*
dk *Multi-* bedeutet *viel, mehrfach, vielfach.*
dl *Meta-* bedeutet *sich auf einer höheren Ebene befinden.*
dm *Neuro-* bezieht sich auf den *Nerv.*
dn *NIV* – Abkürzung für *nicht invasiv.*
do *Nor-* bedeutet *ohne Methylgruppe.*
dp *BG* – Abkürzung für *Blutglukose.*
dq Bei *ODYSSEY-OUTCOMES* handelt es sich nicht um eine Abkürzung. Die beiden Substantive verweisen nämlich auf *Evaluation of Cardiovascular Outcomes After an Acute Coronary Syndrome During Treatment With Alirocumab.*
dr *Omega* – substantivische Form des letzten Buchstabens im griechischen Alphabet.
ds *CBIT* – Abkürzung für *Comprehensive Behavioral Intervention for Tics.*
dt *Op.* – Abkürzung für *Operation.*
du Der Buchstabe *p* verweist auf den *Partialdruck*; pCO_2 = *Kohlendioxidpartialdruck.*
dv *PCSK* – Abkürzung für *Proprotein Convertase Subtilisin Kexin*, die Zahl 9 verweist auf den *Typ von PCSK.*

dw *PDE* – Abkürzung für *Phosphodiesterase.*
dx Bei *PEGASUS-TIMI* handelt es sich um *Prevention of Cardiovascular Events in Patients With Prior Heart Attack Using Ticagrelor Compared to Placebo on a Background of Aspirin-Thrombolysis in Myocardial Infarction.*
dy Der Buchstabe *P* weist auf den *Typ des Glykoproteins* hin.
dz *PHQ* – Abkürzung für *Patient Health Questionnaire.*
ea *Pneumo-* weist auf die *Lunge*, die *Luft*, den *Atem* hin.
eb *Ultra-* bedeutet *über … hinaus, jenseits; extrem, übertrieben.*
ec *Pro-* bedeutet *vor, hervor.*
ed *RAAS* – Abkürzung für *Renin-Angiotensin-Aldosteron-System.*
ee *ROM* – Abkürzung für *Read Only Memory.*
ef Anthroponym von *Moritz Heinrich Romberg.*
eg *Per-* verweist auf eine Verbindung, in der das Zentralatom in einer hohen Oxidationsstufe vorhanden ist.
eh *Dys-* bedeutet *von einer Norm abweichend.*
ei *SCOT-HEART* bezieht sich auf *Scottish COmputed Tomography of the HEART.*
ej *Bili-* verweist auf einen Bezug zum Organ *Galle.*
ek *SGLT* – Abkürzung für *Sodium-Glucose Linked Transporter.*
el *SLCO1B1* bezieht sich auf *Solute carrier organic anion transporter family member 1B1.*
em *SMART-DATE* verweist auf *Safety of 6-Month Duration of Dual Antiplatelet Therapy After Percutaneous Coronary Intervention in Patients With Acute Coronary Syndromes.*
en Anthroponyme von *Albert Mason Stevens* und *Frank Craig Johnson.*
eo *Tri-* bedeutet *drei.*
ep *TSH* – Abkürzung für *Thyroid Stimulating Hormone.*
eq *Kon-* bedeutet *zusammen, mit, völlig, miteinander.*
er Anthroponyme von *Eugen Adolf Arthur von Hippel* und *Arvid Vilhelm Lindau.* Die Präposition *von* verweist beim Nachnamen *von Hippel* auf das Adelsprädikat. Die beiden Elemente dieses Nachnamens werden hier separat aufgegliedert.
es Anthroponym von *Erik Adolf von Willebrand.* Die Präposition *von* weist beim Nachnamen *von Willebrand* auf das Adelsprädikat hin. Die beiden Elemente dieses Nachnamens werden hier separat aufgegliedert.
et *WHO* – Abkürzung für *World Health Organisation.*
eu Anthroponym von *Georges Fernand Isidore Widal*, *Ag-* bedeutet *hinzu-, zu-, an-, bei-.*
ev Anthroponyme von *Alfred Wiskott* und *Robert Anderson Aldrich.*
ew Anthroponyme von *Jan Wolff* und *Israel Lyon Chaikoff.*

(*fortgeführt*)

Tabelle 1 Fortsetzung

ex Anthroponyme von *Louis Wolff*, *John Parkinson* und *Paul Dudley White*.
ey Anthroponym von *César Roux*, der Buchstabe *Y* verweist auf den *Typ der Rekonstruktion*.
ez *Ca.* – Abkürzung für *Carcinoma*.
fa Anthroponyme von *Franz Ziehl* und *Friedrich Carl Adolf Neelsen*.
fb Anthroponyme von *Robert Milton Zollinger* und *Edwin Homer Ellison*.

5.3.1 Beschreibung der Analyseergebnisse nach dem morphologischen Kriterium

Wie in Tabelle 1 zu erkennen ist, wird anhand des morphologischen Kriteriums ergründet, durch welche Formen die Determinantien der recherchierten substantivischen Mehrfachkomposita vertreten werden. Bevor die Ergebnisse der durchgeführten Analyse aufgezeigt werden, kann die aufgestellte Hypothese, dass die Bestimmungswörter der ausgefilterten substantivischen Mehrfachkomposita durch unterschiedliche Formen repräsentiert werden, unwiderlegbar bestätigt werden. Die durchforschten mehrfach zusammengesetzten substantivischen Komposita aus der medizinischen Fachsprache enthalten mithin vielerlei Komponenten.

Ehe auf die Bestimmungswörter der herausnotierten substantivischen Mehrfachkomposita hingedeutet wird, muss auch darauf hingewiesen werden, dass die Grundwörter der ausgewerteten Mehrfachzusammensetzungen sowohl selbstständige Substantive als auch präfigierte Substantive sind. Wie schon angedeutet, werden unter präfigierten Substantiven solche Substantive aufgefasst, denen fremdsprachliche Präfixe vorangehen. Was dabei wesentlich ist, ist die Tatsache, dass die sich hinter dem fremdsprachlichen Präfix befindenden Substantive semantisch selbständig sind. Die präfigierten Substantive wurden in der Analyse aus diesem Grunde ausgesondert, da die vor den Substantiven stehenden fremdsprachlichen Präfixe ihre Bedeutung beeinflussen[14]. Als separate fremdsprachliche Präfixe wurden sie innerhalb des Substantivs dennoch nicht klassifiziert, denn die fremdsprachlichen Präfixe wurden auch als gesonderte Einheiten herausgegriffen, die vor den Abkürzungen stehen.

„Die substantivische Komposition erfreut sich in der deutschen Wortbildung einer besonderen Beliebtheit […]" (Księżyk 2013: 41). Aus der vollzogenen Analyse der substantivischen Mehrfachkomposita nach dem morphologischen Kriterium ergibt sich, dass die als Determinata fungierenden Substantive eine überdurchschnittliche Tendenz aufweisen, viele sprachliche Einheiten an sich anzuschließen. Dieser Auswertungsteil hat nicht zum Ziel, die quantitativen Erkenntnisse in Bezug auf die Häufigkeit des Auftretens konkreter Spracheinheiten, die die Grundwörter begleiten, zu präsentieren, was in solcherlei Untersuchungen keine Seltenheit ist, sondern qualitativbezogen darauf hinzudeuten, welche Spracheinheiten an dem komplexen Mehrfachkompositionsprozess teilnehmen.

14 Warum lediglich die fremdsprachlichen Präfixe ausgesondert wurden, wird in der Fußnote *j* erläutert.

Im Unterkapitel 2.2 wurde angeführt, dass die Wortklasse Substantiv in der deutschen Wortbildung vorherrscht. Was beim ersten Anschein auffallend ist, tauchen äußerst viele Substantive/präfigierte Substantive auf, die als Bestimmungswörter der substantivischen Grundwörter zu kategorisieren sind. Wie aus der tabellarisch dargestellten ganzheitlichen Analyse ersichtlich ist, werden die Substantive/die präfigierten Substantive zum Teil der Determinantien der Mehrfachzusammensetzungen in rein substantivischer Form, d.h. die Bestimmungswörter machen lediglich die Substantive/die präfigierten Substantive aus, sowie in gekreuzter Form, wobei den Substantiven/den präfigierten Substantiven als Grundwörtern andere Substantive mit weiteren sprachlichen Einheiten als Bestimmungswörter angegliedert werden. Um dies zu illustrieren können nachfolgende aus dem Korpus kommende Belege als Beispiele vorgebracht werden: „*Eisenmangelanämie*“, *Adenosin-A2-Rezeptor*, *Faktor-VIII-Antikörper*, *Immun-Checkpointkombination*, *Vitamin-*B_1*-Vorstufe*, *Vena-cava-superior-Syndrom*, *Rechtsherzinsuffizienz*, *Thrombopoietin-Rezeptor-Agonisten*, *Zervixkarzinom-Screening*, *Zielblutdruck*, α_1*-Protease-Inhibitor-Mangel*.

Um die Feststellung, dass die substantivischen Determinata von zahlreichen Spracheinheiten flankiert sind und nicht nur in rein substantivischer – wie oben geschildert –, adjektivischer, verbaler etc. Form, sondern auch in vermischter Form auftreten, nicht mehr zu wiederholen, wird im Nachstehenden allein darauf aufmerksam gemacht, welche sprachlichen Einheiten an der Bildung der substantivischen Mehrfachkomposita beteiligt sind.

Viele analysierte Korpusmehrfachzusammensetzungen enthalten in ihrem Wortbildungskonstrukt Adjektive. „Adjektive bilden nur ca. 15 % des Gesamtwortschatzes [...] und treten damit stark hinter dem Substantiv zurück“ (Fleischer/Barz 2012: 297). Solche sich im Untersuchungskorpus befindenden Mehrfachkomposita bestätigen diese Gegebenheit, dass im Prozess der Bestimmung der substantivischen Grundwörter verschiedene Adjektive mitwirken: *Akute-Phase-Proteine*, *Demenz-Frühstadium*, *Hoch-Renin-Patienten*, *Langzeitblutdruckmessung*, *Niedrig-Kohlenhydrat-Diät*, *Rektalschleimhaut*, *Zervikalkanalstenose*. Inter alia treten auch – analog zu den präfigierten Substantiven – präfigierte Adjektive auf, wie etwa *10-Jahres-Framingham-kardiovaskulärer-Risikoscore* oder *Fentanyl-Sublingualtablette*.

Ins Gewicht fallen desgleichen Verben – konkreter gesagt: Verbstämme. Diese Verbstämme, die als Bestandteile der Korpusmehrfachkomposita anzusehen sind, bringen viel in den Prozess ihrer Bildung ein, was sich aufgrund anschließender Verbstämme besitzender substantivischer Mehrfachzusammensetzungen feststellen lässt: *Bajonett-Fehlstellung*, *Gebärmutterhalskrebs*,

Glukosemessmethoden, Grippe-Impfstoff, Hemmkörperhämophilie, Hörwahrnehmungsstörungen, Wirkstoffgehalt.

Eine wichtige Rolle in der Bildung von Bestimmungswörtern der substantivischen Mehrfachkomposita spielen auch Adverbien, wie z. B. *Augeninnendruck, Off-label-Therapie, Online-CBIT-Therapie-Verfahren, Out-of-body-Gefühl, Rechtsherzbelastung, Serotoninwiederaufnahmehemmer.*

Sodann kommen Präpositionen in den Blick, die bei den folgenden substantivischen Mehrfachkomposita zu identifizieren sind: *Arzneimittelnebenwirkungen, Hinterohrregion, In-Stent-Restenose, Out-of-office-Blutdruckmessung, Spray-zu-Gel-Technologie.*

Von Bedeutung sind ebenfalls Partikeln – hier: Negationspartikeln –, worauf solche hinweisen, wie z. B. *Nicht-Influenza-Impfungen, Non-HDL-Cholesterin, Phase-III-Nichtunterlegenheitsstudie.*

Im untersuchten Korpus wurde obendrein ein Pronomen – Demonstrativum – aufgefunden, welches durch *Selbstwirksamkeitserwartung* vertreten wird.

Einen hohen Stellenwert haben Zahlwörter, die mit nachstehenden Befunden repräsentiert werden: *Dreifachfixkombination, Dreilinien-Zytopenie, Ein-Jahres-Mortalität, Erste-Hilfe-Diabetesberatung, First-line-Therapie, Fünf-Jahres-Mortalität, Neutral-Null-Methode, Second-line-Therapie, Vierfach-Grippe-Impfstoff, Zwei-Gefäß-Erkrankung, Zwölffingerdarmgeschwür.*

Was anhand der ausgesuchten substantivischen mehrfach zusammengesetzten Komposita evident zu belegen ist, ist der Fakt, dass in einer großen Zahl von ihnen unterschiedliche Anthroponyme einen Bestandteil ausmachen. Dies lässt sich den unten stehenden Korpusbefunden entnehmen: *Arnold-Chiari-Malformation, Bacille-Calmette-Guérin-Vakzin, Billroth-II-Resektion, Bosniak-III-Zyste, Crigler-Najjar-Syndrom, Lesch-Nyhan-Syndrom, Memorial-Kettering-Cancer-Center-Score, Morbus-Basedow-Patienten, Widal-Agglutinations-Test, Wolff-Chaikoff-Effekt.* Auch ein Anthroponym in adjektivischer Form wurde im Korpus registriert – *Braun'sche-Fußpunktanastomose/Braun'sche-Fußpunkt-Anastomose.*

Das erforschte Korpus weist auch etliche Mehrfachkompositabeispiele mit Toponymen auf, was folgende Wörter unterstreichen: *10-Jahres-Framingham-kardiovaskulärer-Risikoscore, Krim-Kongo-Fieber.*

Was bei der Analyse der thematisierten Mehrfachzusammensetzungen ausgeprägt ist, ist auch dies, dass zu ihrem Element Zahlen werden: *10-g-Monofilament, 24-Stunden-Butdruckmessung, 25-Hydroxyvitamin-D-Ausgangswert, 6-Minuten-Gehtest, 7/5-mg-Dosis, Adenosin-A2-Rezeptor, Genotyp-1-Infektion.*

Ferner finden römische Zahlen bei der Bildung der substantivischen Mehrfachkomposita Anwendung, was *Faktor-VIII-Antikörper, Grad-I-Hypertonie, Phase-IIIa-Studien, Phase-IV-Studie, Stadium-II-Hypertonie, Typ-I-Allergie, Typ-V-Hypersensitivität* bestätigen.

Außer den oben genannten Zahlen treten ebenfalls viele substantivische Mehrfachkomposita mit tiefgestellten Zahlen auf, wie: *AT_1-Antagonist, Gesamt-Vitamin-B_{12}-Konzentration, Vitamin-B_1-Spiegel*, sowie mit hochgestellten Zahlen, was aufgrund der folgenden Korpusbelege nachweisbar ist: *^{13}C-Atemtest, ^{14}C-Glykocholat-Atemtest.*

Die Buchstaben[15] sind auch Glieder der substantivischen Mehrfachzusammensetzungen. Dieses Faktum ist mit diesen auftauchenden Korpusbelegen nachweisbar: *25-Hydroxyvitamin-D-Serumspiegel, Phase-IIIa-Studien, Adenosin-A2-Rezeptor, B-Vitamin-Mangel, D-Dimer-Test, Hepatitis-C-Therapie, IL-17A-Blocker.* Zu beobachten sind darüber hinaus substantivische Korpusmehrfachkomposita mit tiefgestellten Buchstaben – *5-HT_{2c}-Rezeptorantagonist, HbA_{1c}-Werte.*

Relevant hinzuzufügen ist an dieser Stelle ebenso die Tatsache, dass am Prozess der Bildung der untersuchten Mehrfachkomposita griechische Buchstaben teilnehmen, was anhand folgender Beispiele zu beweisen ist: *IL-1ß-Hemmer, TNF-α-Blocker, α-Glukosidase-Inhibitoren, ß-Laktam-Antibiotikum.*

Besonders signifikant ist die Teilnahme von Abkürzungen verschiedener Art an der Kreierung der substantivischen Mehrfachzusammensetzungen. Die Korpusbefunde mit ebensolchen Abkürzungen kommen u.a. vor: *15-MHz-Sonde, A1-AT-Mangel, Anti-EBNA-Antikörper, Asthma-COPD-Overlap-Syndrom, Ausgangs- LDL-Cholesterin, CPAP-Maskentoleranz, DECLARE-TIMI-58-Studie, GLP-1-Analoga.*

Wenngleich im Unterkapitel 2.3 beschrieben wurde, dass den Teilen der Komposita bestimmte fremdsprachliche Präfixe angehören, wurde nach der tiefergehenden Beobachtung unter diversen Aspekten in Bezug auf das strukturelle und semantische Format der ausgefilterten substantivischen Mehrfachkomposita gefolgert, dass die fremdsprachlichen Präfixe einerseits als separate Komponenten dieser herausrecherchierten Korpusmehrfachzusammensetzungen betrachtet werden können, was bei *Anti-EBNA-Antikörper* und *Anti-TNF-alpha-Blocker*, wo die fremdsprachlichen Präfixe vor den Abkürzungen stehen, zu sehen ist. Andererseits aber werden sie als nicht ausgesonderte, vor

15 In der vorliegenden Analyse werden die Buchstaben auf diesem Wege dargestellt, ohne sie in Groß- und Kleinbuchstaben aufzuteilen.

den Substantiven oder Adjektiven stehende Glieder angesehen, die zusammen mit diesen Substantiven/Adjektiven in ein Glied involviert sind, was sich am Beispiel der unter dem Namen der präfigierten Substantive – *Alpha-1-Antitrypsin-Mangel*, *Fibroblasten-Wachstumsfaktor* – oder der präfigierten Adjektive – *10-Jahres-Framingham-kardiovaskulärer-Risikoscore*, *Fentanyl-Sublingualtablette* – verbergenden Mehrfachkomposita aufzeigen lässt. Als Exempel sind solche fremdsprachlichen Präfixe bei der Schöpfung der Bestimmungswörter der substantivischen mehrfach zusammengesetzten Komposita zugegen: „*Kohlenhydratintoleranz*", *5-*HT_3*-Antagonisten*, *Alfa-1-Antitrypsin-Mangel*, *Angiotensin-Converting-Enzyme-Hemmer*, *Ausgangs-LDL-Cholesterin*, *Bauchspeicheldrüsen-Insuffizienz*, *Frühsommer-Meningoenzephalitis*, *Gammanagel-Osteosynthese*. Es ist mitunter schwierig festzusetzen, ob man es mit einem präfigierten Substantiv, das als solch ein präfigiertes Substantiv verstanden wird, wie es in der vorliegenden Dissertation bestimmt wurde, zu tun hat, oder nicht. Das Präfix *re-* im Mehrfachkompositum *Herpes-Zoster-Reaktivierung* verweist auf *erneute Aktivierung*, diese Mehrfachzusammensetzung wurde nach dem angenommenen Prinzip als präfigiertes Substantiv bezeichnet, weil das Wort *Aktivierung* selbstständig ist und das genannte Präfix seine Bedeutung determiniert. So ist es auch z. B. beim Mehrfachkompositum *In-Stent-Restenose*. Einen anderen Fall stellt exemplarisch die Mehrfachzusammensetzung *Lungenvolumenreduktion* dar, da *Reduktion* eine Verringerung, eine Beschränkung von etwas bedeutet. Dieses Wort wird in der Analysetabelle nicht als präfigiertes Substantiv, sondern nur als Substantiv kategorisiert, da *Duktion* in der Sprache der Ophthalmologie bedeutungsmäßig auf die *Augenbewegung* verweist. Was dabei fesselnd sein kann, ist dies, dass sogar dieses Wort *Duktion* im Online-Duden nicht zu finden ist. Die Bedeutung des hinter dem Präfix *re-* stehenden Substantivs *Duktion* wurde nicht durch dieses Präfix determiniert, weil das gesamte Wort *Reduktion* etwas Anderes besagt. Ähnlich ist es ebenfalls beim Präfix *in-*. Dieses Präfix im Mehrfachkompositum *Aortenklappeninsuffizienz*, welches als präfigiertes Substantiv eingestuft wurde, determiniert es stark, während *Intoxikation* – ein Teil der Mehrfachzusammensetzung *Partydrogen-Intoxikation* – als Substantiv gekennzeichnet wurde, da das Wort *Toxikation* im medizinischen Kontext auch schwer zu finden ist und im Online-Duden nicht erscheint. Im Falle solcher Mehrfachkomposita stellen sich eben die Fragen – wie, und ob, sie als präfigierte Substantive oder allein als Substantive klassifiziert werden sollen.

Nicht zu vernachlässigen sind des Weiteren im ausgewerteten Forschungskorpus als immanente Bestandteile dienende ermittelte Konfixe, wie z. B.

10-g-Monofilament, Blut-Volumen-Puls-Biofeedback, Hashimoto-Thyreoiditis-Autoantikörper, Mikronährstoff-Supplementation, Multicenterstudie, Pneumokokken-Polysaccharidimpfstoff, die sich in Begleitung von zahlreichen Spracheinheiten platzieren.

Unverkennbar ist nämlich noch, dass Konjunktionen zu Bestimmungswörtern der substantivischen Mehrfachkomposita werden, was das Korpusbeispiel *Checkmate-214-Nivolumab-plus-Ipilimumab-Kombinationsstudie* bekräftigt.

5.3.2 Beschreibung der Analyseergebnisse nach dem räumlichen Kriterium

Das räumliche Kriterium stellt, wie zuvor erwähnt, das Faktum dar, aus wie vielen Gliedern die aus der Fachzeitschrift „MMW – Fortschritte der Medizin" exzerpierten substantivischen mehrfach zusammengesetzten Komposita bestehen, wobei die Hypothese bestätigt wird, dass die Anzahl ihrer Komponenten verschieden ist, da die Substantive einen außerordentlich großen Raum für andere Spracheinheiten schaffen. „Raum" wird hier als ein Feld aufgefasst, das eine grenzenlose Kombination von Substantiven mit sonstigen sprachlichen Einheiten möglich macht, unabhängig davon, welche sprachlichen Einheiten dies sind. Somit wird das im Nachstehenden dargestellte Kriterium, nach dem die Analyse der aufgefundenen substantivischen medizinischen Mehrfachkomposita verläuft, als räumliches Kriterium bezeichnet.

Im untersuchten Korpusmaterial wurden u.a. abschließende substantivische Mehrfachkomposita je nach der Gliederanzahl erkannt:

- dreigliedrige: *„Eisenmangelanämie", „Kohlenhydratintoleranz", µ-Opioid-Rezeptor, 15-MHz-Sonde, Afferent-loop-Syndrom, Anti-EBNA-Antikörper, Beckenbodenmuskulatur, B-Vitamin-Mangel, CGRP-Rezeptor-Antikörper, Delir-Risikofaktor, EKG-Saugelektrode, Feinnadelbiopsie, FSME-Risikogebiete, Gammanagel-Osteosynthese, Hakenwurminfektion, HAS-BLED-Score, Innenbandläsionen, Knochen-Knorpel-Zylinder, LABA-ICS-Kombination, Lebensmittelallergie, Magen-Darm-Infekt, Nahrungsbestandteile, Offenwinkelglaukom, PCSK9-Hemmer, Reisevenenthrombose, Sauerstoffmaske, Schlaganfallprophylaxe, Thrombozytenaggregationshemmer, Ursache-Wirkungs-Beziehung, Vernichtungskopfschmerz, von-Willebrand-Syndrom, Weißkittelhypertonie, Zentralarterienverschluss, α-Glukosidase-Inhibitoren;*
- viergliedrige: *„Atemwegs-Fluorchinolone", 10-g-Monofilament,* ^{13}*C-Atemtest, 24-Stunden-Blutdruck, 40-mg-Kristallsuspension, 5-HT*$_3$*-Antagonisten, Alfa-1-Antitrypsin-Mangel, Anti-TNF-alpha-Blocker, Bacille-Calmette-Guérin-Vakzin,*

Bauchspeicheldrüsen-Insuffizienz, Braun'sche-Fußpunktanastomose, CD8-T-Zellen, CO_2-Elimination, DECLARE-TIMI-58-Studie, Endurance-Shuttle-Walk-Test, First-line-Therapiestrategie, Frühsommer-Meningo-enzephalitis-Virus, Großgefäßwandelastizität, Harnblasendauerkatheter, Hashimoto-Thyreoiditis-Autoantikörper, IgG-Antikörpertiter, Interferon-Gamma-Release-Assay, Knollenblätterpilz-Intoxikation, LDL-Cholesterinzielwert, Meningokokken-C-Konjugatvakzine, Nicht-Zöliakie-Weizen-sensitivität, Ohrläppchen-Reibe-Test, Online-CBIT-Therapie-Verfahren, PCSK9-Antikörper-Therapie, Rechtsschenkelblock-Tachykardie, Schilddrüsen-Autoantikörper, Thrombose-Embolierisiko-Einstufung, Vena-cava-superior-Syndrom, Vitamin-B_{12}-Gabe, Waist-to-hip-Ratio, Zwölffingerdarmgeschwür;

- fünfgliedrige: *„Health-in-all-Policies-Strategie", ^{14}C-Glykocholat-Atemtest, 24-Stunden-Butdruckmessung, 25-Hydroxyvitamin-D-Ausgangswert, 5-Apha-Reduktase-Inhibitoren, 6-Minuten-Gehtest-Strecke, Blut-Volumen-Puls-Biofeedback, Budesonid-1mg-Schmelztablette, Eisen(III)-Kohlenhydratkomplexe, Gesamt-Vitamin-B_{12}-Konzentration, Glucose-6-Phosphat-Dehydrogenase-Mangel, Hals-Nasen-Ohrenheilkunde, HbA_{1c}-Absenkung, Memorial-Kettering-Cancer-Center-Score, Nervenaustrittspunkt-Druckschmerz, Omega-3-Fettsäuren-Markt, pCO_2-Anstieg, Phase-III-Nichtunterlegenheitsstudie, Vitamin-B_{12}-Serumkonzentration, α_1-Protease-Inhibitor-Mangel;*
- sechsgliedrige: *10-Jahres-Framingham-kardiovaskulärer-Risikoscore, 5-HT_{2c}-Rezeptorantagonist, HbA_{1c}-Wert-Reduktion, Hypothalamus-Hypophysen-Nebennierenrinden-Achse, Leading-Edge-to-Leading-Edge-Methode, Out-of-office-Blutdruckmessung, SLCO1B1-Transporter-Gen, $\alpha_4\beta_7$-Integrin-Antagonisten;*
- siebengliedrige: *Checkmate-214-Nivolumab-plus-Ipilimumab-Kombinations-studie, HbA_{1c}-Wert-Zielwert.*

Im Vorstehenden wird lediglich der Versuch unternommen, die gezählten Teile der aus der ausgewählten medizinischen Fachzeitschrift ausgefilterten Mehrfachkomposita mit dem Substantiv als Grundwort aufzuzeigen – ohne darauf zu achten, ob es ein präfigiertes oder nicht präfigiertes Substantiv ist. Es ist lohnenswert, an solch eine Aufgabe mit ausführlicher Berücksichtigung der Konstituentenanzahl der ausgewerteten Mehrfachzusammensetzungen heranzugehen, weil es zur Anzahl der Elemente der Mehrfachkomposita „nur allgemeine Angaben in der Forschung [gibt]" (Augst 2001: 211).

„Wie viele Buchstaben hat ein deutsches Wort im Durchschnitt? Die Antwort lautet: Es kommt drauf an [...]. Bei der durchschnittlichen Wortlänge im Dudenkorpus kommt man auch noch einmal zu unterschiedlichen Ergebnissen: 6,09 Buchstaben ergibt die Berechnung des Durchschnitts aller Wörter, also der mehr als 5 Milliarden Wortformen, die im Dudenkorpus vorkommen"[16]. Obschon in Auswertungen solcher Art – in Analysen der Anzahl der in Mehrfachkomposita auftauchenden Elemente – die Buchstabenanzahl nicht selten Interesse weckt, wird beim Analysieren der Bestandteile der gewählten Korpusmehrfachkomposita die Aufmerksamkeit auf einen anderen Aspekt gelenkt. Das Ziel der folgenden Auswertung nach dem räumlichen Kriterium ist es nicht, die Anzahl der Buchstaben ausgewählter substantivischer Korpusmehrfachzusammensetzungen anzugeben. Das Ziel der folgenden Auswertung nach dem räumlichen Kriterium ist es vielmehr, die Anzahl der Glieder in Bezug auf Wörter konkreter Wortklassen, Zahlen, Buchstaben, abgekürzte Formen etc. aufzuzeigen. Zum Zwecke der vorliegenden Dissertation ist es wesentlicher, die Anzahl der Glieder anzugeben, ohne die Buchstabenanzahl zu berücksichtigen. Es ist angebracht, die ausgewerteten Ausdrücke als drei-, vier-, fünfgliedrige usw. Mehrfachkomposita anstatt Drei-, Vier-, Fünfwortkomposita zu bezeichnen, weil nicht jede Komponente eines aus dem Forschungskorpus stammenden Mehrfachkompositums ein Wort ist.

Was aus der durchgeführten Analyse hervorgeht, ist dies, dass nicht immer einfach anzugeben ist, welche genaue Anzahl der Konstituenten die substantivischen Mehrfachzusammensetzungen begleitet. Die Mehrfachkomposita in der hochgradig kompositionsaktiven deutschen Sprache sind „eine sehr vielgestaltige Form der Wortbildung" (Wälchli/Ender 2013: 103). Die einzelnen sog. linken (s. mehr dazu im Unterkapitel 2.3) Elemente der Mehrfachzusammensetzungen auch aus dem medizinischen Bereich können nicht nur aus Wörtern bestehen, sondern auch aus Buchstaben, Zahlen, Wörtern in abgekürzter Form u. dgl., was übrigens auch im Unterkapitel 2.3 geschildert wurde und aus der Auswertung nach dem morphologischen Kriterium resultiert.

Es ist schwer festzustellen, ob die Anzahl der in den gefundenen substantivischen mehrfach zusammengesetzten Komposita vorkommenden Komponenten unangefochten eindeutig ist, d.h. manche Mehrfachzusammensetzungen wurden sprachlich so kreiert, dass die Angabe ihrer Elementenanzahl Probleme bereitet und etwaige Fragen an Sprachforscher bei der Zählung jener Bestandteile stellen kann. Darauf wird im unten Stehenden entsprechend verwiesen.

Es stellt sich nämlich die Frage, wann bzw. bei welchen mehrfach zusammengesetzten Komposita es schwierig ist, die konkrete Anzahl der Glieder anzugeben. Bei solchen Mehrfachzusammensetzungen wie *„Real-world-Analyse"*, *Café-au-lait-Fleck* oder *Blut-Volumen-Puls-Biofeedback*, bei denen die

---

16 https://www.duden.de/sprachwissen/sprachratgeber/Durchschnittliche-Lange-eines-deutschen-Wortes (Zugriff am 13.05.2020 um 13:54).

konkreten Gliedergruppen eindeutig anzusehen sind – Substantive, Adjektive, Präpositionen, Konfixe – ist es transparent, weil sich die einzelnen Teile bereits beim ersten Hinsehen in den strukturellen Vordergrund drängen. Ähnlich ist es beispielsweise bei den explorierten Mehrfachkomposita, welche die Zahlen enthalten – *Beta-2-Agonist* –, egal, ob dies die tief- – *Vitamin-*B_1*-Vorstufe* – bzw. hochgestellten – ^{13}*C-Atemtest* – oder die römischen – *Stadium-II-Hypertonie* – Zahlen sind. Bei den Mehrfachzusammensetzungen, in denen die Buchstaben und die Zahlen beispielsweise eine Formel bilden – CO_2*-Elimination* – oder andere für ihre Bedeutung wertvolle Einheiten ausmachen, werden die Buchstaben bzw. tiefgestellte Buchstaben und die Zahlen als separate Glieder eingerahmt. Zudem wurden die griechischen Buchstaben – $\alpha_4\beta_7$*-Integrin-Antagonisten* – als getrennte Teile kategorisiert. Die in den analysierten Mehrfachkomposita erscheinenden Verbstämme, Anthroponyme, Toponyme, Konjunktionen, Adverbien, Partikeln, Zahlwörter, Pronomen wurden auch separat betrachtet.

Bei der Zählung der einzelnen Elemente der untersuchten substantivischen Mehrfachzusammensetzungen ist es problematisch, die eindeutige Anzahl ihrer Glieder im Falle dieser Belege anzugeben, die Abkürzungen als Determinantien enthalten, daher sei vorher betont, dass lediglich ein Versuch unternommen wird, jene Mehrfachkompositakomponenten zu zählen. Bei der Angabe der Anzahl der Bausteine der Mehrfachzusammensetzungen mit den Abkürzungen könnten diese Abkürzungen sprachlich decodiert werden, was man hier z. B. an folgenden Korpusbelegen aufzeigen kann: *PPI-Absetzversuch* – *PPI* lässt nach der Dechiffrierung dieser Abkürzung einen Ausdruck *Protonenpumpeninhibitoren* entstehen, wobei er als dreigliedriges Mehrfachkompositum auszulegen wäre; *Protonenpumpeninhibitoren* und *Absetzversuch* hätten nach ihrer Verbindung *Protonenpumpeninhibitoren-Absetzversuch* ergeben und ihre Gliederanzahl hätte sich nicht auf 3, sondern auf 5 belaufen. Da in der durchgeführten Analyse mannigfaltige Abkürzungen anzutreffen sind und um während der Mehrfachzusammensetzungenanalyse eine Art der Einheitlichkeit zu befolgen, wurden die Abkürzungen als ein Segment betrachtet, was bedeutet, dass sich eine Abkürzung als ein Glied zeigt. Die herausgefilterten substantivischen Mehrfachkomposita beinhalten viele artverschiedene Abkürzungen, sodass die Angabe der Gliederanzahl nach der Erweiterung bei nahezu jedem solchen mehrfach zusammengesetzten Kompositum etwas Anderes hätte aufzeigen können, denn nicht jeder Abkürzungsbuchstabe schafft ein selbständiges Wort. Die vorher erwähnte Einheitlichkeit der Präsentierung der Korpusbelege mit den Abkürzungen hätte bei solcher Analysepraxis beeinträchtigt sein können. Die Abkürzung als sprachliche Einheit verbirgt nämlich viele sonstige Spracheinheiten hinter sich.

Was auch auffällig ist, ist die Gliederanzahl der Mehrfachzusammensetzungen mit präfigierten Substantiven/präfigierten Adjektiven, vor denen fremdsprachliche Präfixe stehen – *Alfa-1-Antitrypsin-Mangel*, *Fentanyl-Sublingualtablette*. Diese präfigierten Substantive/präfigierten Adjektive werden als ein Glied klassifiziert, ohne das in ihnen auftauchende Präfix exogenen Charakters abzutrennen. Es lässt sich aber in der Analysetabelle beobachten, dass in manchen Fällen die fremdsprachlichen Präfixe als separate Glieder abzuschneiden sind, weil sie sich vor den Abkürzungen befinden – *Anti-TNF-alpha-Blocker* – und aus dem Rahmen der genannten präfigierten Substantive/präfigierten Adjektive fallen.

5.3.3 Beschreibung der Analyseergebnisse nach dem semantischen Kriterium

„Die Fachsprache der Medizin baut ihren Wortschatz seit vielen Jahrhunderten kontinuierlich aus […]" (Biskup/Zielińska 2011: 302). In Bezug auf das semantische Kriterium der Analyse wurden folgende bedeutungsmäßige Felder, in die sich die ausgefilterten substantivischen Mehrfachkomposita einfügen, erkannt:

- Gemischtes: *10-Jahres-Morbidität*, *24-h-Blutdruck*, *6-Minuten-Gehtest-Strecke*, *Anaphylaxie-Notfallset*, *Arzneimittelanamnese*, *Blut-Hirn-Schranke*, *CD8-T-Zellen*, *Diuretika-Betablocker-Kombinationen*, *Erste-Hilfe-Diabetesberatung*, *Fingermittel-Gelenk*, *Fremdkörpergranulom*, *Großgefäßwandelastizität*, *Hamstringsehnenruptur*, *Innenrotationsfähigkeit*, *Kohlenhydratbeschränkung*, *LDL-Cholesterin-Partikel*, *Schilddrüsengewebe*, *Schilddrüsenperoxidase*, *Serumkaliumspiegel*, *Thrombose-Embolierisiko-Einstufung*, *Tumormikromilieu*, *Vaginalschleimhaut*, *Vitamin-*B_{12}*-Serumkonzentration*, *Zwischenrippenraum*;
- Krankheiten/Erkrankungen: *Bluthochdruck*, *Cytomegalie-Virus-Pneumonie*, *Eisenmangelanämie*, *Frühsommer-Meningoenzephalitis*, *Gallenblasensteine*, *Gebärmutterhalskrebs*, *Grad-I-Hypertonie*, *Hand-Fuß-Mund-Krankheit*, *Harnblasentumor*, *Herzklappenerkrankung*, *Herz-Kreislauf-Krankheiten*, *Honigwaben-Lunge*, *Katzenkratzkrankheit*, *Kleinhirninfarkte*, *Knochenmarködem*, *Koronararterienaneurysma*, *Läuserückfallfieber*, *Lungenarterienembolie*, *Magen-Darm-Grippe*, *Magenschleimhautatrophie*, *Nebennierenrindeninsuffizienz*, *Offenwinkelglaukom*;
- Beschwerden: *„Tennisarm"-Beschwerden*, *Angina-pectoris-Beschwerde*, *Harnblasendivertikel*, *Harnröhrenstrikturen*, *Kiefergelenksverspannungen*, *Knöchelarteriendrücke*, *Knollenblätterpilz-Intoxikation*, *Koronararterienverkalkung*, *Nahrungsmittel-Sensitivität*, *Nasenmuschelhyperplasie*,

Nasennebenhöhlenentzündung, Nicht-Zöliakie-Weizensensitivität, Reizdarmbeschwerden, Restharngefühl, Schließmuskeldruck, Wiesengräserdermatitis, Zentralarterienverschluss;

- Symptome: *Alkoholentzugssymptome, Arzneimittelexanthem, Atemstillstand, Atemwegsobstruktion, Augeninnendruck, Bajonett-Fehlstellung, Blutdruckanstieg, Blutglukoseerhöhung, Café-au-lait-Fleck, Eisentabletten-Obstipation, Fingerkuppendruck, Gelenkkapselverdickung, Hormonmangelsymptome, Schleimhautblutung, Stoffwechselentgleisung*;
- Syndrome: *„Wassermelonenmagen", „Weißkittelhypertonie", Afferent-loop-Syndrom, Asthma-COPD-Overlap-Syndrom, Cauda-equina-Syndrom, Frühdumping-Syndrom, Gallensäureverlust-Syndrom, Green-Nail-Syndrom, Guillain-Barré-Syndrom, Hand-Fuß-Syndrom, Immundefizienzsyndrom, Lendenwirbelsäulen-Syndrom, Liquorunterdrucksyndrom, Low-Anterior-Resection-Syndrom, Reflux-Thorax-Schmerz-Syndrom, Reizdarm-Syndrom, Sick-Sinus-Syndrom, Vasokonstriktionssyndrom, Weißkitteleffekt, Wiskott-Aldrich-Syndrom, Zollinger-Ellison-Syndrom*;
- Schädigungen: *Felsenbeinfraktur, Großhirnschädigungen, Handgelenksfraktur, Innenbandläsionen, Kniegelenkluxation, Mikrobiomschädigungen, Muskelbündelriss, Psoriasis-Hautläsionen, Schädelhirntrauma, Schleimhautschädigung, Trommelfelldefekt, Wirbelkörperfraktur*;
- Störungen: *Blasenentleerungsstörung, Blut-Spritzen-Verletzungs-Phobie, Hemmkörperhämophilie, Herz-Kreislauf-Störung, Herzrhythmusstörungen, Hufeisenniere, Lipidstoffwechselstörung, Magen-Darm-Störungen, Mikrobiomstörungen, Mikrozirkulationsstörungen, Schleimhautdysregulation*;
- Fehler: *Aortenklappenstenose, Arnold-Chiari-Malformation, Hodenfehllagen, Hodenhochstand, Mitralklappenstenose, Nasenklappenstenose, Nasenseptumdeviation, Nierenarterienstenose*;
- Infektionen: *Atemwegsinfekt, Atemwegsinfektion, Blutstrominfektionen, Genotyp-1-Infektion, H.-pylori-Infektion, Herpesvirusinfektionen, Keuchhusten-Infektion, Magen-Darm-Infekt, Weichgewebeinfektionen, Zytomegalie-Virus-Infektion*;
- Allergien: *Hausstaubmilbenallergie, Insektengiftallergie, Kontrastmittelallergie, Lebensmittelallergie, Nahrungsmittelallergie, Typ-I-Allergie*;
- Schmerzen: *Donnerschlagkopfschmerzen, Herpes-Zoster-Schmerzen, Hustenkopfschmerz, Medikamentenübergebrauchs-Kopfschmerzen, Nervenaustrittspunkt-Druckschmerz, Nichttumor-Schmerz, Spannungskopfschmerz, Tumordurchbruchschmerzen, Vernichtungskopfschmerz*;

- Mängel: *A1-AT-Mangel, Alfa-1-Antitrypsin-Mangel, B-Vitamin-Mangel, Glucose-6-Phosphat-Dehydrogenase-Mangel, Sauerstoffmangel, Speichereisenmangel, Vitamin-*B_{12}*-Defizit, Vitamin-B12-Mangel, Vitamin-*B_1*-Mangel, Vitamin-D-Defizit, Vitamin-D-Mangel,* α_1*-Protease-Inhibitor-Mangel*;
- Therapien: *Arzneimitteltherapie, Aspirin-Langzeittherapie, Betablockertherapie, COPD-Dauertherapie, First-Line-Therapie, Glukokortikoid-Stoßtherapie, H.-pylori-Eradikation, Hepatitis-C-Therapie, Hochdosis-Radiojodtherapie, Knochen-Knorpel-Therapie, Kortikosteroid-Langzeittherapie, Langzeit-*O_2*-Therapie, Magnetfeldtherapie, Off-label-Therapie, Omega-3-Fettsäuren-Therapie, Positivdruck-Beatmungstherapie, TNF-*α*-Therapie*;
- Eingriffe: *Bandscheibenoperation, Billroth-II-Resektion, Lungenkrebsoperation, Lungenparenchymresektionen, Magenbypass-Operation, MitraClip-Verfahren, Nierenteilresektion, Schrittmacherimplantation, Tiefenhirnstimulation, Vollwandresektion, Roux-Y-Rekonstruktion*;
- Substanzen: *„Atemwegs-Fluorchinolone", 5-Apha-Reduktase-Inhibitoren, 5-*HT_{2c}*-Rezeptorantagonist, Angiotensin-Converting-Enzyme-Hemmer, Angiotensin-Rezeptor-Blocker, Ausgangs-LDL-Cholesterin, Beta-2-Agonist, GLP-1-Analoga, IL-17A-Blocker, Kationen-Austauscher-Polymer, Omega-3-Fettsäure, Renin-Angiotensin-Aldosteron, Röntgen-Kontrastmittel, Sulfonylharnstoffanaloga, Vitamin-A-Säure,* β*-2-Mimetikum*;
- Arzneimittel: *900-mg-Johanniskraut-Extrakt, Artemisinin-Kombinationspräparate, Blutdruckmedikamente, Budesonid-1mg-Schmelztablette, Fentanyl-Nasenspray, Fentanyl-Sublingualtablette, Fertigarzneimittel, Gallensalzbinder, Ginkgo-biloba-Extrakt, Hochdruckmedikament, Nicht-Opioid-Analgetikum, Prothrombinkomplex-Konzentrat, Rezepturarzneimittel, WHO-3-Opioidanalgetikum*;
- Untersuchungsverfahren: *24-Stunden-Butdruckmessung, Aortenklappenintervention, Argon-Laser-Koagulation, Bauchaorten-Screening, Blutzuckerkontrolle, Computertomogramm-Angiografie, Dickdarmpassage, Dix-Hallpike-Manöver, Feinnadelbiopsie, Finger-Nase-Versuch, Ganzkörperuntersuchung, Knochenmarkpunktion, Point-of-Care-Ultraschall, Positronen-Emissionstomografie, Schilddrüsen-Check, Stressechokardiografie, Waist-to-hip-Ratio, Zervixkarzinom-Screening*;
- Prozesse: *40-mg-Kristallsuspension, Blutdruckeinstellung, Blutdrucknormalisierung, Blutglukosestoffwechsel, Blutstillungsverfahren,* CO_2*-Elimination, Diphtherie-Toxinproduktion, Dünndarmperforation, First-Line-Medikation, Fremdkörperentfernung, Gallensäuresynthese, Gammanagel-Osteosynthese, Hamstringsehnen-Refixation,* HbA_{1c}*-Reduktion, In-Stent-Restenose, Kalk-*

salzminderung, LDL-Cholesterin-Senkung, Mikrobiom-Modulation, Nährstoffresorption, Schwellkörperirrigation, TSH-Rezeptor-Mutation;

- Geräte: *10-g-Monofilament, 15-MHz-Sonde, Atemtherapiegerät, Blutdruckmessgerät, Citrat-Probenröhrchen, Drug-Eluting-Stent, EKG-Saugelektrode, Goldmann-Applanationstonometer, Harnblasendauerkatheter, Herzklappenersatz, Herzschrittmacher, Klammernahtgerät, Knochen-Knorpel-Zylinder, Mitralklappen-Clip, Real-Time-Messgeräte, Sauerstoffdruckflasche, Trockenpulverinhalator;*
- medizinische Sparten: *„Engstellen-Chirurgie", Augenheilkunde, Hals-Nasen-Ohren-Heilkunde, Hausarztmedizin, Herzkreislaufmedizin, Landarztmedizin, Mind-Body-Medizin, Naturheilkunde, Nebenschilddrüsen-Chirurgie, Stoffwechselmedizin;*
- Werte: *25-Hydroxyvitamin-D-Ausgangswert, Blutdruckwert, Blutglukosewert, Harnsäurewerte,* HbA_{1c}*-Werte,* HbA_{1c}*-Wert-Zielwert, Kohlenstoff-Isotopenwerte, LDL-Cholesterin-Wert, non-HDL-Cholesterinwert, Rheumafaktorwerte, Ruhelungenfunktionswerte, Serum-Bilirubinwerte, Zielblutdruckwert;*
- Systeme: *Flash-Glukose-Monitoring-System, Flüssig-Sauerstoffsysteme, Herz-Kreislauf-System, Monozyten-Makrophagen-System, P-Glykoprotein-System, Stuhlprobenentnahmesystem, Zentralnervensystem;*
- Studien: *Brain-Imaging-Studie, Checkmate-214-Nivolumab-plus-Ipilimumab-Kombinationsstudie, Ernährungs-Interventionsstudien, FRAILTY-AVR-Studie, FUTURE-5-Studie, Gewichtsreduktionsstudien, In-vitro-Studien, Multicenterstudie, ODYSSEY-Outcomes-Studie, PEGASUS-TIMI-54-Studie, Phase-III-Nichtunterlegenheitsstudie, Real-world-Studie;*
- Patientenkategorien: *Bluthochdruck-Patienten, Colitis-ulcerosa-Patienten, Herzinsuffizienz-Patienten, Hoch-Renin-Patienten, Keuchhustenpatienten, Kopfschmerzpatienten, Morbus-Basedow-Patienten, Morbus-Crohn-Patienten, Nichttumor-Schmerzpatienten, Rückenschmerzpatienten, Schlaganfallpatienten, Typ-1-Diabetiker, Vorhofflimmern-Patienten;*
- Organe und Organteile: *Augenbindehaut, Beckenbodenmuskulatur, Brustwirbelkörper, Halswirbelsäule, Handgelenksbeuger, Handwurzelknochen, Lendenwirbelsäule, Nasennebenhöhle;*
- Viren: *Epstein-Barr-Virus, Frühsommer-Meningoenzephalitis-Virus, Gamma-Herpesviren, Hepatitis-C-Virus, Immundefizienz-Virus, Varicella-zoster-Virus;*
- Scores: *10-Jahres-Framingham-kardiovaskulärer-Risikoscore, Blutungs-Risikoscore, HAS-BLED-Score, Insomnie-Schweregrad-Score, Memorial-Kettering-Cancer-Center-Score, Neuropathie-Defizit-Score, Neuropathie-Symptom-Score;*

- Impfstoffarten: *Bacille-Calmette-Guérin-Vakzin, Dreifachimpfstoffe, Grippe-Impfstoff, Hochdosisimpfstoffe, Influenza-Impfstoffe, Meningokokken-C-Konjugatvakzine, Pneumokokkenimpfstoff, Pneumokokken-Konjugat-Impfstoff, Pneumokokken-Polysaccharidimpfstoff, Polysaccharid-Impfstoff, Tuberkuloseimpfstoff, Varizellen-Kinderimpfstoff, Vierfach-Grippe-Impfstoff, Zoster-Impfstoff*;
- Antikörpertypen: *Anti-EBNA-Antikörper, Antitoxin-B-Antikörper, CGRP-Rezeptor-Antikörper, Faktor-VIII-Antikörper, Hashimoto-Thyreoiditis-Autoantikörper, IL-5-Rezeptor-Antikörper, Schilddrüsen-Autoantikörper*;
- Rezeptortypen: *μ-Opioid-Rezeptor, Adenosin-A2-Rezeptor, Beta-3-Adrenozeptoren, Gallensäurerezeptor, Interleukin-2-Rezeptor, Schilddrüsenhormonrezeptoren, Sulfonylharnstoffrezeptor*;
- Risikoarten: *10-Jahre-Risiko, 10-Jahres-Frakturrisiko, 3-Jahres-Risiko, Brustkrebsrisiko, Herz-Gefäß-Risiko, Herzinfarktrisiko, Herzinsuffizienz-Risiko, Herz-Kreislauf-Risiko, KHK-Überschussrisiko, Leberkrebs-Risiko, Nebenwirkungsrisiko, Schlaganfallrisiko*;
- Testarten: *^{13}C-Atemtest, ^{14}C-Glykocholat-Atemtest, 6-Minuten-Gehtest, D-Dimer-Test, Endurance-Shuttle-Walk-Test, Haferflockentest, Interferon-Gamma-Release-Assay, Kreuzband-Test, Legionellen-Antigentest, Muskeldehnungstest, Pivot-Shift-Test, Trockenblut-Test*;
- Analysearten: *„Real-world-Analyse", Blutgasanalyse, Kaplan-Meier-Analyse, Lungenfunktionsanalyse, Netzwerk-Metanalyse.*

Im Rahmen der exzerpierten substantivischen Mehrfachkomposita werden unterschiedliche Felder spezifiziert, wobei die aufgestellte Hypothese bekräftigt werden kann, dass sich die herausgefilterten substantivischen Mehrfachkomposita in viele medizinbezogene semantische Felder einfügen. Zum Zwecke der durchgeführten Analyse wurde ein Versuch unternommen, die gewählten Mehrfachzusammensetzungen semantisch zu klassifizieren, obgleich nicht immer eindeutig ist, das gegebene Mehrfachkompositum einer konkreten bedeutungsmäßigen Gruppe zuzuordnen. Um diese Tatsache entsprechend zu illustrieren, kann z. B. der nachfolgende Korpusbeleg dienen: *Atemwegsinfekt*. Atemwegsinfekte, welche im Vorstehenden in die Klasse der Infektionen eingeschrieben werden, können nämlich sowohl als Symptome einer Krankheit als auch als Beschwerden betrachtet werden. Beschwerden, die unter den Medizinern auch als Erkrankungen, wie z. B. *Nasenmuschelhyperplasie*, diagnostiziert werden, werden in der folgenden Untersuchung ausgesondert, denn Beschwerden werden sprachlich gesehen weniger ernst bzw. lebensbedrohlich konnotiert als Krankheiten/Erkrankungen, d.h. aus der semantischen Perspektive ist die

Bedeutung des Wortes Krankheit oder Erkrankung tiefer und spiegelt einen ernsteren Zustand wider. Da es viele solche Beispiele gibt, kann hierbei noch dieses Korpusmehrfachkompositum angegeben werden: *Augeninnendruck*. Der Augeninnendruck, der hier den Symptomen angehört, kann ebenfalls als Krankheit angesehen und, wohlgemerkt, behandelt werden. Er ist aber auch als Symptom einer sehr oft lebensbedrohenden Krankheit zu deuten.

Was aus der durchgeführten Analyse nach dem semantischen Kriterium resultiert, ist auch, dass die Determinata der ermittelten substantivischen Mehrfachkomposita am häufigsten die bedeutungsmäßige Gruppe festlegen, aber nicht immer, was am Beispiel der Syndrome – *„Weißkittelhypertonie"*, *Weißkitteleffekt* –, der Therapien – *H.-pylori-Eradikation* –, der Testarten – *Interferon-Gamma-Release-Assay* – und anhand von anderen semantischen Bereichen ersichtlich ist.

Von Relevanz ist sodann das Faktum, dass zahlreiche substantivische Mehrfachkomposita den festgesetzten Feldern nicht zugeordnet werden können, wovon die Gruppe Gemischtes zeugt, die solche Korpusbelege enthält, welche zu den sonstigen semantischen Klassen nicht passen oder nicht einfach anzupassen sind – *10-Jahres-Morbidität*, *Erste-Hilfe-Diabetesberatung* usw.

Anzumerken ist ferner die Tatsache, dass die genannten semantischen Felder nicht immer explizit die Bedeutung der registrierten substantivischen Mehrfachkomposita bestimmen, sondern sich einigermaßen auf sie beziehen. Beispielsweise könnte *Blutglukoseeinstellung* einesteils zur Gruppe Gemischtes gehören, anderenteils aber wurde sie als Prozess bezeichnet, da *Einstellung* bedeutungsmäßig gesehen auch einen gewissen Hergang mit sich bringt. Somit wird die Bedeutung der Mehrfachzusammensetzung *Blutglukoseeinstellung* anhand des semantischen Feldes Prozess nicht vollends festgelegt, sondern auf dem Wege der tieferen semantischen Reflexion auf dieses Feld bezogen. Dieses Faktum exemplifizieren auch andere Korpusbefunde – *Kohlenhydratzufuhr*, *Schilddrüsen-Check* u.v.a.m., die bezüglich ihrer Bedeutung disparat interpretiert werden könnten. Dies geht mit der zuvor erwähnten Feststellung einher, dass nicht stets eindeutig ist, das gegebene Mehrfachkompositum einer konkreten bedeutungsmäßigen Gruppe zuzuteilen.

5.3.4 Beschreibung der Analyseergebnisse nach dem orthografischen Kriterium

Bei der Analyse nach dem orthografischen Kriterium wird die Hypothese bestätigt, dass die registrierten substantivischen Mehrfachzusammensetzungen auf verschiedene Art und Weise geschrieben werden. Wie sich aus der tabellarisch dargestellten Untersuchung ergibt, werden die gefundenen Korpusmehrfachkomposita zusammen- oder mithilfe eines Bindestriches geschrieben. Dies lässt sich beispielhaft an nachstehenden Korpusbefunden anschaulich machen:

- zusammengeschriebene substantivische Mehrfachkomposita: „*Wassermelonenmagen*“, *Abdomenübersichtsaufnahme*, *Aneurysmasackdurchmesser*, *Arzneimittelexanthem*, *Bandscheibenoperation*, *Betalaktamasehemmer*, *Cholesterinresorptionshemmer*, *Darmkrebsfrüherkennung*, *Enzymersatztherapie*, *Fremdkörperentfernung*, *Gallensäurebinder*, *Hakenwurminfektion*, *Insektenstichreaktion*, *Kaiserschnittentbindung*, *Langzeitblutdruckmessung*, *Magnetfeldtherapie*, *Nährstoffsupplementation*, *Plattenepithelzelle*, *Sauerstoffmaske*, *Tiefenhirnstimulation*, *Vernichtungskopfschmerz*, *Wirkstoffkombination*, *Zwölffingerdarmgeschwür*;
- substantivische Mehrfachkomposita mit dem Bindestrich: „*Real-world-Analyse*“, *2-Stufen-Diagnostik*, *Amöben-Leberabszess*, *Anaphylaxie-Notfallset*, *Braun'sche-Fußpunkt-Anastomose*, *Corner-Stretch-Übung*, *Eisentabletten-Obstipation*, *Fingermittel-Gelenk*, *Ganzkörper-Pigmentation*, *Hand-Fuß-Syndrom*, *Immunsystem-Booster*, *Keuchhusten-Erreger*, *Langzeit-EKG-Untersuchungen*, *Magen-Darm-Trakt*, *Neuropathie-Defizit-Score*, *O_2-Sättigung*, *Rechtsschenkelblock-Tachykardie*, *Schulter-Nackenbereich*, *Therapie-Nebenwirkungen*, *Ursache-Wirkungs-Beziehung*, *Varizellen-Kinderimpfstoff*, *Wurfsportler-Ellenbogen*, *Zwei-Gefäß-Erkrankung*, *α-Glukosidase-Inhibitoren*.

Aus dem untersuchten Korpus folgt, dass ein wesentliches Element, das die substantivischen Mehrfachkomposita verbindet, das Fungenelement ist, egal ob man es mit zusammengeschriebenen Mehrfachzusammensetzungen oder mit Bindestrich-Mehrfachkomposita zu tun hat. Somit werden nachfolgende Fugenelemente bei der Analyse der Korpusbelege aufgefunden:

- *-s*: „*Atemwegs-Fluorchinolone*“, *Blasenentleerungsstörung*, *Ernährungs-Interventionsstudien*, *Vasokonstriktionssyndrom*;
- *-es*: *10-Jahres-Frakturrisiko*, *30-Tages-Mortalität*, *Opioid-Tagesdosis*;
- *-n*: „*Engstellen-Chirurgie*“, *Aortenklappeninsuffizienz*, *Augendruckmessung*, *Blasenentleerungsstörung*, *Hals-Nasen-Ohrenheilkunde*, *Hypothalamus-Hypophysen-Nebennierenrinden-Achse*;
- *-en*: *Aortenklappeninsuffizienz*, *Hals-Nasen-Ohrenheilkunde*;
- *-e*: *Angiotensin-Converting-Enzyme-Hemmer*, *Beschwerdetagebuch*;
- *-er*: *Kinderimpfstoff*, *Varizellen-Kinderimpfstoff*;
- *-o*: *Genotyp-1-Infektion*, *Gonadotropin-Releasing-Hormon*, *Mineralocorticoidrezeptorantagonist*, *Vasokonstriktionssyndrom*.

Im Hinblick auf die Fugenelemente innerhalb der ausgesuchten substantivischen Mehrfachkomposita ist zu konstatieren, dass die Fungenelemente nicht nur einzeln auftreten, was am Beispiel von *10-Jahres-Frakturrisiko* beobachtbar ist, sondern auch zwei verschiedene Fugenelemente als wortverbindende Elemente in einem substantivischen Mehrfachkompositum vorkommen können – *Vasokonstriktionssyndrom.*

Zu den „Schreibabsonderlichkeiten" der analysierten substantivischen Mehrfachkomposita gehören zudem:

- Anführungszeichen: *„Kohlenhydratintoleranz"*, *„Real-world-Analyse"*, *„Tennisarm"-Beschwerden*;
- Druckschrift: *FUTURE-5-Studie*, *ODYSSEY-OUTCOMES-Studie*, *SCOT-HEART-Studie*;
- Minuskel: *Angina-pectoris-Anfall*, *Anti-TNF-alpha-Blocker*, *Cauda-equina-Syndrom*, *Colitis-ulcerosa-Patienten*, *High-risk-Typ*, *Low-anterior-resection-Syndrom*, *p*CO_2*-Anstieg*, *Pelargonium-sidoides-Extrakt*;
- Majuskel: *MitraClip-Verfahren*;
- Punktsetzung[17]: *Op.-Zeitpunkt*, *Zervix-Ca.-Prävention*, *H.-pylori-Infektion*;
- Schrift in Klammern: *Eisen(III)-Kohlenhydratkomplexe*;
- Kursivschrift: *Clostridium-difficile*-Infektion[18].

Deutlich sichtbar ist auch die Tatsache, dass eine substantivische Korpusmehrfachzusammensetzung zwei oder drei Schreibweisen aufweist. Viele Mehrfachkomposita werden sowohl zusammen- als auch mit dem Bindestrich geschrieben: *Gelenkspaltverschmälerung/Gelenkspalt-Verschmälerung*, *Schlaganfallprävention/Schlaganfall-Prävention.* Im recherchierten Korpusmaterial

17 Wenngleich sich die Punktsetzung unmittelbar auf ein konkretes Glied von Mehrfachkomposita – die Abkürzungen – bezieht, wird sie hier als Erscheinung der Schreibweise angesehen, um dies noch ausgeprägter anzuzeigen, dass die vielfältig geschriebenen Abkürzungen bei der Schaffung der substantivischen Mehrfachzusammensetzungen Anwendung finden und gleichzeitig der Punkt als charakteristisches Merkmal der Schreibung der mehrfach zusammengesetzten Komposita – wohlgemerkt, ganzheitlich betrachtet – wahrnehmbar ist.

18 In den vorliegenden Analysebeschreibungen werden die Korpusmehrfachkomposita mithilfe der Kursivschrift angegeben, um sie als Beispiele in Bezug auf das bestimmte Forschungsphänomen aufzuzeigen und visuell abzugrenzen. Während der Analyse der Korpusbelege wurde auch die Schreibabsonderlichkeit Kursivschrift festgestellt, daher wird *Clostridium-difficile*-Infektion in der Originalschrift präsentiert. Der Rest aller sonstigen aufgefundenen substantivischen Korpusmehrfachzusammensetzungen wurde traditionell, d.h. nicht kursiv, geschrieben.

werden auch solche Belege identifiziert, bei denen zusätzliche Bindestriche erscheinen, was am Beispiel von *LDL-Cholesterinsenkung/LDL-Cholesterin-Senkung, TNFα-Blocker/TNF-α-Blocker, Multicenterstudie/Multicenter-Studie/ Multi-Center-Studie* oder *Hals-Nasen-Ohrenheilkunde/Hals-Nasen-Ohren-Heilkunde* nachzuweisen ist. Anhand von *Positronenemissions-Tomografie/ Positronen-Emissionstomografie* ist überdies zu betonen, dass an der Schreibung der substantivischen Mehrfachkomposita der sog. wandernde Bindestrich teilnimmt. Obwohl der Bindestrich in manchen Fällen keinen Platz innerhalb des gegebenen Mehrfachkompositums wechselt, kommt es zu der Situation, dass das Fugenelement gesetzt werden kann, aber nicht muss, was *Schilddrüsensonografie/Schilddrüsen-Sonografie/Schilddrüse-Sonografie* beweisen. Bemerkenswert ist die Frage der Minuskeln – *First-line-Therapie/First-Line-Therapie, Low-anterior-resection-Syndrom/Low-Anterior-Resection-Syndrom* –, welche, abgesehen von den Wortklassen, die Schreibung der substantivischen Mehrfachkomposita wechselweise mit der Großschreibung zulassen. Einige Korpusbelege weisen die Tatsache nach, dass, was keine Abweichung von der Norm ist, zwecks Unterstreichung der Bedeutung von substantivischen Mehrfachkomposita auch das Anführungszeichen – *„Wassermelonenmagen"/ Wassermelonenmagen*, die Kursivschrift – Clostridium-difficile-Infektion/ *Clostridium-difficile*-Infektion[19] oder die Druckschrift – *ODYSSEY-Outcomes-Studie/ODYSSEY-OUTCOMES-Studie* eingesetzt werden. Von Bedeutung sind ferner solche Korpusbeweise, die entweder in erweiterter oder in abgekürzter Form – *IL-1ß-Hemmer/Interleukin-1ß-Hemmer* – auftauchen, wobei herausgestellt werden soll, dass auch das Determinatum eingermaßen verkürzt geschrieben werden kann, was *Magen-Darm-Infektion/Magen-Darm-Infekt* bezeugen – der *Infekt* ist nämlich ein Kurzwort für die *Infektion*. Alternierend werden auch die Zahlen geschrieben, was sich aufgrund von *Grad-1-Hypertonie/Grad-I-Hypertonie* bestätigen lässt. Wenngleich die Bindestriche, wie zuvor erwähnt, nachträglich eingeführt werden, ist festzustellen, dass die standardgemäß geschriebenen Zahlen in tiefgestellter Form abgebildet werden können – *Vitamin-B12-Mangel/Vitamin-B-12-Mangel/ Vitamin-*B_{12}*-Mangel, Vitamin-B1-Mangel/Vitamin-*B_1*-Mangel.* Auffallend ist im Übrigen die Schreibung einzelner im Bereich der Determinantien vorkommender Wörter, die wechselnd zu schreiben sind – *Alfa-1-Antitrypsin-Mangel/ Alpha-1-Antitrypsin-Mangel*, wobei *Alfa/Alpha* mit *A* und *Antitrypsin* mit *AT* – *A1-AT-Mangel* – abgekürzt werden können. Man sollte obendrein darauf Acht

19 Originalschreibungen.

geben, dass der Fachlichkeitsgrad etlicher Korpusbelege auch in der Schreibung enthalten ist, was *Glucose-6-Phosphat-Dehydrogenase-Mangel* und *Flash-Glukose-Monitoring-System* entsprechend widerspiegeln; *Glucose* wird nämlich fachsprachlicher konnotiert als *Glukose*. Als andere Befunde können dienen: *Mineralkortikoid-Antagonist* und *Mineralocorticoidrezeptorantagonist*, wobei *Kortikoid* weniger fachsprachlich als *Corticoid* zu etikettieren ist.

5.3.5 Beschreibung der Analyseergebnisse nach dem (fremd)lingualen Kriterium

„Zum gegenwärtigen Zeitpunkt beobachtet man das Phänomen eines bedeutsamen und intensiven Einflusses von Fremdsprachen auf die deutsche Sprache" (Choromański 2020a: 79). Bei der Analyse der substantivischen Mehrfachkomposita nach dem (fremd)lingualen Kriterium handelt es sich nicht darum, festzustellen, aus welchen Sprachen konkret ihre einzelnen Bestandteile entlehnt werden, sondern darum, welche Kombinationen in Bezug auf den (fremd)lingualen Status geschaffen werden. Aufgrund der korpusbasierten Analyse der substantivischen Mehrfachkomposita nach dem erörterten Kriterium wurden nachstehende Gruppen hinsichtlich des (fremd)lingualen Status bestimmt:

- indigene substantivische Mehrfachkomposita: *„Werferellenbogen"*, *24-Stunden-Blutdruck*, *Arzneimittelnebenwirkungen*, *Bandscheibenvorfall*, *Beobachtungszeitraum*, *Blut-Hirn-Schranke*, *Darm-Hirn-Achse*, *Ellenbogengelenk*, *Ernährungsfragebogen*, *Erregungsleitungsgeschwindigkeit*, *Feinstaubbelastung*, *Fingermittel-Gelenk*, *Früherkennungsuntersuchung*, *Gallenblasensteine*, *Ganzbein-Standaufnahme*, *Hand-Fuß-Mund-Krankheit*, *Kiefergelenksverspannungen*, *Leber-Raumforderungen*, *Magen-Darm-Krämpfe*, *Nahrungsbestandteile*, *Ohrknorpelanteile*, *Saug-Spül-Behandlung*, *Wirbelsäulenabschnitt*, *Zwei-Gefäß-Erkrankung*;
- exogene substantivische Mehrfachkomposita: *„Health-in-all-Policies-Strategie"*, *μ-Opioid-Rezeptor*, *Acetylcholinesterase-Inhibitor*, *Argon-Laser-Koagulation*, *Billroth-II-Resektion*, *Cauda-equina-Syndrom*, *Colitis-ulcerosa-Patienten*, *CPAP-Maskentoleranz*, *Delir-Risikofaktor*, *Diuretika-Betablocker-Kombinationen*, *Gamma-Herpesviren*, *Grad-I-Hypertonie*, *Herpes-Zoster-Reaktivierung*, *Humeruskopfzentrierung*, *Immun-Checkpointkombination*, *Kaplan-Meier-Methode*, *Lipidspezialambulanz*, *Magnetresonanz-Angiografie*, *Mikrobiomdiversität*, *Nervus-medianus-Symptomatik*, *Opioid-Rezeptor-Antagonisten*, *Phase-IV-Studie*, *Pneumokokkenimpfstoff*, *RAAS-Inhibitor-Therapie*, *Real-world-Studie*, *Serum-Digoxin-Spiegel*, *Tarsaltunnelsyndrom*, *Yellow-nail-Syndrom*, *Zervikalkanalstenose*, *β-Laktam-Antibiotikum*;

- hybridische substantivische Mehrfachkomposita: *„Atemwegs-Fluorchinolone"*, *10-g-Monofilament*, *10-Jahres-Frakturrisiko*, *^{13}C-Atemtest*, *16-h-Pflaster*, *25-Hydroxyvitamin-D-Serumspiegel*, *40-mg-Kristallsuspension*, *7/5-mg-Dosis*, *Adenosin-A2-Rezeptor*, *Alkoholentzugssymptome*, *Angina-pectoris-Anfall*, *Antitoxin-B-Antikörper*, *Arzneimittel-Innovation*, *Arzt-Patienten-Beziehung*, *AT_1-Antagonist*, *Bandscheibenoperation*, *Beta-2-Agonist*, *Blutgasanalyse*, *Blutplättchenfunktion*, *Braun'sche-Fußpunkt-Anastomose*, *CD8-T-Zellen*, *CO_2-Elimination*, *Ein-Jahres-Mortalität*, *Eisen(III)-Kohlenhydratkomplexe*, *Faktor-VIII-Hemmkörper*, *Grad-1-Hypertonie*, *Grünteeextrakt*, *HbA_{1c}-Reduktion*, *High-Flow-O_2-Gabe*, *IL-17A-Blocker*, *Innenknöchelfrakturen*, *Kolon-J-Pouch*, *LDL-C-Wert*, *Nicht-Zöliakie-Weizensensitivität*,*pCO_2-Anstieg*,*P-Glykoprotein-System*,*Prostaglandin-E2-Synthese*, *Schilddrüsenfehlfunktion*, *Schließmuskeldruck*, *SLCO1B1-Transporter-Gen*, *Thromboxan-A2-Synthese*, *Typ-2-Diabetespatienten*, *Vitamin-B_{12}-Defizit*, *von-Willebrand-Syndrom*, *$\alpha_4\beta_7$-Integrin-Antagonisten*.

Unter anderem repräsentieren die obigen Korpusmehrfachkomposita die genannten Gruppen. Was bei der etymologischen Forschung an sich recht häufig kompliziert ist, ist die eindeutige Feststellung der Herkunft einzelner Bestandteile, da sie nicht selten ungeklärt ist. Daher wird hierbei einzig die Orientierungsrichtung bezüglich des (fremd)lingualen Status der erkannten mehrfach zusammengesetzten Komposita festgesetzt. Aus der durchgeführten Analyse geht Folgendes hervor: die substantivischen Mehrfachkomposita weisen sowohl indigenen als auch exogenen Charakter auf, wobei ausgeprägt betont werden soll, dass bei ihrer Schaffung primär das Phänomen der Hybridwortbildung Anwendung findet, sodass hybridische Mehrfachzusammensetzungen gebildet werden, wovon ihre auffallend umfangreiche Anzahl zeugt. Mithin wird die aufgestellte Hypothese, dass die exzerpierten substantivischen Mehrfachkomposita hybridische, indigene und exogene Komponenten in sich schließen, bestätigt.

Weil die Frage der Abstammung der Elemente vieler substantivischer Mehrfachkomposita oft mit einem Fragezeichen zu versehen ist, wurde für die Zwecke der vorliegenden Analyse nur versucht, sie den festgelegten Gruppen zuzuteilen. Obwohl im Obigen die Unterteilung in die indigenen, exogenen sowie hybridischen Mehrfachkomposita dargestellt wird, stellt sich heraus, dass die explizite Einstufung der Korpusmehrfachzusammensetzungen betreffs bestimmter Aspekte problematisch sein kann. Besonders diskussionsbedürftig waren beim Analyseverlauf diese substantivischen Mehrfachkomposita, welche erstens Zahlen aus dem allgemein bekannten und nicht fremd klingenden indisch-arabischen Zahlensystem in sich enthalten sowie zweitens die ebenso sehr tief in der deutschen Sprache verwurzelten, aus dem lateinischen Alphabet stammenden Buchstaben beinhalten, hinter denen sich kein bestimmter Ausdruck verbirgt. Der Kopusbeleg *Thromboxan-A2-Synthese*, der den lateinischen Buchstaben *A* und die Zahl *2* beinhaltet, wird aus dem Grunde als hybridisches substantivisches Mehrfachkompositum eingestuft, da die lateinischen Buchstaben und die indisch-arabischen Zahlen, obwohl ihre Herkunft nicht deutsch ist, im Vergleich zu sonstigen Bausteinen – *Thromboxan* und *Synthese* – nicht als sprachliche Fremdeinheiten wahrgenommen werden. Im Deutschen gelten nämlich das lateinische Alphabet und die indisch-arabischen Zahlen als Standard, sodass sie nicht fremdsprachlich klingen und perzipiert werden können. Deswegen werden sie auch bei der Auswertung als indigene Sprachschätze betrachtet[20]. Sichtbar ist es auch bei solchen hybridischen Korpusmehrfachzusammensetzungen wie etwa: *Hb*$\underline{A}_{1c}$*-Reduktion*, *Vitamin-*$\underline{B}_{12}$*-Defizit*, *CD*$_{\underline{8}}$*-*$\underline{T}$*-Zellen* u.v.a. Dass jene Zahlen als einheimische begriffen werden, ist ebenfalls beim Korpusbeleg *24-Stunden-Blutdruck* zu erkennen, der zur Gruppe der indigenen Mehrfachkomposita gezählt wurde. So wird auch *Grad-1-Hypertonie* als hybridische Mehrfachzusammensetzung klassifiziert, wohingegen *Grad-I-Hypertonie* mit Rücksicht auf das Auftreten der römischen Zahl, welche im allgemeinen Sprachgebrauch des Deutschen nicht auftaucht, zu den exogenen Mehrfachkomposita gehört.

Wesentlich ist ferner die Facette der Kombinationsmöglichkeiten der substantivischen Mehrfachkomposita in Anbetracht des (fremd)lingualen Status, was sich grundsätzlich bei exogenen und hybridischen Korpusbelegen treffend beobachten lässt. Bei indigenen Korpusbeispielen ist klar, dass die Reihe der innerhalb eines substantivischen Mehrfachkompositums vorkommenden Elemente deutsch ist – *Blut-Hirn-Schranke* (Deutsch + Deutsch + Deutsch), *Hand-Fuß-Mund-Krankheit* (Deutsch + Deutsch + Deutsch + Deutsch), *Saug-Spül-Behandlung* (Deutsch + Deutsch + Deutsch). Bei hybridischen und exogenen substantivischen Korpusmehrfachzusammensetzungen ist hauptsächlich die Mannigfaltigkeit auffällig, wie die aus unterschiedlichen Sprachen auftauchenden Elemente kombiniert werden; es gibt nämlich keine Regularitäten in Hinsicht auf die Abstammung einzelner Komponenten – *Café-au-lait-Fleck* (Französisch + Französisch + Französisch + Deutsch), *Real-world-Studie* (Englisch + Englisch + Lateinisch), *Immun-Checkpointkombination* (Lateinisch + Englisch + Lateinisch), *Nicht-Zöliakie-Weizensensitivität* (Deutsch + Lateinisch + Deutsch + Lateinisch) u.v.a.m.

20 Eigene Auffassung zum Zwecke der durchgeführten Analyse.

Fazit

> „Die Entwicklung des Wortschatzes ist aufs engste mit dem Wortbildungsprozeß verbunden. Durch spezifische Behandlung des Wortschatzes unter dem Aspekt der Wortbildung wird uns Einblick in das Wesen und das Funktionieren der Sprache und ihrer Teilsysteme gewährt."
>
> Cieszkowski 1994: 103

Die Wortbildung ist ein Mechanismus, dank dessen sich die Sprache konstant weiterentwickelt und flexibilisiert. Sie ist wie ein Spiegel des Wortreichtums. Die Wortbildung ermöglicht es, Unbestimmtes zu bestimmen, Unbenanntes zu benennen, Unkreiertes zu kreieren, Unentdecktes zu entdecken und demzufolge – was in natura ihren Kern ausmacht – Unversprachliches zu versprachlichen. Die Wortbildungsspuren spiegeln sich äußerst deutlich nicht nur in der Alltagskommunikation wider, indem in die Sprache neue zu bemerkende Ingredienzen eindringen, sondern auch vornehmlich in den Fachsprachen, was sich anhand der durchgeführten Untersuchung und der theoretischen Untermauerung gut beobachten lässt. Die Wortbildungsprozesse machen die Fachsprache offener, attraktiver und geben ihr eine eigenartige Geschmeidigkeit, wodurch sie mehrdimensionaler einwirkt und immer fachlichere Gestalten annimmt. Eine der Fachsprachen, in denen die Wortbildung eine Schlüsselrolle spielt, ist die Medizinsprache. Ein besonders auffallendes Wortbildungsphänomen, das in der medizinischen Fachsprache Fuß fasst, ist das Phänomen der substantivischen Mehrfachkomposita, welches zum Thema der vorliegenden Dissertation wurde. Interessant ist die Tatsache, weswegen die Mehrfachkomposita in Bezug auf Substantive untersucht wurden. Dies ist nämlich aufgrund des von Dargiewicz (2013: 175) abgegebenen Kommentars, wobei die Substantivbildung metaphorisch mit der Krankheit verglichen wird, zu überblicken:

> „Die Hauptwörterkrankheit – Substantivitis – die sich im 20. Jahrhundert offenbarte und die die Gestalt einer rapid zunehmenden und öfters kritisierten Tendenz der deutschen Sprache annahm, viele Dinge nominal auszudrücken, ist ein sprachliches Faktum. Man kann sie anscheinend nicht rückgängig machen, denn sie kommt dem verbreiteten Bedürfnis entgegen, größere Informationsmengen in einem Wort oder durch eine Wortgruppe zu vermitteln."
>
> Dargiewicz 2013: 175

In Hinblick auf das Vorstehende kann konstatiert werden, dass im modernen Deutsch ein allgemeiner Trend besteht, Substantive zu bilden, der – wohlgemerkt – auch auf die Fachsprache der Medizin Einfluss nimmt, da in der medizinischen Fachsprache äußerst viele Substantive geschaffen werden. Wie im theoretischen Teil dargestellt wurde, wird das Deutsche einesteils als „Wortbildungssprache", anderenteils – im engeren Sinne – als „Kompositionssprache" bezeichnet. Obwohl im Folgenden ausschließlich ein sprachlicher Ausschnitt – die medizinische Fachsprache – und ein sprachlicher Moment – ein bestimmter Zeitraum – erforscht wurden, ist festzustellen, dass auch ebendieses „Genre" der Sprache – die Medizinsprache – sowohl als „Wortbildungssprache" und „Kompositionssprache" als auch als „Substantivsprache" und folglich „Mehrfachkompositionssprache" angesehen werden kann. Die Anzahl der Substantive und der Mehrfachkomposita – und letztendlich der substantivischen Mehrfachkomposita – ist in der gegenwärtigen medizinischen Fachsprache des Deutschen imponierend. Die substantivischen Mehrfachkomposita sind solche zumindest aus drei Gliedern bestehenden Zusammensetzungen, deren Determinatum ein Substantiv irgendwelcher Art ist. Sie gestatten es, eine unbeschränkte Zahl sprachlicher Einheiten in einem Wort zusammenzupacken.

Anhand der Auswertung wurde aufgezeigt, dass die medizinische Fachsprache auf allen Ebenen – morphologischen, räumlichen, semantischen, orthographischen und (fremd)lingualen – einen nicht verkeilten Sprachkomplex bildet. Das Morphologische der Mehrfachzusammensetzungen aus dem Medizinbereich verweist darauf, dass die als Grundwörter fungierenden Substantive stark dazu tendieren, zahlreiche Wortklassen, sprachliche Einheiten, fremdsprachliche Präfixe, Konfixe, Buchstaben bzw. Zahlen – unabhängig von ihrer Herkunft/Art –, Abkürzungen etc. aufzunehmen. Die ausgewerteten substantivischen Mehrfachkomposita sind des Weiteren sehr produktiv, wovon ebenfalls ihre Tendenz zur Reihenbildung[21] zeugt. Das Räumliche beweist, dass es nicht selten problematisch ist, eine konkrete Anzahl der Glieder von substantivischen Mehrfachkomposita anzugeben, was insbesondere veranschaulicht, dass die Medizinsprache in gewissem Ausmaß auch freien Raum für die linguistische Interpretation schafft. Das Semantische der exzerpierten substantivischen Mehrfachkomposita zeigt die Möglichkeit, sehr viele medizinische Ausdrücke unter andere bedeutungsmäßig weiter gefasste Felder zu subsumieren, wobei parallel herausgestrichen werden muss, dass sich nicht jedes zusammengesetzte Wort semantisch eins zu eins klassifizieren lässt. Wenn

21 „Von der Tendenz zur Reihenbildung ist immer dann die Rede, wenn eine bestimmte Zahl von Komposita eine Konstituente enthält, in denen das gleiche Element massenhaft erscheint […]." (Cieszkowski 1994: 94 f.)

man das Semantische tiefer betrachtet, stellt sich zudem die Medizinsprache als Resultante vieler anderer Fachsprachen dar, da auf dem Gebiet der untersuchten substantivischen Mehrfachzusammensetzungen auch zahlreiche Beispiele aus der Sprache der Pharmazie, der Biologie, der Chemie et al. vermerkt wurden. Das Orthographische der substantivischen mehrfach zusammengesetzten Komposita legt Zeugnis von der Schreibunregelmäßigkeit der medizinischen Sprache ab. Das (Fremd)linguale erbringt den Nachweis für den in der Medizinsprache Wurzeln schlagenden Entlehnungsprozess sowie auch dafür, dass die Kombinierbarkeit der Konstituenten in Anbetracht ihrer Herleitung schrankenlos verläuft.

Sprache und Medizin – beide Geschöpfe sind in ihrer Natur vielschichtig. „Sind [die Mehrfachkomposita] […] eine gespreizte, umständliche und wenig lebendige Form der deutschen Sprache?“ (Dargiewicz 2016b: 253). Die Antwort ist, wie viele andere Antworten auf sprachwissenschaftliche Fragen, nicht eindeutig. Die substantivischen Mehrfachkomposita machen einen relevanten Benennungsapparat in der heutigen medizinischen Fachsprache aus. Sie erfüllen Funktionen der Informationskomprimierung, der Exaktheit und der Direktheit des Wissenstransfers, der Knappheit der Inhalte bei gleichzeitiger Genauigkeit ihrer Angabe, der Verbildlichung der Datenansammlung, der kohärenten Strukturierung von Informationen, der Präzisierung des Wissensstandes und recht häufig auch der Verwissenschaftlichung unterschiedlicher Erscheinungen und Materien.

Das in der vorliegenden Dissertation Erörterte bereichsübergreifend betrachtend lässt sich feststellen, dass Wortbildung, Fachsprachen, Medizinsprache und schließlich substantivische Mehrfachkomposita keine Grenzen kennen. Die substantivischen Mehrfachzusammensetzungen, welche unstrittig ein Wortbildungsprodukt sind, scheinen grenzenlos gebildet werden zu können. Die deutsche Sprache erlaubt es ihnen, undefinierte Größen zu erreichen, diverse Bauelemente zu affiliieren, verschiedensprachliche Kombinationen zu inkludieren, zahlreiche Bedeutungscontainer zu füllen sowie vielfältige grafische Auffälligkeiten zu involvieren. Die substantivischen Mehrfachkomposita, die in diesem Fall von medizinischen Experten geschaffen werden und in Anbetracht der lediglich für Mediziner bestimmten Textsorte die Experten-Kommunikation prägen, sind ein Beweis für die Kreativität der auf Medizin spezialisierten Sprachnutzer des Deutschen. Nach Dargiewicz (ebd.: 254) dienen die Mehrfachkomposita einerseits ernsten Zwecken,

> „denn sie bezeichnen etliche Phänomene in den Fachsprachen und Phänomene der sich entwickelnden modernen Gesellschaft, in der neu erscheinende Phänomene einer sprachlichen Bewältigung bedürfen, auf der anderen Seite geben sie kreativen Sprachnutzern Impulse, mit der Sprache zu spielen […].“
>
> Dargiewicz 2016b: 254

Analysiert man die innerhalb der deutschen Sprache verlaufenden Wortbildungsprozesse, erweist sich, dass die substantivischen mehrfach zusammengesetzten Komposita die Quintessenz der Strukturoffenheit der medizinischen Fachsprache sind. In der Linguistik und in der Medizin kommt es von Tag zu Tag zu neuen Erkenntnissen. Neue Wörter werden gebildet und neue Bedeutungen werden erschlossen, neue Krankheiten werden diagnostiziert, neue Diagnosen werden gestellt und neue Antidota werden erfunden. Im Unterkapitel 5.1 wurde annonciert, dass die Medizinsprache u.a. in Bezug auf ihre inhaltliche Präzision gewählt wurde. Nach Auswertung der Korpusbelege lässt sich einerseits feststellen, dass die Medizinsprache inhaltlich tatsächlich präzise ist, was in den substantivischen Mehrfachkomposita zu sehen ist, die die Inhaltsdiversität auf eine einfache Formel bringen. Andererseits aber präsentieren die Sprachverfahren an sich, welche die substantivischen Mehrfachzusammensetzungen bei ihrer Bildung begleiten, eine vielgestaltige Palette an Kreierungsmöglichkeiten dieser Wortprodukte, was – verwunderlicherweise – von der Norm der Präzision im eigentlichen Sinne auch nicht abweicht. Das eine schließt das andere nicht aus. Präzision assoziiert man mit etwas, was exakte Regeln besitzt. Ist bei der Bildung von substantivischen Mehrfachkomposita an und für sich von irgendwelchen Regeln die Rede? Ja, aber die Regeln sind wie ein Fass ohne Boden. Sie enden einfach [noch] nicht. Die substantivischen Mehrfachkomposita sind, wie bereits angedeutet, ein offenes Erzeugnis, das auf klare und präzise Weise einige Wörter in sich verklebt. Nur scheint ihre Schaffung uneingeschränkt zu sein. Die Frage, ob die Möglichkeiten der Kreation von substantivischen Mehrfachkomposita den Zenit erreichen werden, bleibt für den Moment weiterhin so offen, wie ebendiese Optionen ihrer Bildung und Etablierung.

Die angestellten Betrachtungen der vorliegenden Studie zeigen die Orientierungsrichtung der Entwicklung der deutschen Medizinsprache unter dem Aspekt der Wortbildung an. Wie und inwiefern sich die medizinische Sprache entfalten, welche Kolorite sie vermitteln und welche anderen innovativen Spracheingriffe sie zulassen wird, lässt sich zum gegenwärtigen Zeitpunkt noch nicht beantworten.

Summary

This doctoral dissertation discusses the phenomenon of multiple nominal compounds in contemporary German on the basis of the linguistic analysis of the language of medicine. The dissertation consists of an introduction, theoretical part (chapters 1–4), empirical part (chapter 5), conclusion, bibliography, corpus and online sources and a list of figures and tables.

Starting from the fact that language as a means of communication is a creation that changes and adapts to the existing reality, the subject matter was outlined.

The first chapter deals with the formation of the German language. Initially, the focus is on explicating the concept of word formation and defining what synchrony and diachrony are in the context of language research. Then, the main concepts in the field of word formation were presented, such as: word formation types (Wortbildungstypen), word formation patterns (Wortbildungsmuster), word formation rules (Wortbildungsregeln), with the use of morphological terminology in regards to word formation – morpheme, morph, allomorph, free morpheme, bound morpheme et al. The third subchapter oscillates around word-formation units, where words, phrases, letters, confixes, affixes, unique units and linking elements (Fugenelemente) were enlisted. Further on, the ways of expanding the vocabulary were described, i.e. borrowing, changing meaning (Bedeutungsveränderung) and generating words from onomatopoeic expressions (Urschöpfung). In subchapter 1.5, the types of word formation processes were characterized – composition (Komposition), derivation (Derivation), conversion (Konversion) etc. The last two subchapters outline word formation with foreign elements (Fremdwortbildung) and hybrid word formation (Hybridwortbildung).

The second chapter announces key information about composition as a kind of word formation process. Subchapter 2.1 provides an outline for the definition of the concept of composition, listing its essential properties. In subchapter 2.2 the nominal composition is presented. It discusses how nominal compounds are created, what distinguishes them and what the relations between their individual components are. Subchapter 2.3 deals with the typology of composites, e.g. determinative, copulative, possessive etc., as well as the special features of composites in general. The last subchapter illustrates multiple compounds in modern German, including the number of parts they can consist of, which linguistic units they are composed of, and how many synonyms they can be used with.

The third chapter deals with the theory of special languages. In subchapter 3.1, attention was focused mainly on explaining the concept of a special language, juxtaposed with the general one. The later subchapter focuses on the historical background of special languages. It describes the development of special languages during the Middle Ages, the early modern era and the modern era, as well as from their beginnings to the 14th century, from the Middle Ages to the industrial revolution and from the 18th/19th century to the present. The division of special languages was illustrated in subchapter 3.3. Reference was made to the horizontal (horizontale Klassifikation) and vertical (vertikale Klassifikation) classification, as well as other concepts and models. Subchapter 3.4 was dedicated to specialized vocabulary, its features and the clarification of terminology within it.

Chapter 4 deals with the language of medicine. Subchapter 4.1 implies the fundamental content of the language of medicine. It highlights how the language of medicine can be perceived, what is at its core, who are its users and where it may or may not be encountered. The fact that medical language is subject to criticism was also accentuated. In subchapter 4.2, the classification of medical language was indicated. The main focus was the division of special languages into horizontal and vertical, mentioned in the third chapter. The penultimate subchapter refers to the specificity of medical vocabulary. The semantic fields of the medical language were highlighted, along with the estimated number of words its vocabulary consists of, what languages are medical expressions borrowed from, what parts of speech are at the center of the medical language, what word formation processes play an important role and how the words in medical language are categorized linguistically. Subchapter 4.4 provides information on the types of medical texts. It defines the concepts of text, text genre (Textsorte) and professional text genre (Fachtextsorte), and gives examples of the types of professional texts in the field of medicine.

The first four chapters, as mentioned in the introduction, form the theoretical foundation of the doctoral dissertation, while the fifth chapter was based in particular on both the analysis of multiple nominal compounds occurring in medical language, as well as its results. Subchapter 5.1 presents the professional German journal "MMW – Fortschritte der Medizin", intended exclusively for doctors and people closely related to medicine, on the basis of which a corpus consisting of multiple nominal compounds was developed, 20 editions between January and November 2018. In subchapter 5.2, the chosen research method (qualitative method) was presented, the research criteria were established and hypotheses were formulated. In subchapter 5.3, a tabular analysis of 1205 multiple nominal compounds had been performed. In accordance with the adopted criteria, it was checked which units represent their determinatives (morphological criterion), how many parts consist of multiple nominal compounds (spatial criterion), which semantic groups can be assigned to them (semantic criterion), how they are recorded (orthographic criterion) and whether they exhibit hybrid, as well as indigenous and exogenous character ([foreign]lingual criterion). In subsubchapters 5.3.1–5.3.5 the results of the analysis were described in accordance with the adopted criteria and the hypotheses that the words describing multiple nominal compounds are represented by various units, consist of many parts, fit into various semantic fields related to medicine, are recorded in various ways and have a hybrid, indigenous and exogenous character were confirmed. The conclusions drawn were properly exemplified.

The conclusion is the culmination of the considerations of the submitted doctoral dissertation. The meaning of word formation, its role in special languages and, ultimately, in the medical language is highlighted, as well as the trend of creating numerous nouns, which can be easily observed in contemporary German. The culmination is also the specification of the functions of multiple nominal compounds in the language of medicine.

Literaturverzeichnis

Adamzik, Kirsten (2010): Sprache: Wege zum Verstehen. 3., überarbeitete Auflage. A. Francke Verlag: Tübingen/Basel.

Ahrens, Rolf (1977): Wortfindungsstörungen für zusammengesetzte Worte (Nomina Composita) bei Aphasien. In: Archiv für Psychiatrie und Nervenkrankheiten, 224, S. 73–87.

Albert, Ruth/Koster, Cor J. (2002): Empirie in Linguistik und Sprachlehrforschung. Ein methodologisches Arbeitsbuch. Gunter Narr Verlag: Tübingen.

Altmann, Hans (2011): Prüfungswissen Wortbildung. 3., durchgesehene Auflage. Vandenhoeck & Ruprecht: Göttingen.

Altmann, Hans/Kemmerling, Silke (2005): Wortbildung fürs Examen. 2., überarbeitete Auflage. Vandenhoeck & Ruprecht: Göttingen.

Arntz, Reiner/Picht, Heribert/Schmitz, Klaus-Dirk (2014): Einführung in die Terminologiearbeit. 7., vollständig überarbeitete und aktualisierte Auflage. Georg Olms Verlag: Hildesheim.

Augst, Gerhard (2001): Gefahr durch lange oder kurze Wörter? Lang- und Kurzwortgefahr? LKW-Gefahr? In: Stickel, Gerhard (Hrsg.): Neues und Fremdes im deutschen Wortschatz. Aktueller lexikalischer Wandel. De Gruyter: Berlin/New York, S. 210–238.

Ballod, Matthias (2001): Verständliche Wissenschaft. Ein informationsdidaktischer Beitrag zur Verständlichkeitsforschung. Gunter Narr: Tübingen.

Bär, Jochen A. (2001): Fremdwortprobleme. Sprachsystematische und historische Aspekte. In: Der Sprachdienst, 5, S. 169–182.

Barke, Jörg (1991): Die Sprache der Chymie. Am Beispiel von vier Drucken aus der Zeit zwischen 1574–1761. Max Niemeyer Verlag: Tübingen.

Barth, Erhard (1971): Fachsprache. Eine Bibliographie. In: Germanistische Linguistik, 3, S. 209–363.

Baumann, Klaus-Dieter (1992): Die Fachlichkeit von Texten als eine komplexe Vergleichsgröße. In: Baumann, Klaus-Dieter/Kalverkämper, Hartwig (Hrsg.): Kontrastive Fachsprachenforschung. Gunter Narr Verlag: Tübingen, S. 29–48.

Bechmann, Sascha (2017): Vorwort. In: Bechmann, Sascha (Hrsg.): Sprache und Medizin. Interdisziplinäre Beiträge zur medizinischen Sprache und Kommunikation. Frank & Timme Verlag für wissenschaftliche Literatur: Berlin, S. 17–19.

Behschnitt, Miriam (2019): Die Fachtextsorte Gesetz. Eine kontrastive stilistische Untersuchung anhand des deutschen Aufenthaltsgesetzes und britischer Immigration Acts. Frank & Timme Verlag für wissenschaftliche Literatur: Berlin.

Beneš, Eduard (1966): Syntaktische Besonderheiten der deutschen wissenschaftlichen Fachsprache. In: Deutsch als Fremdsprache, 3/3, S. 26–36.

Berschin, Helmut (1989): Wie beschreibt man eine Fachsprache? Am Beispiel des Wirtschaftsfranzösischen. In: Dahmen, Wolfgang/Holtus, Günter et al. (Hrsg.): Technische Sprache und Technolekte in der Romania. Gunter Narr Verlag: Tübingen, S. 52–64.

Biskup, Maria/Zielińska, Kinga (2011): Wortbildungsmodelle im 19. und 20. Jahrhundert am Beispiel der substantivischen Komposita mit dem Erstglied Hirn. In: Czachur, Waldemar/Czyżewska, Marta/Teichfischer, Philipp (Hrsg.): Kreative Sprachpotenziale mit Stil entdecken. Germanistische Festschrift für Professor Wolfgang Schramm. Oficyna Wydawnicza ATUT – Wrocławskie Wydawnictwo Oświatowe: Wrocław, S. 301–310.

Blei, Dagmar (2012): Wortbildungsvarietäten mit Substantivkomposita als Angebot für kreative Sprachspiele im DaF-Unterricht. In: Informationen Deutsch als Fremdsprache, 6, S. 625–636.

Bolten, Jürgen (1992): <Fachsprache> oder <Sprachbereich>? Empirisch-pragmatische Grundlagen zur Beschreibung der deutschen Wirtschafts-, Medizin- und Rechtssprache. In: Bungarten, Theo (Hrsg.): Beiträge zur Fachsprachenforschung. Sprache in Wissenschaft und Technik, Wirtschaft und Rechtswesen. Attikon Verlag: Tostedt, S. 57–72.

Borgwaldt, Susanne/Sieradz, Magdalena (2018): Lexikalische Eigenschaften von Fachsprachen. In: Roche, Jörg/Drumm, Sandra (Hrsg.): Berufs-, Fach- und Wissenschaftssprachen. Didaktische Grundlagen. Narr: Tübingen, S. 54–63.

Borissenkova, Larissa (2010): Stilistische Aspekte der kognitiven Wortbildung. In: Studia Germanica Gedanensia, 23, S. 82–92.

Braun, Peter (1979): Tendenzen in der deutschen Gegenwartssprache. Bd. 297. Verlag W. Kohlhammer: Stuttgart/Berlin/Köln/Mainz.

Brinker, Klaus (2005): Linguistische Textanalyse. Eine Einführung in Grundbegriffe und Methoden. Erich Schmidt Verlag: Berlin.

Brzostek, Anna (2010): Zusammensetzung und Zusammenbildung. Ähnlichkeiten und Unterschiede. In: Prace Językoznawcze, XII, S. 39–47.

Buhlmann, Rosemarie/Fearns, Anneliese (2000): Handbuch des Fachsprachenunterrichts. Unter besonderer Berücksichtigung naturwissenschaftlich-technischer Fachsprachen. 6., überarbeitete und erweiterte Auflage. Gunter Narr Verlag: Tübingen.

Bußmann, Hadumod (2002): Lexikon der Sprachwissenschaft. Alfred Kröner Verlag: Stuttgart.

Bytner, Marzena (2019): Historische Grundzüge ausgewählter deutscher Komposita. Unter Berücksichtigung von Sonderformen und atypischen Entwicklungsprozessen. In: Colloquia Germanica Stetinensia, 28, S. 189–201.

Caspar, Wolfgang (2007): Medizinische Terminologie. Lehr- und Arbeitsbuch. 2., vollständig überarbeitete Auflage. Georg Thieme Verlag: Stuttgart/ New York.

Cedillo, Ana Caro (2004): Fachsprachliche Kollokationen. Ein übersetzungsorientiertes Datenbankmodell Deutsch–Spanisch. Gunter Narr Verlag: Tübingen.

Chabros, Eliza (2002): Nominationsfunktion der okkasionellen Wortbildungskonstruktionen in der deutschen Kinderliteratur der Gegenwart. In: Lubelskie Materiały Neofilologiczne, 26, S. 117–126.

Choromański, Maciej (2020a): Anglizismen in ausgewählten DaF-Lehrwerken. In: ArchaeGraph – Nauki społeczne i humanistyczne – Varia. Wydawnictwo Naukowe ArchaeGraph: Łódź, S. 79–93.

Choromański, Maciej (2020b): Zum Phänomen der Hybridbildungen in der Modesprache. In: Prace Językoznawcze, XXII/3, S. 45–58.

Cieszkowski, Marek (1991): Morphologische und semantische Konsequenzen bei der Bildung mehrfach zusammengesetzter Komposita in der deutschen Gegenwartssprache. Ernst-Moritz-Arndt-Universität Greifswald. Dissertation.

Cieszkowski, Marek (1994): Morphologische und semantische Untersuchungen zu Mehrfachkomposita in der deutschen Gegenwartssprache. Wydawnictwo Uczelniane Wyższej Szkoły Pedagogicznej w Bydgoszczy: Bydgoszcz.

Cieszkowski, Marek (1996): Expressive Mehrfachkomposita aus dem Sportbereich und ihre morphologisch-semantische Interpretation. In: Konfigurationen 1. Beiträge und Untersuchungen zu polnisch-deutschen Kulturbeziehungen. Wydawnictwo Uczelniane Wyższej Szkoły Pedagogicznej w Bydgoszczy: Bydgoszcz, S. 174–189.

Crestani, Valentina (2010): Wortbildung und Wirtschaftssprachen. Vergleich deutscher und italienischer Texte. Peter Lang: Bern.

Dajlidko, Anna (2016): Strategie der positiven Selbstdarstellung als sprachliches argumentatives Handeln der Spitzenpolitikerin Angela Merkel. Eine exemplarische Analyse. In: Dargiewicz, Anna (Hrsg.): Anfang. Sprachwissenschaftliche Implikationen. Königshausen & Neumann: Würzburg, S. 275–300.

Dargiewicz, Anna (2011): Wortbildung vs. Spracherwerb. Positiver Einfluss der Wortbildung auf den Spracherwerb. In: Białek, Edward/Huszcza, Krzysztof/Lipiński, Cezary (Hrsg.): Texte in Bewegung setzen. Aufsätze zur Literatur- und Fremdsprachendidaktik. Neisse Verlag: Dresden/Wrocław, S. 159–170.

Dargiewicz, Anna (2012a): Die Sprache lebt und verändert sich. Zu neuesten Tendenzen in der deutschen Wortbildung. In: Acta Neophilologica, XIV/1, S. 61–76.

Dargiewicz, Anna (2012b): Set als Bestandteil der hybriden Komposita im Deutschen. Einige Anmerkungen zum Phänomen einer gegenwärtig äußerst produktiven fremden Wortbildungseinheit. In: Studia Germanica Gedanensia, 27, S. 238–244.

Dargiewicz, Anna (2012c): Wie die Deutschen wortbilden? Zur Bindestrichzusammensetzung als populärem Wortbildungsverfahren der modernen deutschen Sprache. In: Studia Niemcoznawcze (Studien zur Deutschkunde), L, S. 643–653.

Dargiewicz, Anna (2013): Fremde Elemente in Wortbildungen des Deutschen: Zu Hybridbildungen in der deutschen Gegenwartssprache am Beispiel einer raumgebundenen Untersuchung in der Universitäts- und Hansestadt Greifswald. In: Grabarek, Józef (Hrsg.): Schriften zur diachronen und synchronen Linguistik. Bd. 10. Peter Lang: Frankfurt am Main et al.

Dargiewicz, Anna (2014): Zum Phänomen der Hybridbildung in der deutschen Gegenwartssprache. In: Germanica Wratislaviensia, 139, S. 125–140.

Dargiewicz, Anna (2015): Hybridbildungen und ihre Rezeption unter den deutschen Muttersprachlern. In: Grabarek, Józef (Hrsg.): Schriften zur diachronen und synchronen Linguistik. Bd. 15. Peter Lang: Frankfurt am Main et al.

Dargiewicz, Anna (2016a): „Am Anfang hatte der Mensch kleinere Bedürfnisse". Zur semantischen Leistung der Komponenten „Landschaft", „Anlage", „Bereich" in den Komposita des Deutschen als Ausdruck sprachlicher Kreativität. In: Dargiewicz, Anna (Hrsg.): Anfang. Sprachwissenschaftliche Implikationen. Königshausen & Neumann: Würzburg, S. 161–173.

Dargiewicz, Anna (2016b): Bandwurmkomposita als besonderes Phänomen des Deutschen. In: Linguistica Silesiana, 37, S. 239–257.

Dargiewicz, Anna (2016c): Einleitende Bemerkungen zum Motiv des Anfangs in der Sprachwissenschaft. In: Dargiewicz, Anna (Hrsg.): Anfang. Sprachwissenschaftliche Implikationen. Königshausen & Neumann: Würzburg, S. 9–22.

Dargiewicz, Anna (2017a): Ausgewählte Probleme der Übersetzung von deutschen Bandwurmkomposita ins Polnische. In: Biskup, Maria/Just, Anna (Hrsg.): Tendenzen in der deutschen Wortbildung – diachron und synchron.

Zakład Językoznawstwa Germańskiego Instytutu Germanistyki Uniwersytetu Warszawskiego: Warszawa, S. 139–150.

Dargiewicz, Anna (2017b): Kommunikative Leistung der Komposita in Zeitungsartikelüberschriften. Analyse am Beispiel der Online-Ausgabe der Süddeutschen Zeitung. In: Linguistica Silesiana, 38, S. 195–208.

Dargiewicz, Anna (2017c): Wo ist der Anfang, und wo ist das Ende? Zu übersetzungsrelevanten Merkmalen der deutschen Komposita. In: Germanica Wratislaviensia, 142, S. 119–134.

Debus, Friedhelm (1999): Entwicklungen der deutschen Sprache in der Gegenwart – und in der Zukunft? Franz Steiner Verlag: Mainz/Stuttgart.

Derecka, Małgorzata (2016): Von Mehrsprachigkeit zu Patchwork-Deutsch. In: Dargiewicz, Anna (Hrsg.): Anfang. Sprachwissenschaftliche Implikationen. Königshausen & Neumann: Würzburg, S. 197–205.

Derecka, Małgorzata (2019): Der deutsche Rap – das Sprachrohr der deutschen Minderheiten oder eine Rechtfertigung der mangelhaften Sprachkenntnisse? In: Linguistische Treffen in Wrocław, 15 (I), S. 59–68.

Dickel, Agnieszka (2013): Geschichtlicher Hintergrund von Fachsprachen und ihre Definition. In: Grucza, Franciszek/Zhu, Jianhua et al. (Hrsg.): Akten des XII. Internationalen Germanistenkongresses Warschau 2010. Vielheit und Einheit der Germanistik weltweit. Peter Lang: Frankfurt am Main, S. 19–24.

Donalies, Elke (2003): Gebt endlich die Wortbildung frei! Über unsinnige und sinnige Kritik an der Wortbildung. In: Sprachreport, 1, S. 26–32.

Donalies, Elke (2004): Grammatik des Deutschen im europäischen Vergleich: Kombinatorische Begriffsbildung. Teil I: Substantivkomposition. Institut für Deutsche Sprache: Mannheim.

Donalies, Elke (2005a): Die Wortbildung des Deutschen. Ein Überblick. 2., überarbeitete Auflage. Gunter Narr Verlag: Tübingen.

Donalies, Elke (2005b): Hutaffe und Pfeifhase – Über die Möglichkeiten deutscher Substantivkomposita. In: Sprachreport, 4, S. 2–5.

Donalies, Elke (2007): Basiswissen. Deutsche Wortbildung. A. Francke Verlag: Tübingen/Basel.

Donalies, Elke (2015): Stiefliches Geofaszintainment – Über Konfixtheorien. In: Müller, Peter O. (Hrsg.): Studien zur Fremdwortbildung. Georg Olms Verlag: Hildesheim, S. 41–64.

Drozd, Lubomir/Seibicke, Wilfried (1973): Deutsche Fach- und Wissenschaftssprache. Bestandsaufnahme – Theorie – Geschichte. Oscar Brandstetter KG: Wiesbaden.

Duda, Barbara (2014): Bemerkungen zum Wandel des deutschen Wortschatzes. In: Zeitschrift des Verbandes Polnischer Germanisten, 1, S. 13–21.

Dugas, Martin (2017): Medizininformatik. Ein Kompendium für Studium und Praxis. Springer-Verlag: Berlin.

Eckardt, Birgit (2000): Fachsprache als Kommunikationsbarriere? Verständigungsprobleme zwischen Juristen und Laien. Deutscher Universitäts-Verlag: Wiesbaden.

Eckart, Wolfgang U. (2015): „Venter id est hwamba" – „Sprach"-Geschichte der Medizin aus der Perspektive des Unterrichts. In: Busch, Albert/Spranz-Fogasy, Thomas (Hrsg.): Handbuch Sprache in der Medizin. De Gruyter: Berlin/Boston, S. 3–25.

Eckkrammer, Eva Martha (2015): Medizinische Textsorten vom Mittelalter bis zum Internet. In: Busch, Albert/Spranz-Fogasy, Thomas (Hrsg.): Handbuch Sprache in der Medizin. De Gruyter: Berlin/Boston, S. 26–46.

Eichinger, Ludwig M. (2000): Deutsche Wortbildung. Eine Einführung. Gunter Narr Verlag: Tübingen.

Eichinger, Ludwig M. (2006): Wortbildung – ein Haus mit drei Nachbarn. In: Proost, Kristel/Winkler, Edeltraud (Hrsg.): Von Intentionalität zur Bedeutung konventionalisierter Zeichen. Gunter Narr Verlag: Tübingen, S. 179–196.

Eichinger, Ludwig M. (2007): So viele Wörter. Was neue Wörter über die deutsche Sprache aussagen. In: Studia Germanica Universitatis Vesprimiensis, 11/1, S. 27–43.

Eichinger, Ludwig M. (2010): Gefrorener und fließender Text. Unterschiede in der Motiviertheit substantivischer Komposita. In: Kolehmainen, Leena/Lenk, Hartmut E. H./Liimatainen, Annikki (Hrsg.): Infinite kontrastive Hypothesen. Beiträge des Festsymposiums zum 60. Geburtstag von Irma Hyvärinen. Peter Lang: Frankfurt am Main, S. 95–113.

Eichinger, Ludwig M. (2011): Wortbildungssprachenadäquate Informationsverdichtungsstrategien. Wortbildung und Syntax in der Nominalphrase. In: Elsen, Hilke/Michel, Sascha (Hrsg.): Wortbildung im Deutschen zwischen Sprachsystem und Sprachgebrauch. Perspektiven – Analysen – Anwendungen. Ibidem-Verlag: Stuttgart, S. 165–190.

Eisenberg, Peter (2011): Anglizismen und andere Fremdwörter. In: Aptum. Zeitschrift für Sprachkritik und Sprachkultur, 2, S. 121–141.

Eisenberg, Peter (2018): Das Fremdwort im Deutschen. 3., überarbeitete und erweiterte Auflage. De Gruyter: Berlin/Boston.

Elsen, Hilke (2003): Neologismen in der Fachsprache der Linguistik. In: Deutsche Sprache, 31, S. 63–75.

Elsen, Hilke (2008): Kontaminationen im Randbereich der deutschen Grammatik. In: Deutsche Sprache, 36, S. 114–126.

Elsen, Hilke (2009): Komplexe Komposita und Verwandtes. In: Germanistische Mitteilungen: Zeitschrift für Deutsche Sprache, Literatur und Kultur, 69, S. 57–71.

Elsen, Hilke (2011a): Grundzüge der Morphologie des Deutschen. De Gruyter: Berlin/Boston.

Elsen, Hilke (2011b): Neologismen. Formen und Funktionen neuer Wörter in verschiedenen Varietäten des Deutschen. 2., überarbeitete Auflage. Narr: Tübingen.

Elsen, Hilke (2014): Grundzüge der Morphologie des Deutschen. 2., aktualisierte Auflage. De Gruyter: Berlin/Boston.

Engel, Ulrich (1988): Deutsche Grammatik. 2., verbesserte Auflage. Julius Groos Verlag: Heidelberg.

Erben, Johannes (1976): Zur deutschen Wortbildung. In: Probleme der Lexikologie und Lexikographie. Jahrbuch 1975 des Instituts für deutsche Sprache. Bd. 39. Schwann: Düsseldorf, S. 301–312.

Erben, Johannes (1993): Einführung in die deutsche Wortbildungslehre. 3., neubearbeitete Auflage. Erich Schmidt Verlag: Berlin.

Erben, Johannes (2006): Einführung in die deutsche Wortbildungslehre. 5., durchgesehene und ergänzte Auflage. Erich Schmidt Verlag: Berlin.

Fandrych, Christian/Thurmair, Maria (1994): Ein Interpretationsmodell für Nominalkomposita: linguistische und didaktische Überlegungen. In: Deutsch als Fremdsprache, 31, S. 34–45.

Fangerau, Heiner/Schulz, Stefan/Noack, Thorsten/Müller, Irmgard (Hrsg.) (2014): Medizinische Terminologie. Ein Kompaktkurs. 5., korrigierte Auflage. Lehmanns Media: Berlin.

Feer, Hans (1987): Die Sprache der Psychiatrie. Eine linguistische Untersuchung. Springer-Verlag: Berlin/Heidelberg.

Feine, Angelika (2006): Wortbildung mit exogenen Einheiten. In: Glottodidactica, XXXII, S. 27–44.

Feret, Andrzej S. (2011): Zu Lehnbildungen mit der deutschen Basis in der polnischen Pressesprache von Rzeszów um die Wende des 19. und 20. Jahrhunderts. In: Kątny, Andrzej/Lukas, Katarzyna (Hrsg.): Sprach- und Kulturkontakte in Europa. Wydawnictwo UG: Gdańsk, S. 65–75.

Feser, Markus Sebastian (2019): Physiklehrkräfte korrigieren Schülertexte. Eine Explorationsstudie zur fachlich-konzeptuellen und sprachlichen Leistungsfeststellung und -beurteilung im Physikunterricht. Logos Verlag: Berlin.

Feyrer, Cornelia (2010): Fachkultur und Textsorten im interkulturellen Kontrast und Transfer: zur translationsdidaktischen Relevanz von Textsorten(konventionen) in der medizinischen (Fach-)Translation und -Kommunikation. In: Kvam, Sigmund/Knutsen, Karen Patrick/Langemeyer, Peter (Hrsg.): Textsorten und kulturelle Kompetenz. Interdisziplinäre Beiträge zur Textwissenschaft. Waxmann Verlag: Münster, S. 271–296.

Filičeva, Ninel (1992): Zur semantischen Isofunktionalität von Wortverbindung und Kompositum im Deutschen. In: Deutsch als Fremdsprache, 2, S. 84–90.

Fleischer, Wolfgang (1971): Wortbildung der deutschen Gegenwartssprache. 2., unveränderte Auflage. Max Niemeyer: Tübingen.

Fleischer, Wolfgang (1982): Wortbildung der deutschen Gegenwartssprache. 5., unveränderte Auflage. Max Niemeyer Verlag: Tübingen.

Fleischer, Wolfgang/Barz, Irmhild (2012): Wortbildung der deutschen Gegenwartssprache. 4., völlig neu bearbeitete Auflage. De Gruyter Studium: Berlin/Boston.

Fluck, Hans-Rüdiger (1976): Fachsprachen. Einführung und Bibliographie. A. Francke Verlag: Tübingen.

Fluck, Hans-Rüdiger (1992): Didaktik der Fachsprachen. Aufgaben und Arbeitsfelder, Konzepte und Perspektiven im Sprachbereich Deutsch. Gunter Narr Verlag: Tübingen.

Frączek, Agnieszka (1999): Zur Geschichte der deutsch-polnischen und polnisch-deutschen Lexikographie (1772–1868). Max Niemeyer Verlag: Tübingen.

Gaeta, Livio/Zeldes, Amir (2012): Deutsche Komposita zwischen Syntax und Morphologie: Ein korpusbasierter Ansatz. In: Gaeta, Livio/Schlücker, Barbara (Hrsg.): Das Deutsche als kompositionsfreudige Sprache. Strukturelle Eigenschaften und systembezogene Aspekte. De Gruyter: Berlin/Boston, S. 197–217.

Geisler, Linus S. (1997): Sprachlose Medizin? Das Verschwinden des Dialogischen. In: Imago Hominis. Quartalschrift des Instituts für medizinische Anthropologie und Bioethik, IV/1, S. 47–55.

Gierzyńska, Marta Anna (2013a): Figurative Verben in medizinischen Zeitschriftenartikeln als Beispiel für alltägliche Wissenschaftssprache. In: Prace Językoznawcze, XV/3, S. 31–42.

Gierzyńska, Marta Anna (2013b): Metaphorische Phraseologismen in nichtwissenschaftlichen Texten mit medizinischer Thematik. In: Acta Neophilologica, XV/2, S. 31–41.

Gierzyńska, Marta Anna (2015): Konzeptuelle Metaphern in medizinischen Texten. Wydawnictwo Uniwersytetu Warmińsko-Mazurskiego w Olsztynie: Olsztyn.

Gläser, Rosemarie (1990): Fachtextsorten im Englischen. Gunter Narr Verlag: Tübingen.

Glinz, Hans (1969): Synchronie – Diachronie – Sprachgeschichte. In: Moser, Hugo (Hrsg.): Sprache. Gegenwart und Geschichte. Probleme der Synchronie und Diachronie. Jahrbuch des Instituts für deutsche Sprache 1968 (= Sprache der Gegenwart 5). Schwann: Düsseldorf, S. 78–91.

Glück, Helmut (1994): Reklamedeutsch im DaF-Unterricht. In: Heringer, Hans Jürgen/Samson, Gunhild/Kaufmann, Michael/Bader, Wolfgang (Hrsg.): Tendenzen der deutschen Gegenwartssprache. Presses Sorbonne Nouvelle: Paris, S. 236–253.

Glück, Helmut (Hrsg.) (2005): Metzler Lexikon Sprache. J. B. Metzler: Stuttgart/Weimar.

Golonka, Joanna (2011): Vom Vital-Macher zum Frische-Flirt. Strukturtypen der werbetauglichen deutschen Komposita und deren polnischer Entsprechungen. In: Germanica Wratislaviensia, 134, S. 117–129.

Göpferich, Susanne (1995): Textsorten in Naturwissenschaften und Technik. Pragmatische Typologie – Kontrastierung – Translation. Gunter Narr Verlag: Tübingen.

Grucza, Franciszek (2002): Zu den Forschungsgegenständen der Linguistik und der Glottodidaktik – Zum Wesen menschlicher Sprachen und zu ihren Funktionen. In: Barkowski, Hans/Faistauer, Renate (Hrsg.): In Sachen Deutsch als Fremdsprache: Sprachenpolitik und Mehrsprachigkeit, Unterricht, interkulturelle Begegnung. Schneider Verlag Hohengehren: Baltmannsweiler, S. 231–244.

Grucza, Franiciszek (2017): O językach specjalistycznych (= technolektach) jako pewnych składnikach rzeczywistych języków ludzkich. In: Grucza, Franciszek: O języku, językach i lingwistyce. Dzieła zebrane. Tom 3. Wydanie jubileuszowe z okazji 80. rocznicy urodzin. Wydawnictwo Naukowe Instytutu Komunikacji Specjalistycznej i Interkulturowej Uniwersytetu Warszawskiego: Warszawa, S. 333–354.

Grucza, Sambor (2013): Lingwistyka języków specjalistycznych. Wydawnictwo Naukowe Instytutu Kulturologii i Lingwistyki Antropocentrycznej Uniwersytetu Warszawskiego: Warszawa.

Gutwinski-Jeggle, Jutta (1987): Das Arzt-Patient-Verhältnis im Spiegel der Sprache. Sprachwissenschaftliche Studien an Texten aus einer Balint-Gruppe. Springer-Verlag: Berlin/Heidelberg.

Guz, Marzena (2013): Pflanzennamen in Form dreigliedriger Komposita. In: Prace Językoznawcze, XV/2, S. 37–46.

Hahn, Walther von (1973): Fachsprachen. In: Althaus, Hans Peter/Henne, Helmut/Wiegand Herbert Ernst (Hrsg.): Lexikon der Germanistischen Linguistik. Max Niemeyer Verlag: Tübingen, S. 283–286.

Hahn, Walther von (1983): Fachkommunikation. Entwicklung, linguistische Konzepte, betriebliche Beispiele. De Gruyter: Berlin/New York.

Hahnfeld, Andrea (2015): Produktivität deverbaler Substantive auf -(er)ei. Quantitative Untersuchung in einem diachronischen Zeitungstext-Korpus. Disserta Verlag: Hamburg.

Hallsteinsdóttir, Erla (2015): Kontrastive Wortbildung im Sprachsystem, Sprachgebrauch und in der Sprachkompetenz. In: Kilian, Jörg/Eckhoff, Jan (Hrsg.): Deutscher Wortschatz – beschreiben, lernen, lehren. Beiträge zur Wortschatzarbeit in Wissenschaft, Sprachunterricht, Gesellschaft. Peter Lang: Frankfurt am Main, S. 351–367.

Harras, Gisela (1997): Fremdes in der deutschen Wortbildung. In: Wimmer, Rainer/Berens, Franz-Josef (Hrsg.): Wortbildung und Phraseologie. Gunter Narr Verlag: Tübingen, S. 115–130.

Heckl, Reiner W. (2012): Mit kollegialen Grüßen – Sprachdummheiten in der Medizin. 4., bearbeitete und erweiterte Auflage. Springer Medizin Verlag: Heidelberg.

Hentschel, Elke (2017): Wortbildung, Syntax oder Flexion? Hinweise auf die Entstehung einer neuen Verbalkategorie im Deutschen. In: Zeitschrift für Wortbildung, 2, S. 63–88.

Hentschel, Elke/Weydt, Harald (2013): Handbuch der deutschen Grammatik. 4., vollständig überarbeitete Auflage. De Gruyter: Berlin/Boston.

Henzen, Walter (1957): Deutsche Wortbildung. 2., verbesserte Auflage. Max Niemeyer Verlag: Tübingen.

Henzen, Walter (1965): Deutsche Wortbildung. 3., durchgesehene und ergänzte Auflage. Max Niemeyer Verlag: Tübingen.

Hepp, Marianne (2009): Zum Stellenwert der Wortbildung im universitären DaF-Bereich. In: Sanna, Simonetta (Hrsg.): Der Kanon in der deutschen Sprach- und Literaturwissenschaft. Akten des IV. Kongresses der Italienischen Germanistenvereinigung. Peter Lang: Bern, S. 31–46.

Herberg, Dieter (2001): Neologismen der Neunzigerjahre. In: Stickel, Gerhard (Hrsg.): Neues und Fremdes im deutschen Wortschatz. Aktueller lexikalischer Wandel. De Gruyter: Berlin/New York, S. 89–104.

Herberg, Dieter (2002): Neologismen in der deutschen Gegenwartssprache. Probleme ihrer Erfassung und Beschreibung. In: Deutsch als Fremdsprache, 4, S. 195–200.

Herbert, Jelitte (1997): Zu den Begriffen „Derivation“ und „Motivation“ in der Wortbildung. In: Gießener Universitätsblätter, 30, S. 79–87.

Heringer, Hans Jürgen (2019): Textlinguistik. Ein Arbeitsbuch. 2., verbesserte Auflage. Books on Demand: Norderstedt.

Hoeppner, Wolfgang (1980): Derivative Wortbildung der deutschen Gegenwartssprache und ihre algorithmische Analyse. Gunter Narr Verlag: Tübingen.

Hofer, Roland (2016): Der Einfluss von Sprachkontakt und Silbenstruktur auf die Wortbildung. In: Hentschel, Elke (Hrsg.): Wortbildung im Deutschen. Aktuelle Perspektiven. Narr: Tübingen, S. 29–39.

Hoffmann, Lothar (1976): Kommunikationsmittel Fachsprache. Eine Einführung. Akademie-Verlag: Berlin.

Hoffmann, Lothar (1985): Kommunikationsmittel Fachsprache. Eine Einführung. 2., völlig neu bearbeitete Auflage. Gunter Narr Verlag: Tübingen.

Hoffmann, Lothar (1988): Vom Fachwort zum Fachtext. Beiträge zur Angewandten Linguistik. Gunter Narr Verlag: Tübingen.

Hoffmann, Lothar (1998): Fachsprachen und Gemeinsprache. In: Hoffmann, Lothar/Kalverkämper, Hartwig/Wiegand, Herbert Ernst (Hrsg.): Fachsprachen. Ein internationales Handbuch zur Fachsprachenforschung und Terminologiewissenschaft. De Gruyter: Berlin/New York, S. 157–168.

Hoffmann, Lothar (2001): Fachsprachen. In: Helbig, Gerhard/Götze, Lutz et al. (Hrsg.): Deutsch als Fremdsprache. Ein internationales Handbuch. 1. Hbd. De Gruyter: Berlin, S. 533–543.

Hoffstadt, Christian F. (2004): Privatsprachen. In: Reichert, Klaus/Hoffstadt, Christian F. (Hrsg.): ZeichenSprache Medizin. Semiotische Analysen und Interpretationen. Projekt Verlag: Bochum/Freiburg, S. 148–154.

Holly, Werner (1985): Wortbildung im Deutschen. Forschungsbericht. In: Zeitschrift für Germanistische Linguistik, 13, S. 89–108.

Homberger, Dietrich (1990): Von Experte zu Laie. Fachsprachliche Kommunikation und Wissenstransfer. In: Rickheit, Gert/Wichter, Sigurd (Hrsg.): Dialog. Festschrift für Siegfried Grosse. Max Niemeyer: Tübingen, S. 375–393.

Homberger, Dietrich (1993): Das Prädikat im Deutschen. Linguistische Terminologie in Sprachwissenschaft und Sprachdidaktik. Westdeutscher Verlag: Opladen.

Ickler, Theodor (1987): Objektivierung der Sprache im Fach – Möglichkeiten und Grenzen. In: Sprissler, Manfred (Hrsg.): Standpunkte der Fachsprachenforschung. Gunter Narr Verlag: Tübingen, S. 9–38.

Ickler, Theodor (1997): Die Disziplinierung der Sprache. Fachsprachen in unserer Zeit. Gunter Narr Verlag: Tübingen.

Ischreyt, Heinz (1965): Studien zum Verhältnis von Sprache und Technik. Institutionelle Sprachlenkung in der Terminologie der Technik. Schwann: Düsseldorf.

Jakob, Karlheinz (1991): Maschine, mentales Modell, Metapher. Studien zur Semantik und Geschichte der Techniksprache. Max Niemeyer Verlag: Tübingen.

Janich, Nina (1998): Fachliche Information und inszenierte Wissenschaft. Fachlichkeitskonzepte in der Wirtschaftswerbung. Gunter Narr Verlag: Tübingen.

Jansen, Silke (2005): Sprachliches Lehngut im world wide web. Neologismen in der französischen und spanischen Internetterminologie. Gunter Narr: Tübingen.

Jaspers, Jürgen (2012): Norm und Differenz. In: Braun, Otto/Lüdtke, Ulrike (Hrsg.): Sprache und Kommunikation. Verlag W. Kohlhammer: Stuttgart, S. 49–59.

Jesenšek, Vida (1995): Medienwirksame Neologismen in der deutschen Gegenwartssprache. In: Linguistica (Ljubljana), 35/2, S. 171–207.

Jeziorski, Jan (1984): Nominalkomposita im Deutschen als Ausdruck des engen Verhältnisses zwischen Syntax und Wortbildung. In: Acta Universitatis Lodziensis, 8, S. 27–39.

Jörissen, Stefan (2013): Mathematik multimodal. Eine sprachwissenschaftliche Untersuchung kommunikativer Verfahren im Hochschulunterricht. Waxmann Verlag: Münster.

Kalitzkus, Vera/Wilm, Stefan (2017): Narrative Medizin: Vermittlerin zwischen Sprach- und Erfahrungswelten im medizinischen Kontext. In: Bechmann, Sascha (Hrsg.): Sprache und Medizin. Interdisziplinäre Beiträge zur medizinischen Sprache und Kommunikation. Frank & Timme Verlag für wissenschaftliche Literatur: Berlin, S. 73–98.

Karenberg, Axel (2003): Dominanz, Konkurrenz oder Komplementarität? Englisch und Deutsch als Verkehrssprachen in der Medizin. In: Groß, Dominik/Reininger, Monika (Hrsg.): Medizin in Geschichte, Philologie und Ethnologie. Festschrift für Gundolf Keil. Königshausen & Neumann: Würzburg, S. 257–273.

Kellermeier-Rehbein, Birte (2005): Areale Wortbildungsvarianten des Standarddeutschen. Beiuntersuchung zum Variantenwörterbuch des Deutschen. Peter Lang: Frankfurt am Main.

Kempcke, Günter (1989): Probleme der Beschreibung fachsprachlicher Lexik im allgemein einsprachigen Wörterbuch. In: Hausmann, Franz Josef et al. (Hrsg.): Wörterbücher – Dictionaries – Dictionnaires. Ein internationales Handbuch zur Lexikographie. Handbücher zur Sprach- und Kommunikationswissenschaft. 1. Teilbd. De Gruyter: Berlin/New York, S. 842–849.

Klos, Verena (2011): Komposition und Kompositionalität. Möglichkeiten und Grenzen der semantischen Dekodierung von Substantivkomposita. De Gruyter: Berlin/New York.

Klosa, Annette (2005): Wortbildung. In: Haß, Ulrike (Hrsg.): Grundfragen der elektronischen Lexikographie. Elexiko – das Online-Informationssystem zum deutschen Wortschatz. De Gruyter: Berlin/New York, S. 141–162.

Klosa, Annette (2006): Wortbildungsproduktivität – die Kreativität des lexikalischen Systems. In: Der Deutschunterricht, 1, S. 19–27.

Knipf-Komlósi, Elisabeth/Rada, Roberta V./Bernáth, Csilla (2006): Aspekte des deutschen Wortschatzes. Ausgewählte Fragen zu Wortschatz und Stil. Bölcsész Konzorcium: Budapest.

Knobloch, Johann (1978): Bandwurmkomposita im heutigen Deutsch. In: Moderne Sprachen, 72, S. 147–149.

Koch, Stefan (2018): Virchows Beiträge zu einer medizinischen Fachsprache in Deutschland. In: Andree, Christian (Hrsg.): Rudolf Virchow. Sämtliche Werke. Georg Olms Verlag: Hildesheim, S. 99–152.

Koller, Werner (1992): Einführung in die Übersetzungswissenschaft. Quelle & Meyer: Heidelberg/Wiesbaden.

Kovtun, Oksana (2000): Wirtschaftsanglizismen. Zur Integration nichtindigener Ausdrücke in die deutsche Sprache. Waxmann Verlag: Münster.

Krenzler-Behm, Dinah (2013): Authentische Aufträge in der Übersetzerausbildung. Ein Leitfaden für die Translationsdidaktik. Frank & Timme Verlag für wissenschaftliche Literatur: Berlin.

Kristin, Helga/Lenz, Eva (2008): Die Medizinische Fachangestellte. Medizinische Fachkunde. Schlütersche Verlagsgesellschaft: Hannover.

Krukowska, Magdalena (2005): Aus der Fachsprachenforschung – zum Verhältnis von Gemeinsprache und Fachsprache(n). In: Orbis Linguarum, 29, S. 375–383.

Księżyk, Felicja (2013): Substantivische Komposita in den Erstauflagen des deutschen Familienrechts und deren polnische Entsprechungen: In: Academic Journal of Modern Philology, 2, S. 39–52.

Kühn, Peter (2001): Auswahlkriterien für Fach- und Sachtexte im Deutschunterricht. In: Helbig, Gerhard/Götze, Lutz et al. (Hrsg.): Deutsch als Fremdsprache. Ein internationales Handbuch. 2. Hbd. De Gruyter: Berlin, S. 1262–1272.

Kühtz, Stefan (2007): Phraseologie und Formulierungsmuster in medizinischen Texten. Gunter Narr Verlag: Tübingen.

Lange, Hartmut (2009): Lesekompetenz entwickeln. Sachtexte für die Grundschule ab 2. Schuljahr. Bd. 2. Persen Verlag: Buxtehude.

Liimatainen, Annikki (2008): Untersuchungen zur Fachsprache der Ökologie und des Umweltschutzes im Deutschen und Finnischen. Bezeichnungsvarianten unter einem geschichtlichen, lexikografischen, morphologischen und linguistisch-pragmatischen Aspekt. Peter Lang: Frankfurt am Main.

Lipka, Leonhard (1971): Ein Grenzgebiet zwischen Wortbildung und Wortsemantik: die Partikelverben im Englischen und Deutschen. In: Bausch, Karl-Richard/Gauger, Hans-Martin (Hrsg.): Interlinguistica. Sprachvergleich und Übersetzung. Max Niemeyer: Tübingen, S. 180–189.

Lippert, Herbert (1978): Fachsprache Medizin. In: Henne, Helmut/Mentrup, Wolfgang et al. (Hrsg.): Interdisziplinäres deutsches Wörterbuch in der Diskussion. Schwann: Düsseldorf, S. 86–101.

Lippert, Herbert (1979): Sprachliche Mittel in der Kommunikation im Bereich der Medizin. In: Mentrup, Wolfgang (Hrsg.): Fachsprachen und Gemeinsprache. Jahrbuch 1978 des Instituts für deutsche Sprache. Schwann: Düsseldorf, S. 84–99.

Lis, Radoslaw (2013): Der sprachgeschichtliche Wandel der deutschen Schulterminologie als Resultat der Bildungsreformen im 19. Jahrhundert. Diplomica Verlag: Hamburg.

Lohde, Michael (2006): Wortbildung des modernen Deutschen. Ein Lehr- und Übungsbuch. Gunter Narr Verlag: Tübingen.

Löning, Petra (1981): Zur medizinischen Fachsprache. Stilistische Gliederung und Textanalysen. In: Muttersprache, 91, S. 79–92.

Luukkainen, Matti (1984): Zur Stellung der Wortbildung im System der Sprache. In: Neuphilologische Mitteilungen, 85, S. 476–490.

Lux, Barbara (2016): Kurzwortbildung im Deutschen und Schwedischen. Eine kontrastive Untersuchung phonologischer und grammatischer Aspekte. Narr: Tübingen.

Łyp, Aleksandra (1998): Probleme der Bedeutungserschließung von Nominalkomposita für DaF-Lernende. In: Glottodidactica, XXVI, S. 175–182.

Maak, Diana (2018): Sprachliche Merkmale des fachlichen Inputs im Fachunterricht Biologie. Eine konzeptorientierte Analyse der Enkodierung von Bewegung. De Gruyter: Berlin/Boston.

Mackensen, Lutz (1959): Muttersprachliche Leistungen der Technik. In: Gipper, Helmut (Hrsg.): Sprache. Schlüssel zur Welt. Schwann: Düsseldorf, S. 293–305.

Madej, Paweł Dominik (2011): Übersetzung deutscher Nominalkomposita aus der Fachsprache der Technik und Analyse typischer portugiesischer Entsprechungen. In: Germanica Wratislaviensia, 133, S. 121–129.

Majewska, Ewa (2011): Griechische und lateinische Wortbildungselemente in der deutschen und niederländischen Fachsprache der Medizin. In: Czachur, Waldemar/Czyżewska, Marta/Teichfischer, Philipp (Hrsg.): Kreative Sprachpotenziale mit Stil entdecken. Germanistische Festschrift für Professor Wolfgang Schramm. Oficyna Wydawnicza ATUT – Wrocławskie Wydawnictwo Oświatowe: Wrocław, S. 311–319.

Majewska, Ewa (2015): Gebrauch der Präpositionen in der Sprache der medizinischen Fachsprache. In: Czachur, Waldemar/Czyżewska, Marta/Zielińska, Kinga (Hrsg.): Sprache in der Zeit – Zeit in der Sprache. Zakład Językoznawstwa Germańskiego Instytutu Germanistyki Uniwersytetu Warszawskiego: Warszawa, S. 289–308.

Majewska, Ewa Maria (2016): Anatomische Begriffe als Glieder der Determinativkomposita im deutschen und niederländischen Wortschatz der medizinischen Fachpresse. In: Temeswarer Beiträge zur Germanistik, 13, S. 77–90.

Majewska, Ewa Maria (2017): Zentrum und Peripherie in der deutschen Sprache der Mediziner anhand von Fachzeitschriften. In: Kotůlková, Veronika/Rykalová, Gabriela (Hrsg.): Zentrum und Peripherie aus sprachwissenschaftlicher Sicht. Slezská univerzita v Opavě: Opava, S. 103–115.

Makowska, Magdalena (2014): Duftende Texte. Über die Spuren des Olfaktorischen in literarischen Texten am Beispiel von Patrick Süskinds Das Parfum. In: Linguistica Copernicana, 11, S. 231–244.

Malmqvist, Anita (2006): »Event« – der Aufstieg eines Modeworts im Deutschen. In: Muttersprache, 3, S. 216–227.

Marečková-Štolcová, Elena/Šimon, František (2002): Latein in der heutigen Medizin. In: Sborník prací Filozofické fakulty brněnské univerzity, 50–51/6–7, S. 143–152.

Mattusch, Max Hans-Jürgen (2012): Unsere Sprachenwelt und ihre Zukunft. Natürlicher und künstlicher Sprachwandel; Sprachenvielfalt und Weltsprachen; Fachsprachliche Kommunikation. Books on Demand: Norderstedt.

Matussek, Magdalena (1994): Wortneubildung im Text. Helmut Buske Verlag: Hamburg.

Mayer, Felix (1998): Eintragsmodelle für terminologische Datenbank. Ein Beitrag zur übersetzungsorientierten Terminographie. Gunter Narr Verlag: Tübingen.

Mazurkiewicz-Sokołowska, Jolanta (2017): Zu prozessualen Aspekten der Darstellungsart von Wortinhalten am Beispiel ausgewählter Neologismen mit entlehnten Komponenten. In: Colloquia Germanica Stetinensia, 26, S. 165–183.

Mentrup, Wolfgang (1976): Gemeinsprache und Fachsprachen. Überlegungen zur Methodik ihrer lexikographischen Erfassung. In: Wirkendes Wort, 26/6, S. 431–443.

Messina, Chiara (2015): Die österreichischen Wirtschaftssprachen. Terminologie und diatopische Variation. Frank & Timme Verlag für wissenschaftliche Literatur: Berlin.

Mikhailova-Tucholke, Anastasia (2017): Der französische Fachwortschatz im Bereich Solarenergie: Wortbildung und Lexikographie. Frank & Timme Verlag für wissenschaftliche Literatur: Berlin.

Mikołajczak, Sławomir (1986): Die Konstituentenstruktur der adjektivischen Komposita im Deutschen und Polnischen. In: Studia Germanica Posnaniensia, XV, S. 77–92.

Mittelberg, Ekkehart (1967): Wortschatz und Syntax der BILD-Zeitung. N. G. Elwert Verlag: Marburg.

Möhn, Dieter/Pelka, Roland (1984): Fachsprachen. Eine Einführung. Max Niemeyer Verlag: Tübingen.

Möpert, Birte (2014): Die Fachsprache des Tanzens. Frank & Timme Verlag für wissenschaftliche Literatur: Berlin.

Motsch, Wolfgang (2004): Deutsche Wortbildung in Grundzügen. 2. überarbeitete Auflage. De Gruyter: Berlin.

Müller, Peter O. (Hrsg.) (2009): Studien zur Fremdwortbildung. Georg Olms Verlag: Hildesheim/Zürich/New York.

Munske, Horst Haider (1988): Ist das Deutsche eine Mischsprache? Zur Stellung der Fremdwörter im deutschen Sprachsystem. In: Munske, Horst Haider et al. (Hrsg.): Deutscher Wortschatz. Lexikologische Studien. De Gruyter: Berlin/New York, S. 46–74.

Munske, Horst Haider (1990): Über den Wandel des deutschen Wortschatzes. In: Lee, Jinhee (Hrsg.) (2015): Lexikologie, Wortbildung, Orthographie. Ausgewählte sprachwissenschaftliche Schriften (1970–2015). FAU University Press: Erlangen, S. 35–55.

Munske, Horst Haider (2002): Wortbildungswandel. In: Lee, Jinhee (Hrsg.) (2015): Lexikologie, Wortbildung, Orthographie. Ausgewählte sprachwissenschaftliche Schriften (1970–2015). FAU University Press: Erlangen, S. 161–186.

Mushchinina, Maria (2009): Rechtsterminologie – ein Beschreibungsmodell. Das russische Recht des geistigen Eigentums. Frank & Timme Verlag für wissenschaftliche Literatur: Berlin.

Naumann, Bernd (1972): Wortbildung in der deutschen Gegenwartssprache. Max Niemeyer Verlag: Tübingen.

Naumann, Bernd (2000): Einführung in die Wortbildungslehre des Deutschen. 3., neubearbeitete Auflage. Max Niemeyer Verlag: Tübingen.

Neubert, Gottfried (1987): Zur Synonymproblematik in der terminologischen Lexik technischer Fachsprachen. In: Special Language. Fachsprache, 1–2, S. 31–44.

Niederhaus, Constanze (2011): Fachsprachlichkeit in Lehrbüchern. Korpuslinguistische Analysen von Fachtexten der beruflichen Bildung. Waxmann Verlag: Münster.

Niederhauser, Jürg (1999): Wissenschaftssprache und populärwissenschaftliche Vermittlung. Gunter Narr Verlag: Tübingen.

Nübling, Damaris et al. (2017): Historische Sprachwissenschaft des Deutschen. Eine Einführung in die Prinzipien des Sprachwandels. 5., aktualisierte Auflage. Narr: Tübingen.

Oertle Bürki, Cornelia (1995): Professionalisierung und Sprache. Hat die Pflege eine eigene Fachsprache? In: Pflege aktuell, 6, S. 438–441.

Oksaar, Els (1988): Fachsprachliche Dimensionen. Gunter Narr Verlag: Tübingen.

Oldenburg, Hermann (1992): Angewandte Fachtextlinguistik. „Conclusions" und Zusammenfassungen. Gunter Narr Verlag: Tübingen.

Olpińska-Szkiełko, Magdalena (2016): Anthropozentrische Sprachtheorie und Fachsprachenforschung. In: Lingwistyka Stosowana, 18/3, S. 81–90.

Ortner, Lorelies (1997): Zur angemessenen Berücksichtigung der Semantik im Bereich der deutschen Kompositaforschung. In: Wimmer, Rainer/Berens, Franz-Josef (Hrsg.): Wortbildung und Phraseologie. Gunter Narr Verlag: Tübingen, S. 25–44.

Ostapenko, Valentyna (2007): Vernetzung von Fachtextsorten. Textsorten der Normung in der technischen Harmonisierung. Frank & Timme Verlag für wissenschaftliche Literatur: Berlin.

Özcan, Nermin (2013): Zum Einfluss der Fachsprache auf die Leistung im Fach Chemie. Eine Förderstudie zur Fachsprache im Chemieunterricht. Logos Verlag: Berlin.

Particke, Hans-Joachim (2015): Phrasenkomposita. Eine morphosyntaktische Beschreibung und Korpusstudie am Beispiel des Deutschen. Diplomica Verlag: Hamburg.

Pavlov, Vladimir (2009): Deutsche Wortbildung im Spannungsfeld zwischen Lexikon und Syntax. Synchronie und Diachronie. Peter Lang: Frankfurt am Main.

Peschel, Corinna (2002): Zum Zusammenhang von Wortneubildung und Textkonstitution. Max Niemeyer Verlag: Tübingen.

Pietruszczak, Anna (2017): Deutsche Spuren in der Wortbildung des Polnischen. In: Biskup, Maria/Just, Anna (Hrsg.): Tendenzen in der deutschen Wortbildung – diachron und synchron. Zakład Językoznawstwa Germańskiego Instytutu Germanistyki Uniwersytetu Warszawskiego: Warszawa, S. 97–105.

Polenz, Peter von (2000): Deutsche Sprachgeschichte vom Spätmittelalter bis zur Gegenwart. Bd. I. 2., überarbeitete und ergänzte Auflage. De Gruyter: Berlin/New York.

Porep, Rüdiger/Steudel, Wolf-Ingo (1974): Medizinische Terminologie. Ein programmierter Kurs zur Einführung in die medizinische Fachsprache. Georg Thieme Verlag: Stuttgart/New York.

Pörings, Ralf/Schmitz, Ulrich (2003): Sprache und Sprachwissenschaft. Eine kognitiv orientierte Einführung. 2., überarbeitete und aktualisierte Aufgabe. Gunter Narr: Tübingen.

Porzig, Walter (1971): Das Wunder der Sprache. A. Francke Verlag: München.

Ptáčníková, Vlastimila (2005): Erweiterung des Wortschatzes unter dem Einfluss der Gemein- und Fachsprache. In: Brünner Beiträge zur Germanistik und Nordistik, XIX, S. 79–84.

Ratschko, Karl-Werner (2002): Die Arzthelferin: medizinische Fachkunde, Laborkunde. 33., neu bearbeitete Auflage. Schlütersche Verlagsgesellschaft: Hannover.

Rawlinson, Francis (1974): Semantische Untersuchung zur medizinischen Krankheitsterminologie. N. G. Elwert Verlag: Marburg.

Reichmann, Oskar (2003): Hauptaspekte des Ausbaus und Umbaus des Wortschatzes in der Geschichte des Deutschen. In: Besch, Werner/Betten, Anne/Reichmann, Oskar/Sonderegger, Stefan (Hrsg.): Sprachgeschichte. Ein Handbuch zur Geschichte der deutschen Sprache und ihrer Erforschung. 2., völlig bearbeitete und erweiterte Auflage. 3. Teilband. De Gruyter: Berlin/New York, S. 2539–2559.

Reinart, Sylvia/Pöckl, Wolfgang (2015): Romanische Fachsprachen. Eine Einführung mit Perspektiven aus der Übersetzungswissenschaft. De Gruyter: Berlin/Boston.

Reinhardt, Werner/Köhler, Claus (1986): Zu einigen Tendenzen in den Fachsprachen und in ihrer Erforschung. In: Zeitschrift für Germanistik, 1, S. 467–475.

Reuter, Ewald (2010): Fachsprache der Wirtschaft und des Tourismus. In: Krumm, Hans-Jürgen/Fandrych, Christian/Hufeisen, Britta/Riemer, Claudia (Hrsg.): Deutsch als Fremd- und Zweitsprache. Ein internationales Handbuch. De Gruyter: Berlin/New York, S. 458–467.

Riecke, Jörg (2004): Die Frühgeschichte der mittelalterlichen medizinischen Fachsprache im Deutschen. Band 1: Untersuchungen. De Gruyter: Berlin.

Roche, Jörg (2016): Deutschunterricht mit Flüchtlingen. Grundlagen und Konzepte. Narr: Tübingen.

Roelcke, Thorsten (2010): Fachsprachen. 3., neu bearbeitete Auflage. Erich Schmidt Verlag: Berlin.

Roelcke, Thorsten (2015): Besondere Wörter II: Fachwörter, Termini. In: Haß, Ulrike/Storjohann, Petra (Hrsg.): Handbuch Wort und Wortschatz. De Gruyter: Berlin/Boston, S. 371–393.

Roelcke, Thorsten (2016): Ärzte, Pfleger und Patienten: Zur Typologie deutscher Fachkommunikation in einer mehrsprachigen Gesellschaft. In: Kaschauer Beiträge zur Sprache und Kultur, 1, S. 107–126.

Romanenkova, Lyudmyla (2006): Die Charakteristik qualitativer und quantitativer Forschungsmethoden. In: Romanenkova, Lyudmyla/Repping, Theo/Zaviršek, Darja/Zorn, Jelka (Hrsg.): Forschung und Projektarbeit. Frank & Timme Verlag für wissenschaftliche Literatur: Berlin, S. 22–26.

Römer, Christine (2019): Der deutsche Wortschatz. Struktur, Regeln, Merkmale. 2., überarbeitete und ergänzte Auflage. Narr: Tübingen.

Römer, Christine/Matzke, Brigitte (2003): Lexikologie des Deutschen. Eine Einführung. Gunter Narr Verlag: Tübingen.

Römer, Christine/Matzke, Brigitte (2005): Lexikologie des Deutschen. Eine Einführung. 2., aktualisierte und ergänzte Auflage. Gunter Narr Verlag: Tübingen.

Roth, Tobias (2014): Wortverbindungen und Verbindungen von Wörtern. Lexikografische und distributionelle Aspekte kombinatorischer Begriffsbildung zwischen Syntax und Morphologie. Narr: Tübingen.

Ruff, Peter Wolfgang (2001): Einführung in den Gebrauch der medizinischen Fachsprache. 5. Auflage. Europa-Lehrmittel: Reinbek.

Rust, Werner (1977): Lateinisch-griechische Fachwörter des Buch- und Schriftwesens. 2., ergänzte Auflage. Otto Harrassowitz: Wiesbaden.

Saake, Irmhild (2008): Moderne Todessemantiken. Symmetrische und asymmetrische Konstellationen. In: Saake, Irmhild/Vogd, Werner (Hrsg.): Moderne Mythen der Medizin. Studien zur organisierten Krankenbehandlung. VS Verlag für Sozialwissenschaften: Wiesbaden, S. 237–262.

Sadziński, Roman (2000): Generierungsoffene Verarbeitung deutscher Nominalkomposita als lexikographische Aufgabe. In: Acta Universitatis Lodziensis, 2, S. 5–13.

Salzmann, Katharina (2014): Lexikalisierte Synästhesien im Sprachvergleich Italienisch-Deutsch. In: Studi e Saggi Linguistici, 52/1, S. 109–140.

Sator, Marlene/Spranz-Fogasy, Thomas (2011): Medizinische Kommunikation. In: Knapp, Karlfried et al. (Hrsg.): Angewandte Linguistik. Ein Lehrbuch. 3., vollständig überarbeitete und erweiterte Auflage. A. Francke Verlag: Tübingen/Basel, S. 376–393.

Schaeder, Burkhard (2011): Universitätswortschatz als lexikologisches und lexikographisches Problem: Rückblick auf ein einsprachiges Universitätswörterbuch Deutsch (2008) und Ausblick auf ein zweisprachiges Universitätswörterbuch Deutsch-Polnisch (2010). In: Zieliński, Lech/Ludwig, Klaus-Dieter/Lipczuk, Ryszard (Hrsg.): Deutsche und polnische Lexikographie nach 1945 im Spannungsfeld der Kulturgeschichte. Peter Lang: Frankfurt am Main, S. 101–114.

Schäfer, Roland (2016): Einführung in die grammatische Beschreibung des Deutschen. 2., überarbeitete Auflage. Language Science Press: Berlin.

Schäfer, Roland (2018): Einführung in die grammatische Beschreibung des Deutschen. 3., überarbeitete und erweiterte Auflage. Language Science Press: Berlin.

Schefe, Peter (1981): Zur Funktionalität der Wissenschaftssprache – am Beispiel der Medizin. In: Bungarten, Theo (Hrsg.): Wissenschaftssprache. Beiträge zur Methodologie, theoretischen Fundierung und Deskription. Wilhelm Fink Verlag: München, S. 356–371.

Scherer, Carmen (2006): Korpuslinguistik. Universitätsverlag Winter: Heidelberg.

Schippan, Thea (1992): Lexikologie der deutschen Gegenwartssprache. Max Niemeyer Verlag: Tübingen.

Schlücker, Barbara (2012): Die deutsche Kompositionsfreudigkeit. Übersicht und Einführung. In: Gaeta, Livio/Schlücker, Barbara (Hrsg.): Das Deutsche als kompositionsfreudige Sprache. Strukturelle Eigenschaften und systembezogene Aspekte. De Gruyter: Berlin/Boston, S. 1–25.

Schmidt, Wilhelm (1969): Charakter und gesellschaftliche Bedeutung der Fachsprachen. In: Sprachpflege, 18, S. 10–21.

Schrader, Norbert (1990): Termini zwischen wahrer Natur und willkürlicher Bezeichnung. Exemplarische Untersuchungen zur Theorie und Praxis historischer Wissenschaftssprache. Max Niemeyer Verlag: Tübingen.

Schrimpf, Ulrike/Bahnemann, Markus (2012): Deutsch für Ärztinnen und Ärzte. Kommunikationstraining für Klinik und Praxis. 2., aktualisierte Auflage. Springer-Verlag: Berlin/Heidelberg.

Schuster, Britt-Marie (2010): Auf dem Weg zur Fachsprache. Sprachliche Professionalisierung in der psychiatrischen Schreibpraxis (1800–1939). De Gruyter: Berlin/New York.

Schwenk, Hans-Jörg (2009): Fachlichkeit und Sprache gleich Fachsprachlichkeit? In: Studia Niemcoznawcze (Studien zur Deutschkunde), XLIII, S. 301–314.

Seebold, Elmar (1981): Etymologie. Eine Einführung am Beispiel der deutschen Sprache. Beck: München.

Seiffert, Anja (2008): Autonomie und Isonomie fremder und indigener Wortbildung am Beispiel ausgewählter numerativer Wortbildungseinheiten. Frank & Timme Verlag für wissenschaftliche Literatur: Berlin.

Seyferth, Sebastian (2006): „Du solt wissen das gesunde leüt nit süllen lassen noch kein tranck nemen […]". Medizinisch-astrologische Wissenspräsentationsformen und deren Textsyntax in einem iatro-mathematischen Hausbuch von 1487. In: Amsterdamer Beiträge zur älteren Germanistik, 61, S. 247–271.

Shaw, J. Howard (1979): Motivierte Komposita in der deutschen und englischen Gegenwartssprache. Gunter Narr Verlag: Tübingen.

Siebold, Oliver (2000): Wort – Genre – Text. Wortneubildungen in der Science Fiction. Gunter Narr Verlag: Tübingen.

Simonnæs, Ingrid (2019): Fachtextsorten – in – Vernetzung am Beispiel juristischer Textsorten. In: Kalverkämper, Hartwig/Baumann, Klaus-Dieter (Hrsg.): Fachtextsorten – in – Vernetzung. Frank & Timme Verlag für wissenschaftliche Literatur: Berlin, S. 409–452.

Skiba, Romuald (1998): Fachsprachenforschung in wissenschaftstheoretischer Perspektive. Gunter Narr Verlag: Tübingen.

Sommerfeldt, Karl-Ernst (1988): Entwicklungstendenzen in der deutschen Gegenwartssprache. VEB Bibliographisches Institut: Leipzig.

Spiegel, Heinz-Rudi (1976): Sprache, Mittel fachlicher Kommunikation. Die Fachsprachen und ihre Schichtung. Wesen und Aufgabe der Terminologienormung. In: Bausch, Karl-Heinz/Schewe, Wolfgang H. U./Spiegel, Heinz-Rudi (Hrsg.): Fachsprachen. Terminologie, Struktur, Normung (Normungskunde Heft 4). Beuth Verlag: Berlin/Köln, S. 32–37.

Spranz-Fogasy, Thomas (2010): Verstehensdokumentation in der medizinischen Kommunikation: Fragen und Antworten im Arzt-Patient-Gespräch. In: Deppermann, Arnulf/Reitemeier, Ulrich/Schmitt, Reinhold/

Spranz-Fogasy, Thomas (Hrsg.): Verstehen in professionellen Handlungsfeldern. Narr: Tübingen, S. 27–116.

Steffens, Doris (2009): 20 Jahre Mauerfall – Zur Wortschatzentwicklung seit der Wendezeit. In: Deutsche Sprache, 2–3, S. 148–167.

Steger, Florian (2019): Medizinische Terminologie. 5., durchgesehene Auflage. Vandenhoeck & Ruprecht: Göttingen.

Steinhauer, Anja (2000): Sprachökonomie durch Kurzwörter. Bildung und Verwendung in der Fachkommunikation. Gunter Narr Verlag: Tübingen.

Steyer, Kathrin (2000): Usuelle Wortverbindungen des Deutschen. Linguistisches Konzept und lexikografische Möglichkeiten. In: Deutsche Sprache, 2, S. 101–125.

Stickel, Gerhard (1985): Das Fremdwort hat ausgedient. In: Mitteilungen (IdS), 11, S. 7–17.

Stickel, Gerhard (2004): Das heutige Deutsch: Tendenzen und Wertungen. In: Moraldo, Sandro M./Soffritti, Marcello (Hrsg.): Deutsch aktuell. Einführung in die Tendenzen der deutschen Gegenwartssprache. Carocci: Rom, S. 11–32.

Stier, Winfried (1996): Empirische Forschungsmethoden. Springer-Verlag: Berlin/Heidelberg.

Stolze, Radegundis (2009): Fachübersetzen – Ein Lehrbuch für Theorie und Praxis. Frank & Timme Verlag für wissenschaftliche Literatur: Berlin.

Stopyra, Janusz (2017): Grenzen für die Produktivität von Wortbildungsmustern (anhand von „Grenzfällen morphologischer Einheiten“ von Nanna Fuhrhop). In: Bartoszewicz, Iwona/Szczęk, Joanna/Tworek, Artur (Hrsg.): Grenzen der Sprache – Grenzen der Sprachwissenschaft I. Neisse Verlag: Wrocław/Dresden, S. 217–224.

Storrer, Angelika (2009): Grenzgänger: Problemfelder aus didaktischer Sicht. In: Hoffmann, Ludger (Hrsg.): Handbuch der deutschen Wortarten. De Gruyter: Berlin, S. 905–924.

Szkopek, Katarzyna (2004): Zur Ermittlung der Bedeutungsbeziehungen zwischen den unmittelbaren Konstituenten von Ad-hoc-Komposita in elektronischen Kurzmeldungen. In: Scripta Neophilologica Posnaniensia, VI, S. 213–230.

Targońska, Joanna (2012): Wortbildungsübungen aus der Sicht der Fremdsprachendidaktik und der DaF-Lernenden. In: Linguistica Silesiana, 33, S. 63–79.

Tazi, Raja (1998): Arabismen im Deutschen. Lexikalische Transferenzen vom Arabischen ins Deutsche. De Gruyter: Berlin.

Theuerkauf, Judith (2008): Ingenieurstudenten schreiben Fachtexte – Erfahrungen mit einem internationalen und interdisziplinären Ansatz. In: Chlosta, Christoph/Leder, Gabriela/Krischer, Barbara (Hrsg.): Auf neuen Wegen. Deutsch als Fremdsprache in Forschung und Praxis. Universitätsverlag Göttingen: Göttingen, S. 197–208.

Toscher, Franziska (2019): Die Fachsprache der Geschichtswissenschaft. Wissenstransfer – Subjektivität – Übersetzung. Frank & Timme Verlag für wissenschaftliche Literatur: Berlin.

Trageser, Hannelore (1996): Bandwurmwortanalysebeispiele und Nominalkompositaherstellungsanleitungen. In: Praxis Deutsch, 139, S. 51–56.

Tschirner, Erwin (2010): Wortschatz. In: Krumm, Hans-Jürgen/Fandrych, Christian/Hufeisen, Britta/Riemer, Claudia (Hrsg.): Deutsch als Fremd- und Zweitsprache. Ein internationales Handbuch. De Gruyter: Berlin/New York, S. 236–245.

Ulrich, Winfried (2002): Wörterbuch: Linguistische Grundbegriffe. Gebrüder Borntraeger: Berlin/Stuttgart.

Vaňková, Lenka (2019): Zur Funktion von Fachwörtern in der Tagespresse. In: Vaňková, Lenka (Hrsg.): Das Fachwort in der Tagespresse. Frank & Timme Verlag für wissenschaftliche Literatur: Berlin, S. 49–64.

Veith, Werner H. (2005): Soziolinguistik. Ein Arbeitsbuch mit 104 Abbildungen, Kontrollfragen und Antworten. 2., überarbeitete Auflage. Gunter Narr Verlag: Tübingen.

Verronneau, Philippe (2012): Gibt es in den Börsen- und Finanznachrichten einen spezifischen Gebrauch von Nominalkomposita? In: Gautier, Laurent (Hrsg.): Les discours de la bourse et de la finance. Frank & Timme Verlag für wissenschaftliche Literatur: Berlin, S. 143–158.

Vogel, Petra Maria (1995): Wortarten und Wortartenwechsel. Zu Konversion und verwandten Erscheinungen im Deutschen und in anderen Sprachen. De Gruyter: Berlin.

Wälchli, Bernhard/Ender, Andrea (2013): Wörter. In: Auer, Peter (Hrsg.): Sprachwissenschaft. Grammatik – Interaktion – Kognition. J. B. Metzler: Stuttgart/Weimar, S. 91–136.

Walter, Gerhard (2012): Unser Zentrales Nervensystem (ZNS). Eine kurze Einführung. Books on Demand: Norderstedt.

Weber, Anne Katrin Elisabeth (2016): Von Bonsaihund, Runzelmaulwurf und Monchichi-Bärchen. Eine Studie zu Ad-hoc-Nominalkomposita des Deutschen in der Translation anhand deutscher, französischer und italienischer Ausgangs- und Zieltexte. Universaar: Saarbrücken.

Weilbach, Christoph (2020): Wie Laien und Fachleute über Medizinisches sprechen: Ein Vergleich medizinischer Äußerungen in Briefen und Fachtexten aus der Zeit der späten römischen Republik bis in die frühe Kaiserzeit. Propylaeum: Heidelberg.

Weinreich, Cornelia (2010): Das Textsortenspektrum im fachinternen Wissenstransfer. Untersuchung anhand von Fachzeitschriften der Medizin. De Gruyter: Berlin/New York.

Wellmann, Hans (1991): Morphologie der Substantivkomposita. In: Ortner, Lorelies/Müller-Bollhagen, Elgin u.a. (1991): Deutsche Wortbildung: Typen und Tendenzen in der Gegenwartssprache. Eine Bestandsaufnahme des Instituts für Deutsche Sprache, Forschungsstelle Innsbruck. 4. Hauptteil: Substantivkomposita (Komposita und kompositionsähnliche Strukturen 1). De Gruyter: Berlin/New York, S. 3–111.

Wellmann, Hans/Valdrová, Jana (2011): Wortbildung im Perspektivwechsel. In: Elsen, Hilke/Michel, Sascha (Hrsg.): Wortbildung im Deutschen zwischen Sprachsystem und Sprachgebrauch. Perspektiven – Analysen – Anwendungen. Ibidem-Verlag: Stuttgart, S. 17–42.

Werner, Martina (2017): Zur Entwicklung der synthetischen Komposition in der Geschichte des Deutschen. In: Zeitschrift für Wortbildung, 1, S. 73–92.

Werthmann, Antje/Wieting, Johannes (2005): Medizinische Psychologie und Soziologie. In: Emminger, Hamid (Hrsg.): Physikum Exakt. Das gesamte Prüfungswissen für die 1. ÄP. 4., überarbeitete und aktualisierte Auflage. Thieme Verlag: Stuttgart, S. 983–1094.

Wich-Reif, Claudia (2016): Formen der Wortbildung mit Anglizismen im Sprachkontakt als Spiegel der Kultur: ein Anfang und kein Ende? In: Dargiewicz, Anna (Hrsg.): Anfang. Sprachwissenschaftliche Implikationen. Königshausen & Neumann: Würzburg, S. 151–160.

Wiese, Ingrid (1994): Medizinische Fachsprache und Fachlexikographie – Theoretische Aspekte. In: Dressler, Stephan/Schaeder, Burkhard (Hrsg.): Wörterbücher der Medizin. Beiträge zur Fachlexikographie. Max Niemeyer: Tübingen, S. 13–24.

Wiese, Ingrid (2004): Texte des „informierten Laien“ aus fachsprachenlinguistischer Sicht. In: Baumann, Klaus-Dieter/Kalverkämper, Hartwig (Hrsg.): Pluralität in der Fachsprachenforschung. Gunter Narr Verlag: Tübingen, S. 121–128.

Wiesmann, Eva (2004): Rechtsübersetzung und Hilfsmittel zur Translation. Wissenschaftliche Grundlagen und computergestützte Umsetzung eines lexikographischen Konzepts. Gunter Narr Verlag: Tübingen.

Wilmanns, Juliane C./Schmitt, Günther (2002): Die Medizin und ihre Sprache. Lehrbuch und Atlas der Medizinischen Terminologie nach Organsystemen. Ecomed: Landsberg am Lech.

Wilss, Wolfram (2001): Substantivische Wortbildungen in der deutschen Gegenwartssprache. In: Stickel, Gerhard (Hrsg.): Neues und Fremdes im deutschen Wortschatz. Aktueller lexikalischer Wandel. De Gruyter: Berlin/ New York, S. 172–182.

Wingert, Friedrich (1977): Morphosyntaktische Zerlegung von Komposita der medizinischen Sprache. In: Meth. Inform. Med., 16, S. 248–255.

Wowro, Iwona (2010a): Deutsche (verbale) Wortbildung im Spiegel der Forschung (Teil 1). In: Studia Niemcoznawcze (Studien zur Deutschkunde), XLV, S. 503–513.

Wowro, Iwona (2010b): Deutsche (verbale) Wortbildung im Spiegel der Forschung (Teil 2). In: Studia Niemcoznawcze (Studien zur Deutschkunde), XLVI, S. 575–590.

Wunderlich, Dieter (1981): Grundlagen der Linguistik. 2. Auflage. Westdeutscher Verlag: Opladen.

Würstle, Regine (1992): Überangebot und Defizit in der Wortbildung: eine kontrastive Studie zur Diminutivbildung im Deutschen, Französischen und Englischen. Peter Lang: Frankfurt am Main/Berlin et al.

Yang, Wenliang (1990): Anglizismen im Deutschen: Am Beispiel des Nachrichtenmagazins Der Spiegel. Reihe Germanistische Linguistik. Bd. 106. Max Niemeyer Verlag: Tübingen.

Ylönen, Sabine (2010): Deutsch im medizinischen Kontext. In: Krumm, Hans-Jürgen/Fandrych, Christian/Hufeisen, Britta/Riemer, Claudia (Hrsg.): Deutsch als Fremd- und Zweitsprache. Ein internationales Handbuch. De Gruyter: Berlin/New York, S. 467–476.

Zalipyatskikh, Natalya (2017): Didaktik der technischen Fachkommunikation. Methodologien, Konzepte, Evaluationen. Frank & Timme Verlag für wissenschaftliche Literatur: Berlin.

Zhu, Jianhua (1990): Fachsprachliche Komposita in pragmatischer und textueller Sicht. In: Rickheit, Gert/Wichter, Sigurd (Hrsg.): Dialog. Festschrift für Siegfried Grosse. Max Niemeyer: Tübingen, S. 221–233.

Korpusquellen

MMW – Fortschritte der Medizin. Nr. 1–20 (18.01.2018–29.11.2018). Jahrgang 160. Springer Medizin: München.

Onlinezugriffe

URL 1 https://de.wikipedia.org/wiki/MMW-Fortschritte_der_Medizin

URL 2 https://de.wiktionary.org/

URL 3 https://www.duden.de/

URL 4 https://www.duden.de/sprachwissen/sprachratgeber/Durchschnittliche-Lange-eines-deutschen-Wortes

URL 5 https://www.dwds.de/

URL 6 https://www.springer.com/journal/15006

URL 7 https://www.wikipedia.de/

URL 8 Twain, Mark: Die schreckliche deutsche Sprache „...oder warum Mark Twain die deutsche Sprache hasste..." – https://www.hmtm-hannover.de/fileadmin/_migrated/content_uploads/Die_schreckliche_deutsche_Sprache_06.pdf (Textgrundlage: Mark Twain: Gesammelte Werke in zehn Bänden. Ausgewählt und zusammengestellt von Norbert Kohl. Band 4: Bummel durch Europa. Deutsch von Gustav Adolf Himmel. Frankfurt am Main (Insel) 1985, S. 527–545).

Abbildungs- und Tabellenverzeichnis

Schriften zur diachronen und synchronen Linguistik

Begründet von Józef Grabarek (†)
Herausgegeben von Hanna Biaduń-Grabarek, Sylwia Firyn und Anna Just

Band 1 Sylwia Firyn: Beiträge zur jüngeren und jüngsten Geschichte der deutschen Sprache. 2011.

Band 2 Edyta Grotek / Anna Just (Hrsg.): Im deutsch-polnischen Spiegel. Sprachliche Nachbarschaftsbilder. 2011.

Band 3 Anna Just: Die Entwicklung des deutschen Militärwortschatzes in der späten frühneuhochdeutschen Zeit (1500-1648). 2012.

Band 4 Hanna Biaduń-Grabarek: Fragen der Phraseologie, Lexikologie und Syntax. 2012.

Band 5 Edyta Grotek (Hrsg.): Deutsche und Polen im Kontakt. Sprache als Indikator gegenseitiger Beziehungen. 2012.

Band 6 Sylwia Firyn: Junktoren im Text der Protokolle des Generallandtags von Preußen Königlichen Anteils aus den Jahren 1526-1528. 2012.

Band 7 Hanna Biaduń-Grabarek: Zum Schwund der lexikalischen Entlehnungen aus dem Deutschen in den Mundarten der polnischen Großstädte im ehemals deutsch-polnischen Grenzgebiet. 2013.

Band 8 Józef Wiktorowicz / Anna Just / Ireneusz Gaworski (Hrsg.): Satz und Text. Zur Relevanz syntaktischer Strukturen zur Textkonstitution. Akten zum Internationalen Kongress an der Universität Warschau 21. bis 23. September 2011. 2013.

Band 9 Józef Grabarek: Zur Geschichte der deutschen Sprache im 20. Jahrhundert. 2013.

Band 10 Anna Dargiewicz: Fremde Elemente in Wortbildungen des Deutschen. Zu Hybridbildungen in der deutschen Gegenwartssprache am Beispiel einer raumgebundenen Untersuchung in der Universitäts- und Hansestadt Greifswald. 2013.

Band 11 Grażyna Łopuszańska-Kryszczuk: Danziger Umgangssprache und ihre Spezifik. 2013.

Band 12 Magdalena Grabowska / Grzegorz Grzegorczyk / Hadrian Lankiewicz: Language and Concepts in Action. Multidisciplinary Perspectives on Linguistic Research. 2013.

Band 13 Hanna Biaduń-Grabarek / Sylwia Firyn (Hrsg.): Aspekte der philologischen Forschung von Jacob Grimm und der Märchenübersetzung ins Polnische. 2014.

Band 14 Anna Just: Schreiben und *Rescripte* von Frauen und *Princessinnen* aus dem Liegnitz(er) *Fürsten Hause* (1546–1678). Edition sowie eine historisch-soziopragmatische und historisch-textlinguistische Skizze. 2014.

Band 15 Anna Dargiewicz: Hybridbildungen und ihre Rezeption unter den deutschen Muttersprachlern. 2015.

Band 16 Hanna Biaduń-Grabarek / Sylwia Firyn (Hrsg.): Neue Forschungen zur deutschen Sprache nach der Wende. 2016.

Band 17 Piotr A. Owsiński: Graphematische Untersuchungen zur ostdeutschen *Apostelgeschichte* aus dem 14. Jahrhundert. 2017.

Band 18 Jolanta Hinc / Adam Jarosz / Joanna Mampe (Hrsg.): Translatorik, Translationsdidaktik und Fremdsprachendidaktik. Herausforderungen und Perspektiven. 2017.

Band 19 Hanna Biaduń-Grabarek / Sylwia Firyn (Hrsg.): Zum Schwund der lexikalischen Entlehnungen aus dem Deutschen in der Alltagssprache der kleinen Städte des ehemals polnisch-deutschen Grenzgebietes. 2019.

Band 20 Wiesława Małgorzata Chyżyńska: Die Entwicklung des deutschen medizinischen Fachwortschatzes im 19. und 20. Jahrhundert. 2019.

Band 21 Józef Wiktorowicz / Anna Just / Piotr A. Owsiński (Hrsg.): Facetten der Sprachwissenschaft. Bausteine zur diachronen und synchronen Linguistik. 2019.

Band 22 Maria Biskup / Anna Just (Hrsg.): Vielfalt der Linguistik. Bausteine zur diachronen und synchronen Linguistik. 2020.

Band 23 Sylwia Firyn: Zum Schicksal der Entlehnungen aus dem Deutschen in der Alltagssprache der polnischen Städte des ehemaligen Grenzgebiets der deutschen und der polnischen Sprache am Beispiel von Kościerzyna, Starogard Gdański und Wąbrzeźno. 2021.

Band 24 Margit Eberharter-Aksu / Hanna Biaduń-Grabarek / Reinhold Utri (Hrsg.): Österreichisches Deutsch an polnischen Hochschulen. 2021.

Band 25 Małgorzata Derecka: Patchworkdeutsch – Sprachlich-kulturelle Interferenz in den Songtexten von Haftbefehl. 2021.

Band 26 Anna Just / Andrzej S. Feret / Piotr A. Owsiński (Hrsg.): Betrachtungen zur diachronen und synchronen Linguistik. 2022.

Band 27 Maciej Choromański: Substantivische Mehrfachkomposita im Gegenwartsdeutschen am Beispiel der Medizinsprache. 2022.

www.peterlang.com